- 中山大学重点学科建设成果
- ISLI全媒体融合教材

治疗性运动实验手册

主　编　王于领

副主编　李　奎　林科宇　王伟铭

Practical Handbook of Therapeutic Exercise

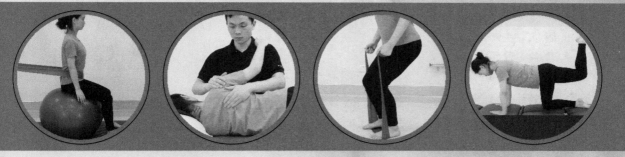

中山大学出版社
SUN YAT-SEN UNIVERSITY PRESS

·广州·

图书在版编目（CIP）数据

治疗性运动实验手册/王于领主编；李奎，林科宇，王伟铭副主编．—广州：中山大学出版社，2020.9

ISBN 978 - 7 - 306 - 06825 - 5

Ⅰ．①治…　Ⅱ．①王…　②李…③林…④王…　Ⅲ．①运动疗法—实验—高等学校—教材　Ⅳ．①R455 - 33

中国版本图书馆 CIP 数据核字（2019）第 288104 号

ZHILIAOXING YUNDONG SHIYAN SHOUCE

治疗性运动实验手册

出 版 人：王天琪
策划编辑：曾育林
责任编辑：曾育林
封面设计：曾　斌
责任校对：梁嘉璐
责任技编：何雅涛
出版发行：中山大学出版社
电　　话：编辑部 020 - 84111996，84113349，84111997，84110779
　　　　　发行部 020 - 84111998，84111981，84111160
地　　址：广州市新港西路 135 号
邮　　编：510275　传　真：020 - 84036565
网　　址：http://www.zsup.com.cn　E-mail：zdcbs@ mail.sysu.edu.cn
印 刷 者：广州市友盛彩印有限公司
规　　格：787mm×1092mm　1/16　18.625 印张　468 千字
版次印次：2020 年 9 月第 1 版　2020 年 9 月第 1 次印刷
定　　价：78.00 元

《治疗性运动实验手册》编委会

MPR出版物链码使用说明

本书中凡文字下方带有链码图标"====="的地方，均可通过
"泛媒关联"的"扫一扫"功能，扫描链码获得对应的多媒体内容。
您可以通过扫描下方的二维码下载"泛媒关联"APP

前　言

　　《治疗性运动》是物理治疗学与康复各专业的核心课程，是在解剖学、运动机能学、生物力学的基础上，基于循证物理治疗和康复的理念，遵循临床推理和明辨性思维方式，通过治疗性运动方案，实现改善和促进临床常见骨骼肌肉、神经和心肺等系统疾病的功能康复。当今倡导的"运动是良医"就是以科学评估与监测为前提，以运动为主要调控手段达到预防、治疗与康复的目的。

　　为满足物理治疗学、康复治疗学等本专科院校的教学需求，中山大学本科教学改革与教学质量工程项目在"重点教材建设"项目的资助下，项目负责人王于领教授在中山大学康复专业"治疗性运动/*Therapeutic Exercise*"双语课程建设的基础上，组织了课程的骨干教师撰写了此本与国际康复与物理治疗水准相当实验教材，亦为治疗性运动的实验教学提供了良好的框架及参考重点，同时给国内康复专业教育带来更新、更贴近专业需求、更能引领专业发展的特色教材。

　　《治疗性运动实验手册》属于康复与物理治疗学专业的核心实验教材，有三编，共十九章，分别从治疗性运动的基础技术、不同身体部位的治疗性运动技术以及特殊疾患的治疗性运动技术三大部分展开阐述。实验手册中涵盖了专业必修的核心实操技术和技能，为课程实验教学提供了实用而便捷的学习工具。根据不同章节实操内容的需要，视频教学内容率先采用 MPR 出版物链码图标的形式呈现，实现阅读多媒体教学模块，相关技术的教学与示范操练以小视频的形式呈现，学生课间课后都可随时查阅复习演练，是一本可读性好和互动性强的专业实验手册。

　　本实验手册的编委均为中山大学康复系的资深教师，具有丰富的临床及教学经验，他们在实验手册的撰写及修订过程中做出了巨大贡献，为此深表谢意。此外，手册中的400 多个动作视频及全部图片均在中山大学附属第六医院康复医疗中心拍摄完成，邀请多名临床物理治疗师参与动作指导与模特演示，并由专业团队完成后期剪辑与配音，在此一并致谢。

　　在中山大学出版社曾育林编辑的帮助下，实验手册编纂成为一本图文并茂、生动立体的 ISLI 融合教材。因时间仓促加之编者学识有限，书中难免存在疏漏和不足之处，敬请读者批评指正，我们希冀在本书再版时进一步修订完善。

王于领

2019 年 12 月

目　　录

第一编　治疗性运动基础技术

1

治疗性运动实验手册

第二编 不同身体部位的治疗性运动技巧

第三编 特定疾患的治疗性运动技巧

治疗性运动实验手册

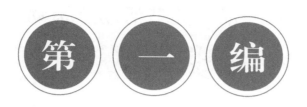

第一编

治疗性运动基础技术

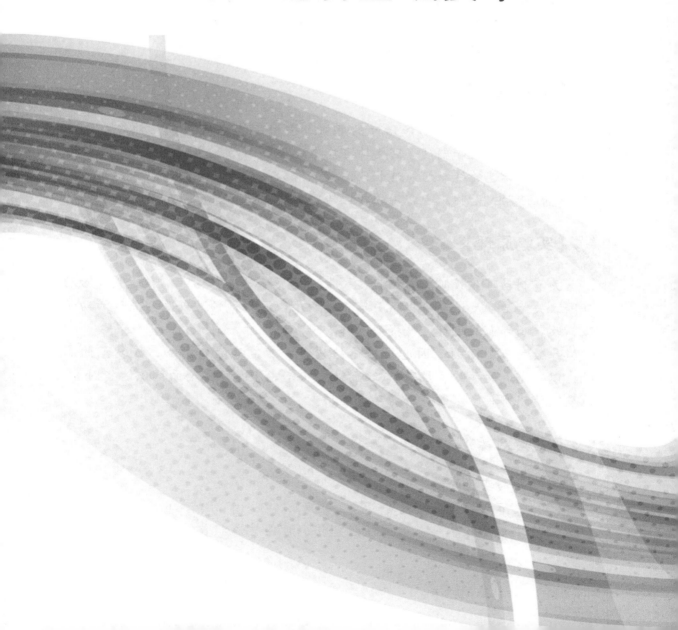

第一章 关节活动度运动

☑【实验目的】

（1）掌握关节活动度运动的基本原则和注意事项。

（2）掌握上肢、下肢及躯干关节活动度运动的方法。

（3）熟悉持续被动关节活动。

☑【实验意义】

关节活动度是完成功能活动的基础，骨骼肌肉系统疾病、神经系统疾病、老龄化、废用和制动等因素均可能造成关节活动度受限。关节活动度运动使挛缩与粘连的纤维组织延长，维持或增加关节活动范围，以利于患者完成功能性活动，是临床上常用的物理治疗方法之一。

☑【实验原理】

关节制动可导致肌肉、筋膜、韧带、关节囊挛缩或粘连，影响关节活动范围。关节活动度运动可模仿关节正常的生理运动，预防或改善关节活动受限，改善局部血液循环，并提高动作表现和协调性。

导致关节制动的原因包括机体结构和功能，疲劳的影响，恢复期的影响，以及患者的年龄、性别、心理/认知状态。治疗师要全面认识这些因素，以确定使用哪种类型的关节活动度运动。

☑【实验对象】

（1）参与实验的学生本人。

（2）关节活动受限的患者。

（3）中枢神经损伤、周围神经损伤、肌肉骨骼损伤导致的关节活动障碍者。

（4）正常人。

【实验用具】

治疗床、体操棒、指梯、头顶滑轮系统、滑板。

【学时】

8 学时。

【实验内容与方法】

具体见下述。

第一节　关节活动度运动的种类、适应证、目标及局限性

一、被动关节活动度运动

被动关节活动度运动（passive range of motion，PROM）是由外部力量使身体一个部位在不受限制之关节活动度范围内的运动，该运动很少或没有自主性肌肉收缩。外部力量可以是重力、机械力、另一个人的力或自己身体的其他部位提供的力。

（一）适应证

（1）受伤或手术后的炎症通常持续 2～6 天，对于发生急性炎症的部位，主动活动会导致疼痛或延缓愈合过程，这时可采用被动关节活动度运动。

（2）当患者无法或是不能主动移动身体的部位时，例如昏迷、瘫痪或完全的卧床休息，可使用被动关节活动度运动。

（二）目标

被动关节活动度运动的首要目标是减少因制动产生之并发症，如软骨变性、粘连和挛缩形成，以及血液循环不通畅。其具体目标是：

（1）维持关节和结缔组织的活动性。

（2）将导致挛缩的影响减至最小。

（3）保持肌肉的机械弹性。

（4）协助增加血液循环及血管动力。

（5）提高软骨滑膜的运动以提供软骨养分并使关节内物质得以平均扩散。

（6）减少或抑制疼痛。

（7）协助受伤后或手术后愈合过程。

（8）帮助维持患者对于动作的感知觉。

（三）局限性

（1）无法避免肌肉萎缩。

（2）无法增加肌力或耐力。

（3）无法达到像主动肌肉收缩方式辅助循环的程度。

二、主动及主动－辅助关节活动度运动

主动关节活动度运动（active range of motion，AROM）是身体一个部位在不受限制之关节活动度范围内，由通过横跨关节的肌肉主动收缩产生的运动。

主动－辅助关节活动度运动（active-assistive range of motion，A-AROM）是主动关节活动度运动的一种，因主要肌肉肌力不足需要辅助以完成动作，一般辅以徒手或机械提供外力的方式来完成。

（一）适应证

（1）每当患者能够主动收缩肌肉，并能在主动而无须辅助的情况下移动某个肢体时，使用主动关节活动度运动。

（2）当患者肌肉无力，而无法使关节在理想的动作范围内动（通常是对抗重力的）时，以辅助控制的方式使用主动关节活动度运动，协助肌肉收缩，使肌肉可以在最大程度上发挥作用，并逐渐强化。一旦患者可以控制自己的关节活动度，他们得以进步到徒手或机械阻力运动，以提高肌肉表现而恢复功能性活动。

（3）当身体的某个部位固定了一段时间后，使用主动关节活动度运动作用固定部位的上部或下部区域，尽可能维持该区域正常情况，以及为新的活动做准备，如使用拐杖步行。

（4）主动关节活动度运动可在有氧训练中使用，以及缓解长时间的姿势压力。

（二）目标

如果没有炎症或禁忌证，主动关节活动度运动可以达成与被动关节活动度运动相同的目标。此外，活跃的肌肉收缩运动以及自主肌肉控制而来的运动学习，在生理上都更

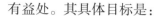

有益处。其具体目标是：

（1）保持参与肌肉的生理弹性和收缩性。

（2）从收缩肌肉提供感官回馈。

（3）为骨骼和关节组织的完整性提供刺激。

（4）增加血液循环以防止血栓形成。

（5）发展功能性活动的协调性和动作技能。

（三）局限性

对于强壮的肌肉，主动关节活动度运动无法维持或增加肌力，且除了所使用的动作模式外，也无法建立新技巧或改善协调性。

三、关节活动度运动的注意事项及禁忌证

虽然被动关节活动度运动和主动关节活动度运动两者都可能会影响损伤部位的愈合，但是完全固定不动却会导致粘连和挛缩形成，减少血液循环，导致愈合时间延长。早期、连续、无痛范围内的被动关节活动度运动，已经证明是有利于许多软组织、关节病变的愈合和早期康复。传统上，关节活动度运动一直是急性撕裂、骨折及手术后的禁忌，但由于受控制的运动已被证明有降低疼痛和加快愈合的作用，因此只要对患者的耐受性进行监测，仍可使用早期受控制的运动。

治疗师绝对需要认识运动的价值以及对其滥用的可能性，在急性期患者的可耐受情况下维持活动的范围和速度是非常重要的。会对该部位造成额外的创伤、活动过多或错误的运动，包括疼痛增加和炎症反应增加（更多的肿胀、热、发红现象），均为禁忌证。

通常上肢的主动关节活动度和床边有限的步行可以作为心肌梗塞、冠状动脉搭桥手术、心脏冠状动脉气球扩张术后的早期运动，但需仔细监测症状、自觉疲劳程度及血压。如果患者的反应或状况会危及生命，需谨慎小心地在主要关节进行被动关节活动度运动，并伴随一些主动关节活动度运动于足踝和脚，以免静脉瘀血和血栓形成，并根据患者忍受度，开始个体化活动且逐渐增加。

总结关节活动度运动的注意事项和禁忌证如下：

（1）当活动会影响愈合过程时，不应执行关节活动度运动。①愈合早期在无痛活动范围内，执行被动或主被动运动，有利于愈合和早期恢复。②若出现疼痛或炎症反应加重，提示活动过量或动作错误。

（2）当患者的反应或状态可能危及生命时，不应执行关节活动度运动。①可小心地从主要关节开始被动关节活动度运动，而足踝和脚进行主动关节活动度运动可降低静脉淤血和血栓的形成。②心肌梗塞或心脏手术后，在监测下，上肢的主动活动度运动和少量的行走是允许的。

第二节　关节活动度运动的技巧
（被动关节活动技巧）

一、上肢关节活动

（一）肩关节前屈和后伸

（1）患者仰卧位。

（2）治疗师位于患者左侧，治疗师的右手握住患者手腕与手掌，左手握住肘下方手臂（图1-1）。

（3）在全范围内抬举手臂。

（4）肩关节后伸手法相同，方向相反。

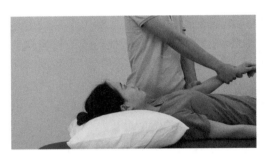

图1-1　关节前屈时，手放置的位置

（二）肩关节过度后伸

（1）患者可采取仰卧位或侧卧位，仰卧位时肩关节置于床缘。

（2）治疗师一手固定于肩峰处，一手握住前臂与手腕（图1-2）。

（3）在全范围内过度后伸手臂。

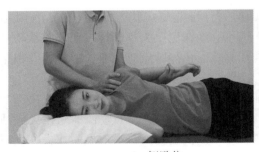

A. 侧卧位

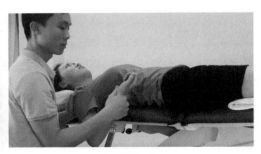

B. 仰卧位

图1-2　肩关节过度后伸

（三）肩关节外展和内收

（1）患者仰卧位。

（2）治疗师手部放置部位与肩关节前屈相同。

（3）要肩关节外展达到全范围，必须使肱骨旋后和肩胛骨向上旋转，再行全范围外展肩关节（图1-3）。

（4）肩关节内收手法与外展相同，方向相反。

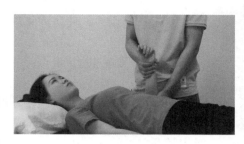

图1-3　肩关节外展

（四）肩关节内旋和外旋

（1）患者仰卧位，肩关节外展至90°，肘关节屈曲90°，前臂中立位。

（2）治疗师位于患者左侧时，治疗师的左手握住患者手腕与手掌，右手握住肘下方手臂。

（3）通过移动前臂旋转肱骨（图1-4）。

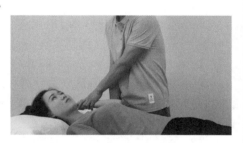

图1-4　肩关节内旋和外旋

（五）肩关节水平内收和外展

（1）患者仰卧位，肩关节外展至90°，肘关节伸直。

（2）治疗师位于患者左侧时，治疗师的右手握住患者手腕与手掌，左手握住肘下方手臂。

（3）移动上臂向体侧伸直，然后再将前臂横越身体，使手掌向对侧肩关节移动（图1-5）。

（4）肩关节水平外展手法一样，方向相反。

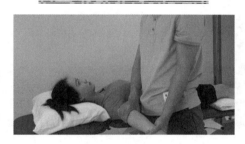

图1-5　肩关节水平内收和外展

（六）肩胛骨上提和下压、前伸和后缩、外旋和内旋

（1）患者俯卧位或侧卧位。

（2）俯卧位时，上肢伸直放于体侧，治疗师一手固定肩胛骨上缘，一手握住肩胛下角；侧卧位时，患者面对治疗师，治疗师一手固定肩峰，一手握住肩胛下角，让患者的手臂垂放于该手上（图1-6）。

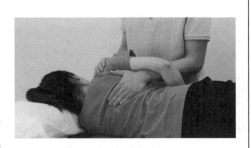

图1-6　肩胛骨上提和下压、前伸和后缩、外旋和内旋

（3）双手一起用力，使肩胛骨进行上提下压、前伸后缩以及外旋内旋的活动。

（七）肘关节屈曲和伸直

（1）患者仰卧位，肩关节轻微外展。

（2）治疗师一手握住患者手腕与手掌，一手握住肘下方手臂（图1-7）。

（3）进行肘关节全范围屈曲和伸直运动。

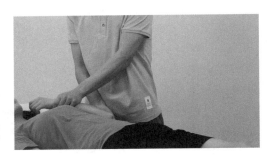

图1-7　肘关节屈曲和伸直

（八）前臂旋前和旋后

（1）患者仰卧位。

（2）肘关节屈曲90°，治疗师一手握住腕部桡尺关节处，一手握住肘关节（图1-8）。

（3）旋转桡尺关节处，使前臂进行旋前旋后活动。

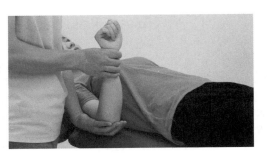

图1-8　前臂旋前和旋后

（九）腕关节屈曲和伸直、桡侧偏和尺侧偏

（1）患者仰卧位。

（2）肘关节屈曲90°，治疗师一手握住腕关节远端，放松手指，一手握住肘关节（图1-9）。

（3）进行腕关节屈曲、伸直、桡侧偏及尺侧偏活动。

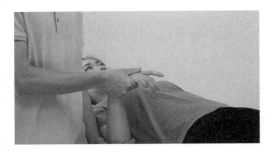

图1-9　腕关节屈曲和伸直、桡侧偏和尺侧偏

（十）手弓活动

（1）患者坐位或仰卧位。

（2）治疗师双手手指放在掌心、拇指放于手背处握住患者的手（图1-10）。

（3）将掌骨往掌心滚动以增加手弓，而往背部滚动以拉平手弓。

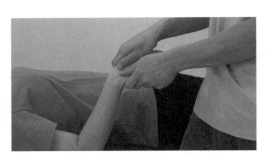

图1-10　手弓活动

（十一）拇指手指关节屈曲和伸直、外展和内收

（1）患者坐位或仰卧位。

（2）治疗师一手拇指食指握住掌指关节或指间关节的近端，另一手握住远端（图1-11）。

（3）近端关节固定不动，活动远端关节。

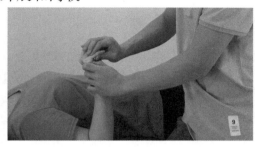

图 1-11　拇指掌指关节活动

二、下肢关节活动

（一）髋关节屈曲和伸直

（1）患者仰卧位。

（2）治疗师一手位于膝关节下方内侧，一手掌心置于足跟，患者足底贴住该手的前臂（图1-12）。

（3）进行髋关节屈曲活动，同时使膝关节屈曲。

（4）髋关节伸直手法相同，方向相反。

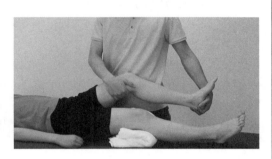

图 1-12　髋关节屈曲

（二）髋关节后伸

（1）患者侧卧位。

（2）治疗师一手置于膝关节内侧并用前臂托起小腿，一手固定骨盆（图1-13）。

（3）向后方拉膝关节，进行髋关节后伸活动。

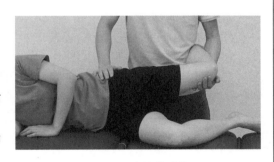

图 1-13　髋关节后伸

（三）髋关节外展和内收

（1）患者仰卧位。

（2）治疗师一手置于膝关节下方，一手置于踝关节下方，托起下肢。

（3）进行髋关节外展及内收活动，活动时保持髋关节中立位及膝关节伸直（图1-14）。

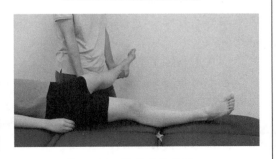

图 1-14　髋关节往外展

（四）髋关节内旋和外旋

（1）患者仰卧位。

（2）髋关节、膝关节均屈曲 90°，治疗师一手固定在膝关节处，一手置于踝关节近端（图1－15）。

（3）通过拉动踝关节使髋关节进行内旋、外旋的活动。

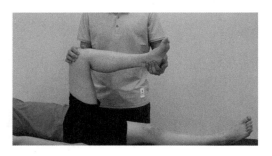

图 1－15　髋关节内旋和外旋

（五）膝关节屈曲和伸直

（1）患者仰卧位。

（2）治疗师一手位于膝关节下方内侧，一手掌心置于足跟，患者足底贴住该手的前臂（图1－16）。

（3）屈曲膝关节时，应先屈曲髋关节；伸直膝关节时，同时伸直髋关节。

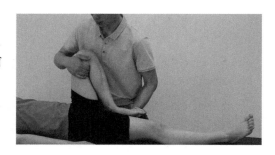

图 1－16　膝关节屈曲和伸直

（六）踝关节背屈

（1）患者仰卧位。

（2）治疗师一手固定小腿远端，一手握住足跟，并用前臂拖住足底（图1－17）。

（3）使用前臂推足底，并把跟骨往远端拉，使踝关节背屈。

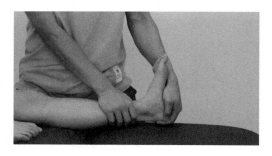

图 1－17　踝关节背屈

（七）踝关节跖屈

（1）患者仰卧位。

（2）治疗师一手固定在足跟，一手握住足背。

（3）进行踝关节跖屈活动。

（八）踝关节内翻和外翻

（1）患者仰卧位。

（2）治疗师一手固定小腿远端，一手握

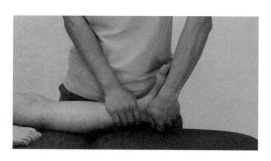

图 1－18　踝关节内翻

住足跟，并用前臂拖住足底（图1-18）。

（3）将踝关节往内及往外转。

（九）跗横关节

（1）患者仰卧位。

（2）治疗师一手固定距骨和跟骨，一手握住舟状骨和骰骨（图1-19）。

（3）抬高和放下足弓，并轻轻旋转中足。

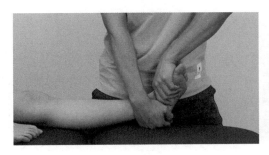

图1-19　旋转中足

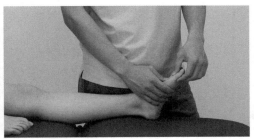

图1-20　脚趾伸直

（十）脚趾关节屈曲和伸直、外展和内收

（1）患者仰卧位。

（2）治疗师一手固定关节近端，一手握住关节远端（图1-20）。

（3）移动关节远端，使脚趾关节屈曲、伸直、外展、内收。

三、颈椎关节活动

（一）颈椎屈曲和后伸

（1）患者仰卧位，头置于床缘外。

（2）治疗师双手固定头部两侧。

（3）抬起头部，使患者做点头动作屈曲颈椎（图1-21）。

（4）放下头部，使患者做仰头动作后伸颈椎。

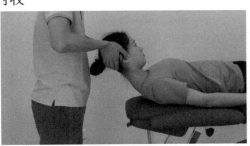

图1-21　颈椎屈曲

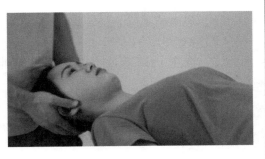

图1-22　颈椎侧曲

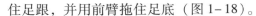

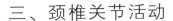

（二）颈椎侧屈

（1）患者仰卧位，头置于床缘外。

（2）治疗师双手固定头部两侧。

（3）将患者头部侧弯，使耳朵向肩部靠近，分别向两侧做颈椎侧屈活动（图1-22）。

（三）颈椎旋转

（1）患者仰卧位，头置于床缘外。

（2）治疗师双手固定头部两侧。

（3）保持颈椎中立位，进行头部旋转活动（图1-23）。

四、腰椎关节活动

（一）腰椎屈曲

（1）患者仰卧位。

（2）治疗师一手握住双足跟，一手托住双侧腘窝处。

（3）屈曲髋关节与膝关节，并抬高双膝关节，往胸部靠近，使腰椎屈曲（图1-24）。

（二）腰椎伸展

（1）患者俯卧位。

（2）治疗师双手置于双侧大腿下方。

（3）向上抬高双侧大腿，使腰椎伸展（图1-25）。

（三）腰椎旋转

（1）患者仰卧位，双髋关节与膝关节屈曲，双脚置于治疗床上。

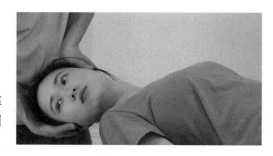

图1-23　颈椎旋转

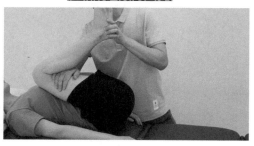

图1-24　腰椎屈曲

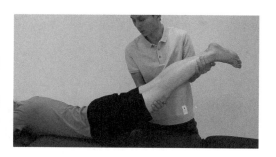

图1-25　腰椎伸展

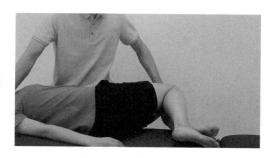

图1-26　腰椎旋转

（2）治疗师一手置于双膝关节上，一手固定对侧肩部（图1-26）。

（3）将双膝往一侧推，直到对侧骨盆离开治疗床，使腰椎旋转；往另一个方向重复相同动作。

第三节　自助性关节活动度运动

一、徒手自助关节活动

对于一侧无力、瘫痪或外伤、手术后恢复早期的患者，可教导他们使用健侧肢体带动患侧肢体完成关节活动。这些活动可在仰卧位、坐位或站立位下进行。活动时需要考虑重力的作用，当重力作为阻力时，主动肌要提供协助；而当重力与运动方向一致时，为避免造成损伤，拮抗肌应协助控制离心运动。

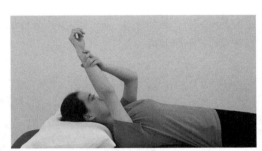

图1-27　徒手自助肩关节屈曲和伸直

（一）手臂和前臂

指导患者使用健侧肢体越过身体，抓握患侧肢体的腕关节。

（1）肩关节屈曲和伸直。将患侧肢体高举过头，并回到体侧（图1-27）。

（2）肩关节水平外展和内收。从手臂外展90°开始，将患侧肢体越过胸前后再回到原位。

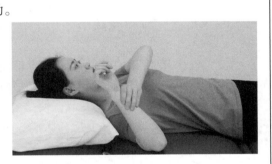

图1-28　徒手自助肩关节旋转

（3）肩关节旋转。将手臂外展90°，肘关节屈曲90°，用健手旋转患侧前臂，使肱骨旋转（图1-28）。

（4）肘屈曲和伸直。屈曲手肘直到手部接近肩部，然后再将手往下放回到体侧。

（5）前臂旋前旋。后肘关节屈曲90°，用健手旋转远端桡尺关节。

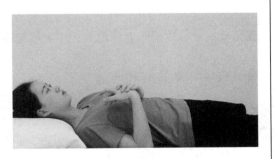

图1-29　自助腕关节活动

（二）腕关节和手

（1）腕关节屈曲和伸直及桡侧偏和尺侧偏。用健手移动手腕，但不要活动到手指（图1-29）。

（2）手指屈曲和伸直。用健侧拇指伸直患者手指，用健手的柱状抓握使患手手指屈曲（图1-30）。

（3）拇指外展和内收。患手掌心面对自己，健手从手握住患手大鱼际肌，用拇指使患侧拇指外展（图1-31）。患手手背面对自己，健手从手握住患手大鱼际肌，用拇指推患侧拇指向小指靠拢。

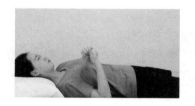
图1-30　徒手自助屈曲和伸直手指

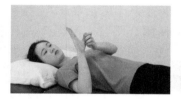
图1-31　徒手自助拇指外展

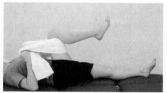
图1-32　自助髋关节屈曲

（三）髋关节和膝关节

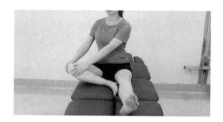
图1-33　自助髋关节外展外旋

（1）髋关节和膝关节屈曲。患者仰卧，利用放置在膝关节下的毛巾或皮带抬起膝关节（图1-32），然后用单手或双手抱住膝关节，使之往胸部靠拢。患者坐位时，可以使用双手抬高大腿，并屈曲膝关节活动至最大范围。

（2）髋关外展和内收。患者仰卧位时，用健腿滑动到患足下方，利用健腿带动患腿进行外展和内收活动。坐位时可使用双手移动患侧大腿完成关节的外展和内收。

（3）髋关节外展、外旋。在背部有支撑的情况下坐在床上或地上，屈曲患侧髋关节和膝关节，足部放于床上或地上，用上肢把膝关节向下移动（图1-33）。

（四）踝关节和脚趾

坐位时把患侧腿置于健腿大腿上，用双手活动踝关节，使之背屈、跖屈、内翻及外翻，同时可做脚趾屈曲和伸直活动（图1-34）。

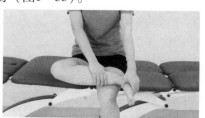
图1-34　自助踝关节活动

二、棍棒运动

当患者上肢有主动活动能力，但需要引导来完成肩关节或肘关节的关节活动度时，可使用棍棒协助完成。姿势的选择根据患者的功能水平决定，若活动风险较大，则大部分活动在仰卧位下进行。坐位或站立位需要一定的肌肉力量，也可考虑重力对活动完成的帮助。一开始就要引导患者进行正确的活动，由正常的肢体引导并控制，确定没有代偿或异常动作的产生。

（一）肩关节屈曲和伸直

双手与肩同宽的抓握体操棒，在允许的范围内往前方和上方抬举棒子，尽可能保持肘关节伸直，再回到起始位（图1-35）。

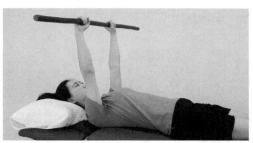

图1-35　使用体操进行肩关节屈曲

（二）肩关节水平外展和内收

双手与肩同宽的抓握体操棒，将体操棒抬到肩关节屈曲90°位置，维持肘关节伸直，左右推拉棒子，过程中躯干不可旋转（图1-36）。

（三）肩关节内旋和外旋

肘关节屈曲90°，肩关节不外展，左右推拉体操棒，使肩关节内旋和外旋（图1-37）。

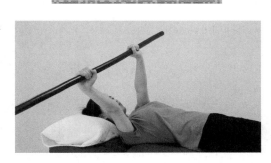

图1-36　使用体操棒进行肩关节水平外展内收

（四）肘关节屈曲和伸直

双手与肩同宽握住体操棒，同时做肘关节的屈曲和伸直活动。

（五）肩关节后伸

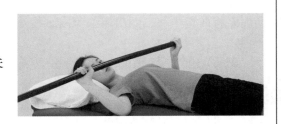

图1-37　内旋和外旋

站立位或者俯卧位下，体操棒在身后，双手与肩同宽握住，并向上抬离躯干，过程中保持躯干中立位。

三、爬墙运动

爬墙运动（或使用指梯等设备）可提供客观的反馈，可提高患者进行肩关节活动主动性。患者可进行肩关节屈曲或外展的活动，当手臂抬高时患者需要往墙壁靠近（图1-38），注意：不可出现躯干的代偿动作，如躯干侧弯、踮脚尖或耸肩等。

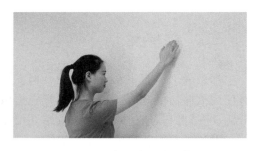

图1-38 爬墙运动使肩关节屈曲

四、高架滑轮运动

滑轮系统可以用来协助肢体进行关节活动度运动，相对于治疗师辅助的关节活动和持续关节活动器，滑轮系统更能明显增强肌肉活动，因此该运动应用于需要肌肉主动参与的活动中。

居家使用时，单个的滑轮可装在门上或天花板上，位于患者活动时的正上方，患者可以采用仰卧位、坐位或站立位。

（一）肩关节屈曲和外展

双手各握一个手把，用正常手拉动绳索，使患侧肩关节屈曲或外展，过程中患者肘关节伸直，不可出现耸肩或躯干倾斜等异常动作（图1-39）。

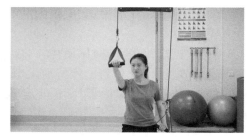

图1-39 使用滑轮进行肩关节屈曲

（二）肩关节内旋和外旋

患者肩关节外展90°，肘关节屈曲90°，坐位下将上臂支撑于椅子上，借由健手拉动绳索将前臂举起，做出肩关节内旋和外旋动作（图1-40）。

（三）肘关节屈曲

双手各握一个手把，健手拉动绳索，患手上臂位于体侧，肘关节屈曲。

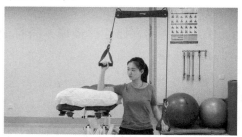

图1-40 使用滑轮进行肩关节内旋和外旋

五、应用滑板的关节活动

使用无摩擦力的设备可促进无重力或摩擦阻力的动作。可使用有轮子的滑板，在患者仰卧位时，练习髋关节的外展和内收；或在坐位时练习肩关节的水平内收和外展。

第四节　持续被动关节活动

一、持续被动关节活动的目的和益处

持续被动关节活动（continuous passive motion，CPM）是指由器械缓慢、持续地在可活动的关节活动范围内，被动进行关节活动。各个关节均可进行。

（一）目的

防止制动引起的关节挛缩，促进关节软骨和韧带、肌腱的修复，改善局部血液循环、淋巴循环，促进消除肿胀、疼痛等症状。

（二）益处

（1）避免粘连和挛缩形成，以及所导致的关节僵硬。
（2）对愈合的肌腱及韧带提供刺激。
（3）增强活动关节的伤口愈合。
（4）增加关节滑液润滑，增加关节内软骨愈合和再生的速度。
（5）避免制动引起的并发症。
（6）更快地恢复关节活动度。
（7）减轻术后疼痛。

二、持续被动关节活动的指南

（1）可在术后立即在患肢使用，即使患肢仍处于麻醉中或伤口包扎敷料较厚时，也可尽早使用 CPM。
（2）确定关节运动弧的大小和位置，通常刚开始范围是 20°～30°，然后在可耐受程度下每天增加 10°～15°，直到全范围的活动。
（3）确定活动速度，通常可耐受的程度为一个循环 45 s 或 2 min。
（4）使用时间根据患者情况决定，可持续 24 h，也可以每天 3 次，每次 1 h。

17

（5）患者没有使用 CPM 的时候就应开始物理治疗，包括主动 – 辅助关节活动运动，最重要的是让患者学会并掌握关节运动。

（6）CPM 疗程一般是达到合适的关节活动范围即可停止，有时可能不到 1 周的治疗时间。CPM 是可携带的，当患者出院回家后仍需要进行治疗时，可在居家使用，治疗师应教会患者或照护者正确的使用方法。

第五节　实验案例

患者，男，58 岁，5 天前突发"左侧肢体乏力"于当地医院就诊，后诊断为"右侧大脑基底节区脑梗塞"，于神经内科住院并接受药物及床旁康复治疗。目前患者左上肢肩前屈肌力 2 – 级，其余 0 级，左下肢髋外展肌力 2 – 级，屈髋 1 级，其余 0 级，左侧肢体肌张力低下，PROM 正常，不能翻身及坐起，仍以卧床为。

问题 1：请问该患者应选择哪种类型的关节活动度训练并实操？

问题 2：请问是否可以让患者进行徒手自助的活动度训练？请示范。

问题 3：请问什么时候可以介入 CPM？注意事项是什么？

（李　鑫　李　奎）

第二章 牵 伸

【实验目的】

（1）掌握牵伸的基本程序和注意事项。
（2）掌握上肢、下肢及躯干徒手牵伸的操作。
（3）掌握上肢、下肢及躯干自我牵伸的操作。
（4）熟悉适当运用主动抑制技术。

【实验意义】

牵伸是运动治疗基础技术中的重要内容之一。关节周围的软组织，如肌肉、结缔组织及皮肤，它们的柔软度及活动度加上适宜的关节活动度，对正常的活动而言是必要的。人只有具备不受限、不痛的关节活动度，才能进行日常工作和生活。各种原因导致患者的软组织适应性缩短、活动度降低，会进一步使肌力改变，肌肉丧失正常的弹性，长度－张力关系也会随之改变，造成肌肉紧绷无力的现象，易导致肌肉损伤。牵伸技术加上放松技术及主动抑制技术可以治疗因软组织适应性缩短所造成的关节活动受限。

【实验原理】

影响关节活动度的软组织包括肌肉、结缔组织及皮肤，它们分别都有各自的特性影响其延展性，如可收缩组织的机械特性、可收缩组织的神经生理特性以及非收缩组织的机械特性。当牵伸软组织时，会发生弹性或塑性上的改变。可收缩组织及非收缩组织都具有弹性及塑性的特性。了解可收缩组织及非收缩组织的特性，及其对长时间固定不动及牵伸的反应，有助于为患者选择最安全、最有效的牵伸程序。

有3种基本方法可以延长肌肉－肌腱单元中的可收缩及非收缩组织：徒手或机械性的被动牵伸、主动抑制技术、自我牵伸。

【实验对象】

（1）参与实验的学生本人。
（2）关节活动受限或软组织挛缩的患者。
（3）正常人。

【实验用具】

治疗床、枕头、毛巾、沙袋。

【学时】

4学时。

【实验内容与方法】

具体见下述。

第一节　牵伸的操作程序

一、检查和评估患者

牵伸前应详细地检查和评估患者，具体内容包括：
（1）确定是关节活动受限所引起的功能性限制。
（2）确定活动度降低是因软组织或关节受限，并且选择合适的牵伸或关节松动技术或综合运用二者来改善受限。
（3）评估活动受限肌肉的肌力，并根据患者的个体情况考虑对受限肌肉牵伸的价值。任何肌肉只有具备合适的肌力才能控制新的活动度。

二、牵伸前的准备

在开始牵伸之前应做好相应的准备工作，具体内容包括：
（1）确定最合适的牵伸方式以增加角度。
（2）向患者解释牵伸的目的。
（3）将患者摆放在最舒适、最稳定的体位，使牵伸程序能在最好的活动面上来完成，牵伸的方向要正好相反于肌肉紧绷的方向。

（4）向患者解释牵伸的程序，并且确定患者已经理解。

（5）去除可能会对需牵伸部位产生限制的衣物、绷带或支具等。

（6）向患者解释在牵伸过程中放松的重要性，并且牵伸的过程会配合他所能忍受的程度。

（7）可在牵伸前，对牵伸部位的软组织进行热敷或热身运动，这可以增加其延展性，同时可降低受伤的风险。

三、徒手牵伸的技巧

在实施徒手牵伸时，应掌握以下程序和技巧：

（1）在可移动范围内缓慢移动肢体至活动受限处。

（2）然后握住产生动作的关节近端和远端，抓握要牢固但又不使患者产生不适感，必要时可以在皮下组织较少处、骨凸部位、感觉减弱区加上软垫。使用手掌的大范围表面来施加力量。

（3）稳定地固定近端，移动远端部位。如果要牵伸多关节肌肉，可固定紧绷肌肉连接的近端或远端关节。一次只牵伸肌肉所跨的一个关节，然后同时牵伸所跨的所有关节，直到软组织达到理想长度。

（4）在牵伸过程中为了避免关节受压迫，要对被移动的关节做非常温和分离。

（5）要以温和、缓慢、持续的方式来施加牵伸力量，将受限的软组织移至紧绷处，再缓慢地移动。牵伸的力量必须足够对软组织施加一定的张力，但又不会大到引起组织疼痛或伤害。避免弹射性的牵伸，不要让肢体在最末端弹射，这样会引起牵伸反射而被牵伸的肌肉会产生反射性收缩。牵伸时，患者有被拉紧的感觉，而不是疼痛。

（6）将患者固定在牵伸的姿势至少 15 s。在这段时间内，组织内的张力要能缓慢降低。当张力降低时，就要进一步移动肢体或关节。

（7）最后，慢慢地将牵伸力量放松。

四、牵伸后的注意事项

牵伸后要注意以下几点：

（1）对被牵伸的软组织给予冰敷，并让这些组织在一个延长的姿势下接受冰敷，这样可以减轻因牵伸所引起的微小伤害而造成的肌肉酸痛。只有软组织在较长姿势下慢慢冷却，所增加的活动度才能维持住。

（2）让患者在已获得的新活动度范围内做主动运动或功能性活动。

（3）只有在新的活动度内建立拮抗肌肌力的平衡，才能随着柔软度的增加而增加控制力与稳定度。

第二节　徒手牵伸的技巧

一、上肢的牵伸

（一）肩关节

1. 增加肩关节前屈

（1）患者仰卧。

（2）治疗师抓住肱骨远端的后面，肘关节之上。

（3）固定肩胛骨的外侧缘以牵伸大圆肌，或固定胸廓的外侧及骨盆上方以牵伸背阔肌。

（4）移动患者的手臂至肩完全屈曲（图2－1）。

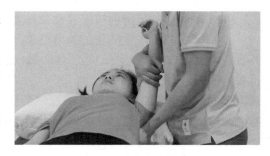

图2－1　增加肩关节前屈的徒手被动牵伸

2. 增加肩关节后伸

（1）患者俯卧。

（2）治疗师一手支撑患者前臂，抓住肱骨远端。

（3）另一手固定住肩胛骨后缘以避免代偿动作出现。

（4）将患者的手臂移向肩关节完全后伸的方向以牵伸肩屈曲肌（图2－2）。

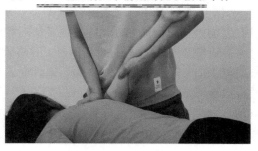

图2－2　增加肩关节后伸的徒手被动牵伸

3. 增加肩关节外展

（1）患者仰卧。

（2）患者肘关节屈曲90°，治疗师抓住患者肱骨远端。

（3）治疗师固定患者肩胛骨外侧缘。

（4）将患者手臂移向肩关节完全外展的方向以延长内收肌群（图2－3）。

4. 增加肩关节外旋

（1）患者仰卧。

（2）治疗师将患者的肩关节外展至45°～90°，将肘关节屈曲至90°，一手抓住前臂远端，另一手固定肘关节。

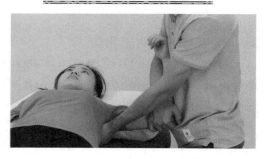

图2－3　增加肩关节外展的徒手被动牵伸

（3）通过治疗床来固定肩胛骨。

（4）将患者的前臂转向治疗床来外旋肩
关节（图2-4）。

5. 增加肩关节内旋

（1）患者仰卧。

（2）治疗师的手摆放同上。

（3）将患者的前臂转向治疗床来内旋肩
关节（图2-5）。

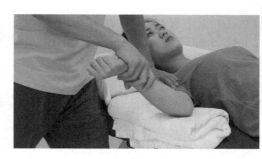

图2-4　增加肩关节外旋的徒手被动牵伸

6. 增加肩关节水平外展

（1）患者仰卧，肩关节外展90°，并且
肩关节放在治疗床的边缘。

（2）治疗师一手抓住患者肱骨远端前方。

（3）另一手固定住患者肩关节前方。

（4）将患者手臂移动至完全水平外展方向（图2-6）。

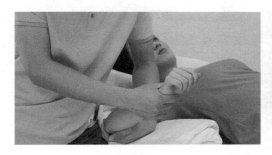

图2-5　增加肩关节内旋的徒手被动牵伸

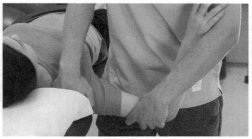

图2-6　增加肩关节水平外展的徒手被动牵伸

（二）肘关节及前臂

1. 增加肘关节屈曲

（1）患者仰卧。

（2）治疗师一手抓住患者前臂远端近腕
关节处。

（3）另一手固定肱骨近端。

（4）屈曲患者的肘关节至超过受限点以
牵伸伸肘肌（图2-7）。

2. 增加肘关节伸展

（1）患者仰卧。

（2）治疗师一手抓住患者前臂远端。

（3）另一手固定肩胛骨及肱骨近端前方。

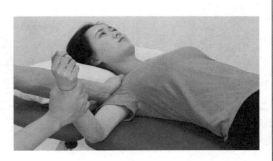

图2-7　增加肘关节屈曲的徒手被动牵伸

（4）伸直肘关节以牵伸屈肘肌（图2-8）。

3. 增加前臂旋前或旋后

（1）患者仰卧。

（2）治疗师将患者的肱骨支撑在床上，肘关节屈曲90°，抓住前臂远端。

（3）另一手固定肱骨。

（4）将前臂旋前或旋后至超过受限点。操作过程中确保牵伸的力量是施加在桡骨，使其相对于尺骨做旋转，不要扭转患者的手腕部（图2-9）。

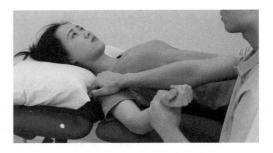

图2-8　增加肘关节伸直的徒手被动牵伸

（三）腕关节

1. 增加腕关节屈曲

（1）患者坐位。

（2）治疗师将患者前臂旋后，一手抓住患者手部背面。

（3）另一手固定患者前臂。

（4）屈曲患者的手腕以牵伸伸腕肌（图2-10）。

2. 增加腕关节伸展

（1）患者坐位。

（2）治疗师将患者前臂旋前，抓住患者手部掌面。

（3）伸直患者手腕，牵伸腕屈肌（图2-11）。

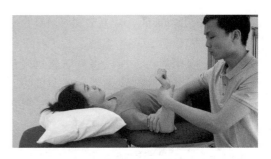

图2-9　增加前臂旋前/旋后的徒手被动牵伸

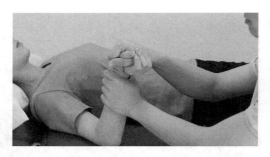

图2-10　增加腕关节屈曲的徒手被动牵伸

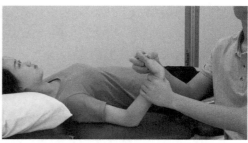

图2-11　增加腕关节伸直的徒手被动牵伸

二、下肢的牵伸

(一) 髋关节

1. 膝关节屈曲时增加髋关节屈曲 (牵伸臀大肌)

（1）患者仰卧。

（2）治疗师一手固定对侧的股骨，以避免骨盆代偿；另一手同时屈曲患者的髋关节和膝关节。

（3）将患者的膝关节和髋关节移动至完全屈曲，以牵伸臀大肌（图2-12）。

2. 膝关节伸直时增加髋关节屈曲 (牵伸腘绳肌)

（1）患者仰卧。

（2）治疗师将患者的膝关节完全伸直，用手臂或肩膀支撑柱患者的小腿。

（3）另一手固定住患者对侧大腿的前面。

（4）使膝关节在最大伸直位下，尽量屈曲髋关节（图2-13）。

3. 增加髋关节伸展 (牵伸髂腰肌)

（1）患者仰卧，骨盆靠近治疗床边缘，使其被牵伸的髋关节过度后伸。

（2）治疗师一手将患者对侧髋及膝关节屈曲至其胸口以固定其骨盆。

（3）另一手放在被牵伸一侧的股骨远端，给予一个向下的压力使其髋被牵伸（图2-14）。

（4）也可变换姿势，患者俯卧，治疗师一手支撑并握住患者股骨远端前侧，另一手固定患者的臀部以避免骨盆移动，治疗师将患者的股骨抬离床面使其髋关节伸展（图2-15）。

4. 屈膝同时增加髋关节伸展 (牵伸股直肌)

（1）患者的姿势同图2-14。

（2）治疗师一手屈曲对侧髋关节及膝关节至胸口以固定其骨盆。

（3）治疗师将患者被牵伸侧的髋关节完全伸展，治疗师的另一手放在患者胫骨远端，然后缓

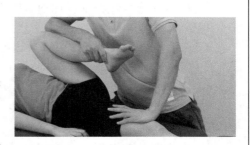

图2-12　屈膝位增加髋关节屈曲的徒手被动牵伸

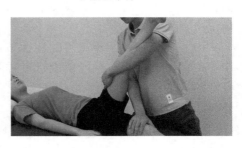

图2-13　伸膝位增加髋关节屈曲的徒手被动牵伸

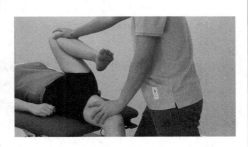

图2-14　仰卧位增加髋关节伸直的徒手被动牵伸

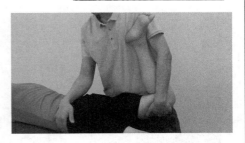

图2-15　俯卧位增加髋关节伸直的徒手被动牵伸

慢地、尽可能地屈曲其膝关节。

5. 增加髋关节外展（牵伸内收肌群）

（1）患者仰卧。

（2）治疗师一只手托住患者大腿远端。

（3）将患者的对侧下肢维持在稍外展的姿势以固定其骨盆。

（4）治疗师尽可能地外展其髋关节以牵伸患者的内收肌群（图2－16）。

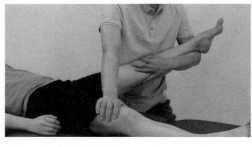

图2－16　增加髋关节外展的徒手被动牵伸

6. 增加髋关节内收（牵伸阔筋膜张肌）

（1）患者侧卧，被牵伸侧髋关节在上面，同时屈曲下面一侧的髋关节和膝关节以固定患者。

（2）治疗师一手将患者的髋关节伸直至中立位，如果可能，也可稍微过度伸直。治疗师的这只手放在患者被牵伸侧股骨远端外侧。

（3）另一手放在患者髂嵴上以固定骨盆。

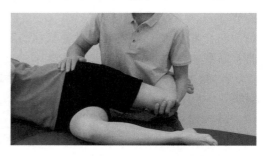

图2－17　增加髋关节内收的徒手被动牵伸

（4）通过重力使患者髋关节内收，同时还可在股骨远端外侧施加牵张力使髋关节内收角度更大（图2－17）。

（5）注意：如果患者髋关节无法伸直至中立位，应该在牵伸阔筋膜张肌前先牵伸屈髋肌群。

7. 增加髋关节外旋（牵伸髋内旋肌群）

（1）患者俯卧，被牵伸侧髋关节伸直且膝关节屈曲至90°。

（2）治疗师一手握住被牵伸侧下肢胫骨远端。

（3）另一手横跨臀部施加压力以固定骨盆。

（4）握住胫骨远端的手施加压力尽可能地外旋患者的髋关节（图2－18A）。

（5）注意：采用此方法牵伸髋关节内旋肌群必须确定患者膝关节是稳定且无痛的。

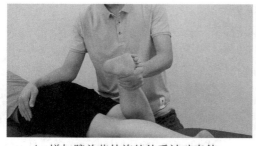

A. 增加髋关节外旋的徒手被动牵伸

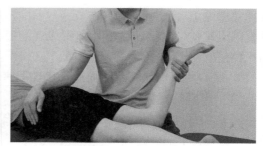

B. 增加髋关节内旋的徒手被动牵伸

图2－18　增加髋关节外旋（牵伸髋内旋肌群）

8. 增加髋关节内旋 （牵伸髋外旋肌群）

（1）患者体位及固定同增加髋外旋。

（2）治疗师在患者的内踝上施加压力，并尽可能地内旋其髋关节（图2－18B）。

（二）膝关节

1. 增加膝关节屈曲 （屈曲角度为90°～135°）

（1）患者俯卧。

（2）治疗师一手横跨患者臀部下压以固定患者骨盆。

（3）另一手握住患者胫骨远端前面，屈曲患者的膝关节。可在患者被牵伸侧的股骨远端下面垫一毛巾卷，以避免牵伸时髌骨受到床面的挤压（图2－19）。

（4）注意：俯卧位太剧烈的牵伸伸膝肌群易使膝关节受伤造成水肿。

2. 增加膝关节屈曲 （屈曲角度为0°～100°）

（1）患者取坐位，坐在床沿（髋关节屈曲90°，膝关节尽可能地屈曲）。

（2）治疗师一手固定股骨近端前侧。

（3）另一手在胫骨远端施加牵伸力，尽可能地屈曲患者的膝关节。

3. 增加膝关节中间角度的伸直

（1）患者俯卧，在髌骨上方的股骨远端下垫一小毛巾卷。

（2）患者一手抓住胫骨远端，另一手固定臀部以避免髋关节屈曲。慢慢地伸直膝关节以牵伸屈膝肌群（图2－20）。

4. 在终末角度增加膝关节伸直

（1）患者仰卧。

（2）治疗师一手握住被牵伸膝关节的胫骨远端。

（3）另一手固定患者大腿前方，尽可能地避免髋部屈曲。

（4）治疗师在胫骨远端后方施加牵伸力使膝关节伸直（图2－21）。

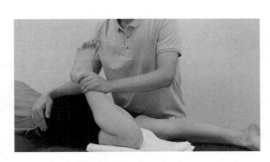

图2－19 增加膝关节屈曲 （90°～135°）的徒手被动牵伸

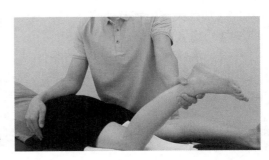

图2－20 增加膝关节中间角度伸直的徒手被动牵伸

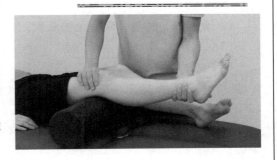

图2－21 增加膝关节终末角度伸直的徒手被动牵伸

（三）踝关节

1. 膝关节伸直时增加踝关节背屈（牵伸腓肠肌）

（1）患者仰卧。

（2）治疗师一手握住患者的足跟。

（3）另一手固定胫骨前侧。

（4）治疗师以拇指及手指将患者跟骨往尾端拉并缓慢地将足往上推（图2-22）。

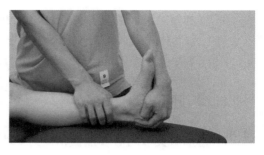

图2-22 膝关节伸直位增加踝关节背屈的徒手被动牵伸

2. 膝关节屈曲时增加踝关节背屈（牵伸比目鱼肌）

（1）患者仰卧，在患者的腘窝下面垫一小毛巾卷以屈曲膝关节。

（2）治疗师的手摆放位置及施加力的方式同牵伸腓肠肌。

3. 增加踝关节跖屈

（1）患者仰卧位。

（2）治疗师一手固定患者胫骨，另一手握住患者足背，在足背施加牵伸力，尽可能地跖屈踝关节。

4. 加踝关节内翻及外翻

（1）患者仰卧位。

（2）治疗师一手固定患者的距骨。

（3）另一手抓住跟骨，将其往内、往外移动（图2-23）。

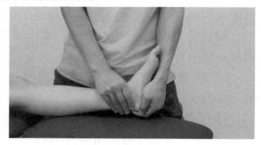

图2-23 增加踝关节内翻及外翻的徒手被动牵伸

三、颈部及躯干的牵伸

（一）颈部肌群

1. 增加颈部屈曲（牵伸颈伸肌群）

（1）患者仰卧。

（2）治疗师双手拖住头部，施加向上的牵伸力，尽可能地屈曲患者的颈部（图2-24）。

2. 增加颈部旋转（牵伸颈伸及旋转肌群）

（1）患者仰卧。

（2）治疗师一手抓住患者肩部以固定患者。

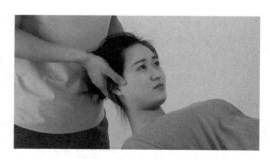

图2-24 增加颈部屈曲的徒手被动牵伸

（3）另一手放在患者耳后发际处，施加向斜前下方的牵伸力，尽量使患者的下颌贴近对侧肩部（图 2 – 25）。

3. 增加颈部侧屈（牵伸颈伸及旋转肌群）

（1）患者仰卧。

（2）治疗师双手拖住头部，缓慢地旋转患者的颈椎，尽可能地旋转至末端（图 2 – 26）。

4. 增加颈部后伸（牵伸颈部屈肌群）

（1）患者坐位。

（2）治疗师一手放在患者肩部以固定患者。

（3）另一手放在患者前额，施加向后的牵伸力，尽量使患者的头部后伸。

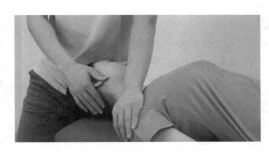

图 2 – 25 增加颈部旋转的徒手被动牵伸

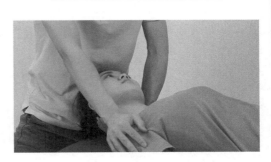

图 2 – 26 增加颈部侧屈的徒手被动牵伸

（二）躯干肌群

1. 增加躯干屈曲（牵伸腰背肌群）

（1）患者取盘腿坐位，双手十指交叉抱于脑后。

（2）治疗师站在患者正后方，双手分别放于患者两侧髂前上棘处。

（3）治疗师双手向后用力拉患者的髂前上棘，患者主动向前屈曲躯干，尽可能地向前屈曲（图 2 – 27）。

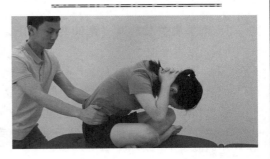

图 2 – 27 增加躯干屈曲的徒手被动牵伸

2. 增加躯干后伸（牵伸腹肌）

（1）患者俯卧位。

（2）治疗师双手托起患者的大腿，并向上施加牵伸力，尽可能地后伸患者的躯干。

（3）注意：有腰椎不稳或滑脱的患者，禁用此方法；同时，如患者在用此法牵伸过程中出现疼痛，也应立即停止操作。

3. 增加躯干旋转（牵伸腹内外斜肌）

（1）患者仰卧位，双手臂伸直放于身体两侧，牵伸侧腿屈曲放于对侧腿外侧。

（2）治疗师放于患者肩部并向下压，固定患者躯干。

（3）另一手放于牵伸侧膝关节外侧，向对侧推，尽量使牵伸侧膝关节贴近床面（图

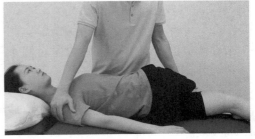

图 2 – 28 增加躯干旋转的徒手被动牵伸

2 – 28）。

4. 增加躯干侧屈

（1）患者俯卧，双手抓住两边床缘。

（2）治疗师双手托住患者双侧大腿，稍往上抬起，同时向一侧移动双下肢，尽量使患者躯干侧屈（图 2 – 29）。

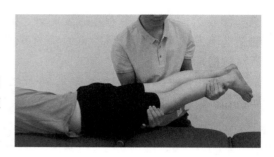

图 2 – 29　增加躯干侧屈的徒手被动牵伸

第三节　自我牵伸的技巧

一、上肢的自我牵伸

（一）肩关节

1. 增加肩关节前屈（牵伸背阔肌）

（1）患者坐位。

（2）将牵伸侧上肢平放于床缘或桌缘。

（3）患者缓慢向前弯腰，同时尽量将手向前够（图 2 – 30）。

2. 增加肩关节后伸（牵伸三角肌前束、肱二头肌长头）

（1）患者站位，背对桌子，双手抓住桌子边缘。

（2）保持躯干直立，缓慢下蹲（图 2 – 31）。

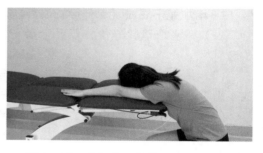

图 2 – 30　增加肩关节前屈的自我牵伸

3. 增加肩关节水平内收（牵伸三角肌中、后束）

（1）患者站位或坐位。

（2）水平内收牵伸侧肩关节，对侧手放于牵伸侧上肢肘关节处，施加向对侧水平的牵拉力（图 2 – 32）。

4. 增加肩关节外展

（1）患者坐位，牵伸侧上肢外展放于床上或桌上。

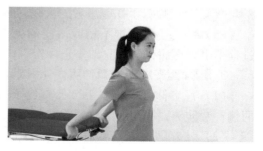

图 2 – 31　增加肩关节后伸的自我牵伸

（2）患者向对侧移动骨盆，向牵伸侧侧屈躯干（图 2 – 33）。

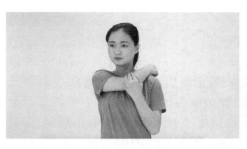

图 2-32 增加肩关节水平内收的自我牵伸

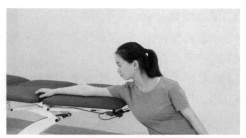

图 2-33 增加肩关节外展的自我牵伸

5. 增加肩关节外旋

（1）患者仰卧位，手握木棍。

（2）牵伸侧上臂贴近躯干，肘关节屈曲 90°（图 2-34）。

（3）健侧手推木棍使患侧肩关节外旋。

6. 增加肩关节内旋

（1）患者于牵伸侧侧卧位，肩前屈 90°，肘屈曲 90° 与床面垂直。

（2）对侧手握住牵伸侧腕关节，缓慢用力将掌心压向地面（图 2-35）。

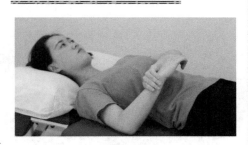

图 2-34 增加肩关节外旋的自我牵伸

（二）肘关节、前臂及手腕

1. 增加肘关节伸直（牵伸肱二头肌）

（1）患者站于桌旁，手抓住桌缘。

（2）患者缓慢向前移动身体（图 2-36）。

2. 增加肘关节屈曲（牵伸肱三头肌）

（1）患者取站位或坐位。

（2）牵伸侧肩前屈，肘屈曲，手掌贴住颈椎下段。

（3）对侧手握住牵伸侧上臂远端，缓慢向后下方牵拉（图 2-37）。

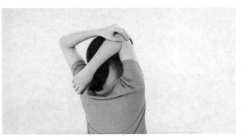

图 2-35 增加肩关节内旋的自我牵伸

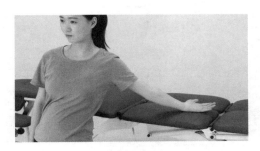

图 2-36 增加肘关节伸直的自我牵伸

图 2-37 增加肘关节屈曲的自我牵伸

3. 增加前臂旋转

（1）患者坐位。

（2）将牵伸侧前臂放于桌上。

（3）对侧手放于牵伸侧前臂，滚动前臂进行旋前或旋后（图2－38）。

4. 增加手腕背伸、背屈（牵伸伸腕肌群、屈腕肌群）

（1）患者站位。

（2）将牵伸侧手腕背屈或背伸放于墙面，伸直肘关节，缓慢向墙面施加推力（图2－39）。

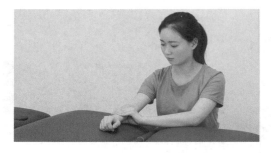

图2－38　增加前臂旋转的自我牵伸

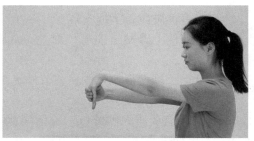

图2－39　增加手腕屈伸的自我牵伸

二、下肢的自我牵伸

（一）髋关节

1. 增加髋关节屈曲（牵伸臀大肌）

（1）患者仰卧，双下肢吊出床缘。

（2）双手抱住牵伸侧膝盖，尽可能地将膝盖拉紧贴近躯干（图2－40）。

2. 增加髋关节后伸（牵伸髂腰肌）

（1）患者弓箭步站立，被牵伸侧下肢在后。

（2）患者尽可能地将身体向前移动（图2－41）。

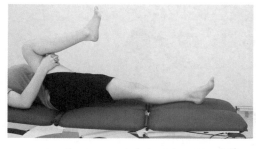

图2－40　增加髋关节屈曲的自我牵伸

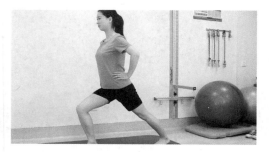

图2－41　增加髋关节后伸的自我牵伸

3. **增加髋关节外展（牵伸内收肌）**

（1）患者仰卧于地面或床上。

（2）将双下肢直推抬起放于墙面，臀部贴于墙面，再将双下肢沿墙面缓慢打开（图2－42）。

4. **增加髋关节内收（牵伸髂胫束、阔筋膜张肌）**

（1）患者站位，牵伸侧靠近墙。

（2）牵伸侧上肢扶靠于墙面，体重放于牵伸侧下肢，同时牵伸侧下肢内收内旋，再缓慢将骨盆向墙面靠近（图2－43）。

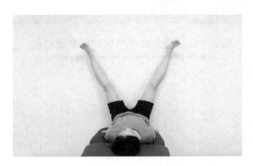

图2－42　增加髋关节外展的自我牵伸

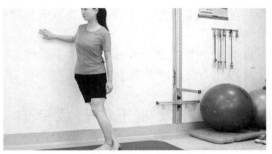

图2－43　增加髋关节内收的自我牵伸

（二）膝关节

1. **增加膝关节屈曲（牵伸股四头肌）**

（1）患者单脚站立。

（2）用手拉住牵伸侧脚背，尽量屈曲膝关节，并缓慢后伸髋关节（图2－44）。

2. **增加膝关节伸直（牵伸腘绳肌）**

（1）患者侧坐于床缘，牵伸侧下肢伸直放于床上，对侧下肢站于地面。

（2）患者双手抱头，并缓慢向前弯腰（图2－45）。

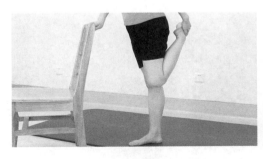

图2－44　增加膝关节屈曲的自我牵伸

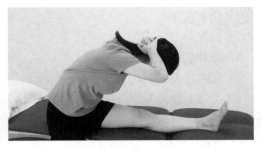

图2－45　增加膝关节伸直的自我牵伸

（三）踝关节

1. 增加踝关节背屈

（1）患者坐于床上，牵伸侧下肢伸直放于床面。

（2）拿一毛巾放于前足足底，双手拉紧毛巾，缓慢将足背拉向躯干（图2-46）。

2. 增加踝关节跖屈

（1）患者取坐位，牵伸侧踝关节搭在对侧膝关节上。

（2）牵伸侧手固定小腿，对侧手握住足背，缓慢用力跖屈踝关节。

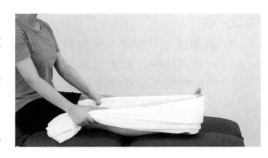

图2-46　增加踝关节背屈的自我牵伸

三、颈部及躯干的自我牵伸

（一）颈部

1. 增加颈部前屈

（1）患者取站位或坐位。

（2）双手抱头，缓慢向前下方牵拉，尽量让下巴贴近胸骨。

2. 增加颈部旋转

（1）患者取坐位，牵伸侧手抓住凳子边缘，头向对侧旋转45°并低头。

（2）另一手放于牵伸侧耳后发际处，缓慢向前下方牵拉（图2-47）。

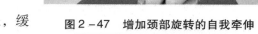

图2-47　增加颈部旋转的自我牵伸

（二）躯干

1. 牵伸胸大肌

（1）患者面对门口或墙角站立。

（2）双上肢外展约90°，手臂置于墙面或门框，手指朝上，身体缓慢前倾，将重心前移（图2-48）。

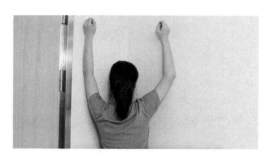

图2-48　胸大肌的自我牵伸

2. 增加躯干后伸

（1）患者俯卧，双手掌放于双肩正下方。

（2）患者双手向下推床面，伸直肘关节，缓慢将躯干撑起，同时尽量保持骨盆贴紧床面（图2-49）。

3. 增加躯干旋转

（1）患者仰卧位。

（2）牵伸侧上肢平放于床面，牵伸侧下

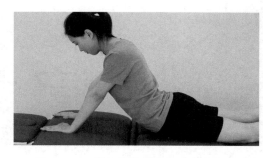

图2-49　增加躯干后伸的自我牵伸

肢屈髋屈膝跨至对侧下肢外侧，对侧手放于牵伸侧膝关节上，缓慢牵拉向对侧，使膝盖尽量靠近床面（图2-50）。

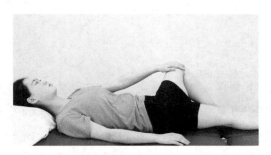

图2-50　增加躯干旋转的自我牵伸

第四节　实验案例

患者，女，52岁，2个月前突然开始出现左侧肩痛，无外伤史，后肩痛缓慢加重伴肩关节活动受限，1个月前患者赴医院就诊，诊断为"冰冻肩"。现患者肩部疼痛已有缓解，肩部活动受限也有所改善，但仍未恢复正常。目前患者肩关节活动度情况如下：前屈120°，后伸25°，外展90°，外旋45°，内旋30°。

问题1：请为此患者设计一套居家训练的运动方案，并演示教会患者。

问题2：此患者在进行上述居家运动训练时，应注意哪些问题？

（张　洲　徐智勤）

35

第三章　关节松动术

【实验目的】

（1）掌握操作关节松动术的基本原则、适应证、禁忌证以及注意事项。
（2）掌握上肢、下肢、脊柱相应的关节松动术的方法。

【实验意义】

　　关节松动术是治疗者在关节活动可动范围内完成的一种针对性很强的手法操作技术，属被动运动范畴，在应用时常选择关节的生理运动和附属运动作为治疗手段。通过对关节进行特定方向上的滚动、滑动、旋转、分离和牵引等操作技术来增加活动受限的关节的生理和附属活动能力。对于因外科术后制动而导致关节粘连、软组织挛缩，或关节退化导致的活动能力下降等情况，适当强度的关节松动术可以达到提高软组织延展性、增强关节本体感觉输入、促进关节液流动、增加关节软骨营养以及缓解疼痛的目的。

【实验原理】

　　关节松动术根据活动的范围和幅度一共分为五级。第一、二级手法常用于治疗由疼痛或防御性肌缩导致的关节活动受限。通过重复刺激能够阻碍脊髓或脑干通路上的机械感受器，从而达到抑制疼痛感知的目的；同时，第一、二级手法可以促进关节滑液分泌从而营养软骨。第三、四级手法主要用于牵伸技术。通过改变松动的速度，比如低幅度而高速度的手法，可以抑制疼痛或抑制防御性肌缩，达到打开受限关节的目的。

【实验对象】

（1）参与实验的学生本人。
（2）外科术后（如前交叉韧带重建术后）因制动导致关节活动下降的

患者。

（3）因关节进行性退化导致关节活动能力下降的患者。

（4）因软组织炎症或软组织粘连导致关节活动能力下降的患者。

（5）正常人。

【实验用具】

治疗床、治疗凳、毛巾、治疗带。

【学时】

4 学时。

【实验内容与方法】

具体见下述。

第一节 上肢的关节松动术

一、肩关节复合体

（一）盂肱关节分离

见图 3 - 1。

（1）患者体位：仰卧，上肢处于休息位。

（2）手的摆位：靠近患者的手置于其腋窝处，拇指在前，其余四指在后；另一手支撑患者肱骨。

（3）力的方向：置于腋窝处的手向外侧用力。

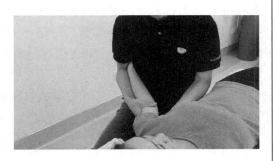

图 3 - 1 盂肱关节分离

（二）盂肱关节向尾端滑动

见图 3 - 2。

（1）患者体位：仰卧，上肢处于休息位。

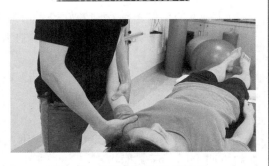

图 3 - 2 盂肱关节向尾端滑动

（2）手的摆位：一手置于患者腋窝处，对盂肱关节施加1级的分离手法；另一手的虎口从头端置于患侧肩峰稍外侧。

（3）力的方向：置于肩峰稍外侧的手向患者脚的方向用力。

（三）盂肱关节向后滑动

见图3-3。

（1）患者体位：仰卧，上肢处于休息位。

（2）治疗师体位和其手的摆位：背靠患者躯干，面朝患者面部。远离患者的手抓住患侧肘部，提供稍稍分离盂肱关节的力；靠近患者的手的尺侧边缘从上方往下置于关节线稍外侧。

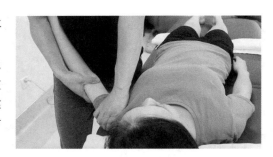

图3-3 盂肱关节向后滑动

（3）力的方向：治疗师通过屈曲膝关节使其身体重量从上往地面的方向作用在关节线外侧。

（四）盂肱关节向前滑动

（1）患者体位：俯卧，患者上肢置于床外，用毛巾垫住肩峰。

（2）手的摆位：治疗师前后弓箭步站立，面朝患者头部。远离患者的手和治疗师的前脚共同支撑患者上肢，并提供稍分离的力；靠近患者的手的尺侧边缘置于关节的肩峰稍外侧。

（3）力的方向：靠近患者的手从后向前，并稍稍向内侧施力。

（五）盂肱关节外旋

（1）患者体位：仰卧，上肢处于休息位。

（2）手的摆位：治疗师外旋患者肩关节至极限，施加靠近患者的手置于腋窝处。

（3）力的方向：靠近腋窝的手从内向外对盂肱关节施加3级分离手法。

（六）锁骨在肩峰上向前滑动

（1）患者体位：坐位。

（2）手的摆位：患者坐位，治疗师站在患者后方，用外侧手固定肩峰，另一手在上斜方肌上向下压，拇指刚好放在锁骨上。

（3）力的方向：利用身体发力，将锁骨向前方推。

治疗性运动实验手册

（七）胸锁关节向后向上滑动

（1）患者体位：仰卧位。

（2）手的摆位：拇指放在锁骨内侧端上，屈曲食指，用食指第二指节压在锁骨上辅助拇指。

（3）力的方向：拇指从前往后压锁骨，食指从下往上推锁骨。

（八）胸锁关节向前向下滑动

（1）患者体位：仰卧位。

（2）手的摆位：拇指在锁骨下方，其他四指在锁骨上方，捏住锁骨。

（3）力的方向：捏住锁骨将之上抬可使锁骨向前滑动，其他四指从上往下拉锁骨可使之向下滑动。

二、肘关节复合体

（一）肱尺关节分离牵引

见图3-4。

（1）患者体位：仰卧，肘关节露出治疗床缘或以软垫支持于鹰嘴突近端。肘关节处于休息体位。

（2）治疗师的姿势和手的摆放：治疗师站立并面向患者，使用内侧手固定患者肱骨，外侧手用大鱼际和手指抓住远端尺骨。

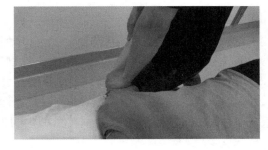

图3-4　肱尺关节分离牵引

（3）力的方向：外侧手沿尺骨骨干向外拉，同时内侧手固定患者肱骨。

（二）近端桡骨向背侧和掌侧滑动

见图3-5。

（1）患者体位：仰卧或坐位，肘关节微微伸直、处于中立位。

（2）治疗师的姿势和手的摆放：从患者手臂内侧固定肱骨。治疗师外侧手的手掌置于桡骨头部掌侧，手指置于桡骨头部背侧。

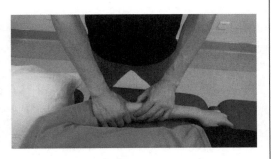

图3-5　近端桡骨向背侧和掌侧滑动

（3）力的方向：手掌将桡骨头部向背侧推或是手指用力将其往掌侧推。

三、腕、手关节复合体

（一）桡腕关节分离

见图 3-6。

（1）患者体位：掌心朝下，手腕处于休息位。

（2）治疗师的姿势和手的摆放：一手握紧其前臂接近手腕处，用身体固定其前臂，另一手握紧手腕腕骨远端。

（3）力的方向：远端的手沿着前臂的方向向手指端施加分离的力。

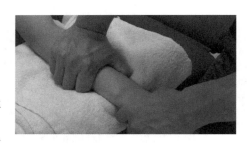

图 3-6　桡腕关节分离

（二）腕骨的整体滑动

见图 3-7。

（1）适应证：腕骨向背侧滑动可以增加腕关节屈曲；向掌心滑动可以增加背伸；桡侧滑动可以增加尺偏；尺侧滑动可以增加桡偏。

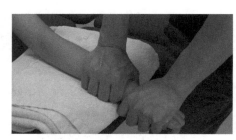

图 3-7　腕骨的整体滑动

（2）患者体位：前臂处于旋前位置于治疗床上，手腕放置于床外，以进行掌侧和背侧滑动技术；前臂处于旋前旋后的中间位，手腕放置于床外，以进行桡侧和尺侧滑动技术。

（3）治疗师的姿势和手的摆放：一手把前臂固定在治疗床上，如果有需要，用毛巾或楔形板辅助固定；另一手握紧其接近腕关节的远端，根据需要，可以握住第一排或第二排腕骨。

（4）力的方向：远端固定的手从上向下施力，或根据其受限的方向进行方向调整。

（三）腕掌关节分离

见图 3-8。

（1）患者体位：手心向下，处于休息位。

（2）治疗师的姿势和手的摆放：选择要处理的掌骨，一手紧握住该掌骨最接近的腕骨，另一手直接捏住掌骨。

（3）力的方向：捏住掌骨的手向远端施力。

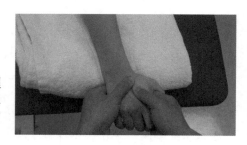

图 3-8　腕掌关节分离

第二节 下肢的关节松动术

一、髋关节

(一) 髋关节向后滑动

见图 3 – 9。

(1) 患者体位：仰卧，髋部放于床尾端。患者通过屈曲对侧髋关节并双手抱住大腿来帮忙固定其骨盆。被松动的髋关节置于休息位。

(2) 治疗师的姿势和手的摆放：治疗师站在大腿内侧，用治疗带绕过治疗师肩膀和患者大腿下方，以托住下肢重量。治疗师远端的手放在大腿末端下方，近端的手放在大腿近端前侧。

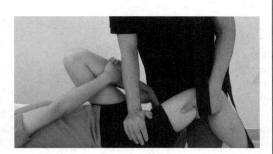

图 3 – 9　髋关节向后滑动

(3) 力的方向：治疗师手肘伸直，近端的手对大腿近端施加向后的力。

(二) 髋关节向前滑动

见图 3 – 10。

(1) 患者体位：俯卧，躯干放在床上，髋关节和大腿垂出床外，对侧足部踩在地板上。

(2) 治疗师的姿势及手的摆放：治疗师站在患者大腿内侧，通过治疗带绕过治疗师肩部及患者大腿以辅助支撑腿部重量。治疗师远端的手抓住小腿，近端的手放在大腿近端后方。

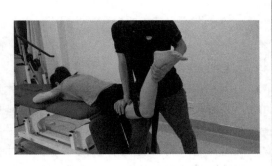

图 3 – 10　髋关节向前滑动

(3) 力的方向：治疗师手肘伸直，通过近端手对髋关节后方施以向前的力。

二、膝关节

（一）胫骨关节牵引：长轴牵引

见图 3 – 11。

（1）患者的姿势：坐位、仰卧或俯卧，开始时膝关节处于休息位。

（2）治疗师的姿势和手的摆放：用双手抓住小腿末端，足踝之上。

（3）力的方向：沿着胫骨长轴牵拉以分开关节面。

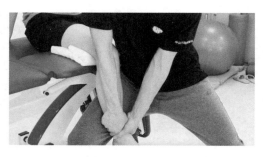

图 3 – 11　胫股关节长轴分离（坐位）

（二）胫骨向后滑动

见图 3 – 12。

（1）患者体位：仰卧，足部平放在床上，伴轻微小腿内旋。

（2）治疗师的姿势和手的摆放：治疗师坐在床上，以大腿固定患者足部，双手抓住胫骨近端，拇指在前方，其余四指在后方。

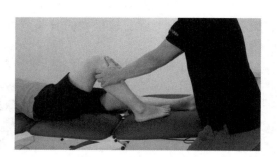

图 3 – 12　胫骨向后滑动

（3）力的方向：治疗师肘关节伸直，将身体重量向前倾，用拇指将胫骨近端向后推。

（三）胫骨向前滑动

见图 3 – 13。

（1）患者体位：俯卧，膝关节处于休息位，可在股骨末端下放置一个小枕头以避免髌骨受压迫。

（2）治疗师的姿势和手的摆放：治疗师一手抓住胫骨末端，另一手手掌面放于胫骨近端后侧。

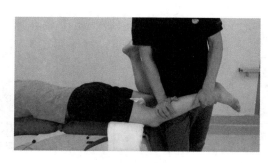

图 3 – 13　胫骨向前滑动

（3）力的方向：固定胫骨远端，同时胫骨近端后方的手向前发力。

（四）髌骨向尾端滑动

见图 3 – 14。

（1）患者体位：仰卧，膝关节伸直。

（2）治疗师的姿势和手的摆放：治疗师站在患侧，面朝其足部。一手虎口部握在髌骨上缘处，另一手可叠加其上以加强施力。

（3）力的方向：将髌骨往尾端的方向滑动，平行于股骨。

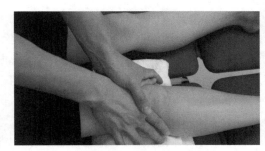

图 3 – 14　髌骨向尾端滑动

（五）髌骨向内、外侧滑动

见图 3 – 15。

（1）患者体位：仰卧，膝关节伸直。

（2）治疗师的姿势和手的摆放：手指及拇指分别放在髌骨内、外侧。

（3）力的方向：将髌骨往内、外侧滑动，以抵抗其周围软组织限制。

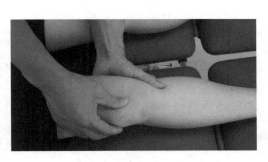

图 3 – 15　髌骨向内、外侧滑动

（六）近端胫腓关节向前（腹侧）滑动

见图 3 – 16。

（1）患者体位：侧卧，患侧腿在上方，屈曲使膝关节和小腿能放在床面上或枕头上。

（2）治疗师的姿势和手的摆放：治疗师站在患者身后，一手放在胫骨下方固定胫骨；另一手掌心放在腓骨头后方，手指向前环绕。

（3）力的方向：上方的手掌心向前发力，给予腓骨头向前外侧的推力。

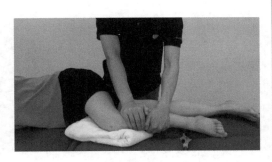

图 3 – 16　近端腓骨向腹侧滑动

三、踝关节复合体

（一）远端胫腓关节向前、后滑动

见图 3 – 17。

（1）患者体位：仰卧。

（2）治疗师的姿势和手的摆放：治疗师站在床尾端，一手的手指放在胫骨之下，拇指放在胫骨之上以固定胫骨；另一手掌心放在外踝上，手指在其下方。

（3）力的方向：外踝处掌心给予向下垂直施力以将腓骨头向后移动，或手指向上拉以将腓骨头向前移动。

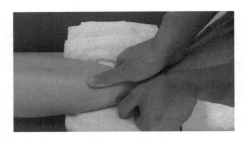

图 3 – 17　远端胫腓关节向后侧滑动

（二）距小腿关节牵引

见图 3 – 18。

（1）患者体位：仰卧，下肢伸直，脚踝处于休息位。

（2）治疗师的姿势和手的摆放：站于床尾，双手手指交叉重叠，置于距小腿关节面稍下方（距骨上），两拇指放在足底以维持趾屈姿势。

（3）力的方向：通过身体重心向后将距骨沿着小腿长轴向远方牵引。

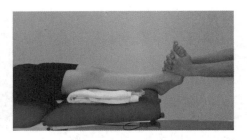

图 3 – 18　距小腿关节牵引

（三）距骨向背侧滑动

见图 3 – 19。

（1）患者体位：仰卧，小腿支撑于床面上，脚跟露出床外。

（2）治疗师的姿势和手的摆放：站在患者身旁，用一手或治疗带将小腿固定在床上；另一手虎口掌侧放在距骨上。

（3）力的方向：先给予距骨远端牵引的力，然后虎口向下压，将距骨相对胫骨外后的方向滑动。

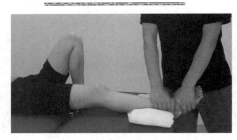

图 3 – 19　距骨向背侧滑动

（四）距骨向腹侧滑动

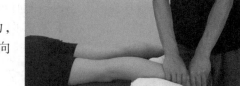

图 3 – 20　距骨向腹侧滑动

见图 3 – 20。

（1）患者体位：俯卧，膝关节伸直，足部露出床外。

（2）治疗师的姿势和手的摆放：站在床尾，将外侧的手横跨足背给予轻微牵张的力量，另一手虎口放在距骨及跟骨后方。

（3）力的方向：将跟骨相对胫骨往前推，这可以使距骨向前滑动。

（五）距下关节内侧、外侧滑动

见图3－21。

（1）患者体位：侧卧或俯卧，小腿放在床上，或用毛巾卷支撑。

（2）治疗师的姿势和手的摆放：一手固定距骨，另一手掌心放在跟骨上，如果向外侧松动则放在跟骨内侧，如果向内侧松动则放在跟骨外侧，其余手指围绕在足底面。

（3）力的方向：用手指将跟骨推向内侧，或用手掌心推向外侧。

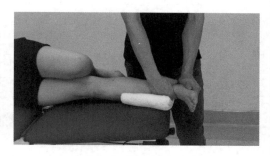

图3－21　距下关节内侧、外侧滑动

（六）舟状骨和楔骨向足底面滑动

（1）患者体位：仰卧，屈髋屈膝体位；或者坐位下，膝关节屈曲放置在床缘，足跟放在治疗师大腿上。

（2）治疗师的姿势和手的摆放：治疗师一手的食指从外向内固定足舟骨，另一手握住前脚的楔骨。

（3）力的方向：握住楔骨的手从脚面向脚掌心方向施力。

（七）舟状骨和楔骨向足背面滑动

（1）患者体位：俯卧，膝关节屈曲，脚放松位。

（2）治疗师的姿势和手的摆放：治疗师一手固定住小腿和跟骨，另一手握住内侧的足舟骨和楔骨。

（3）力的方向：握住足舟骨和楔骨的手从上往下施力。

第三节　脊柱的关节松动术

一、腰椎松动的临床应用

（一）后向前的椎体中心加压

（1）患者体位：俯卧，双手放于体侧，头向一侧旋转。

（2）治疗师姿势：治疗师站在患者左侧，右手的小鱼际端（豌豆骨和钩骨的头部）直接与所松动关节的棘突接触，右侧手腕保持伸直，前臂处于中立位，肘关节伸直，肩关节刚好位于所松动关节的上端，左手叠加在右手上以加强向下的松动。

（3）力的方向：通过治疗师调整身体重心，将力传导到右手豌豆骨以松动腰椎。

（4）注意事项：该技术适用于治疗疼痛和伴有保护性肌肉收缩的征兆。

（二）腰椎后向前的椎体中心加压伴躯干侧屈

见图3－22。

（1）患者体位：俯卧，双手放于体侧，头向一侧旋转，躯干向右侧屈曲。

（2）治疗师姿势：治疗师站在患者右侧，左右手的摆放同上述方法。

（3）力的方向：通过治疗师调整身体重心，将力传导到右手豌豆骨以松动腰椎。

（4）注意事项：应用该技术时，一般使用4级手法。

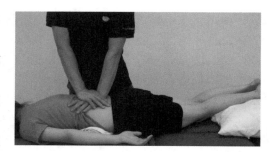

图3－22　腰椎后向前中心加压伴躯干侧屈

（三）腰椎后向前的椎体单侧加压

见图3－23。

（1）患者体位：俯卧，双手放于体侧，头向一侧旋转。

（2）治疗师姿势：治疗师站在患者右侧，双手拇指指尖互相依靠，用指尖垂直压住腰椎棘突的右侧。

（3）力的方向：通过治疗师调整身体重心，将力传导至双手指尖，穿透厚厚的棘旁肌，可对腰椎横突产生从后向前的松动。

（4）注意事项：该技术对于治疗深层小肌肉痉挛特别有效。

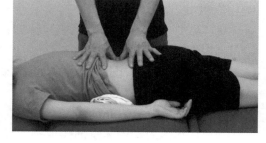

图3－23　腰椎后向前单侧加压

（四）椎体侧向加压

见图3－24。

（1）患者体位：俯卧，双手放于体侧，头向一侧旋转。

（2）治疗师姿势：治疗师站在患者右侧，双手拇指指腹交叠，放置于腰椎棘突

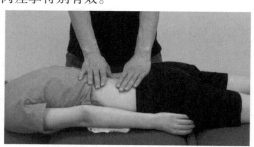

图3－24　腰椎侧向加压

右侧。

（3）力的方向：处理单侧疼痛时，一般将棘突从无痛侧推向疼痛侧，以打开疼痛侧的腰椎关节。

（4）注意事项：该技术治疗来源于上腰段的症状有效，如果症状来源于下腰段，则后向前加压或旋转技术更有效。

（五）腰椎旋转

见图 3–25。

（1）患者体位：患者右侧卧位，不同的旋转松动等级对应不同的起始姿势。当准备进行轻柔的旋转松动时，患者躯干处于中立位，髋膝关节屈曲；当进行更大幅度的松动时，患者躯干旋转，腹部朝向天花板，靠下方的腿（右侧）微微屈曲，上方腿屈曲较多；

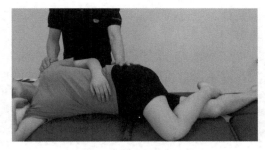

图 3–25　腰椎旋转松动

当进行大幅度的松动时，患者躯干尽可能旋转使腹部朝向天花板，同时下方腿伸直放到床外。

（2）治疗师姿势：治疗师站在患者身后，左手控制患者上方骨盆使其旋转向前，右手固定患者左手肩膀使其躯干旋转。

（3）力的方向：治疗师双手协同用力，左手向前右手向后方施力，使患者腰椎旋转。

（4）注意事项：旋转技术可以有效治疗单侧疼痛症状，一般让患者无痛侧在下方。

二、颈椎松动的临床应用

（一）长轴牵引

见图 3–26。

（1）患者体位：仰卧，颈部处于中立位，头部放于治疗床顶端。

（2）治疗师姿势：治疗师前后弓箭步站在患者头端，右手握住其颈部，四指绕到颈部左侧，固定枕骨，食指刚好处于左侧上项线，治疗师左手握住患者下巴，避免压迫胸骨。

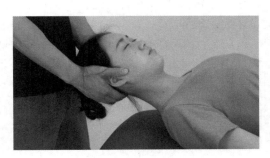

图 3–26　颈椎长轴牵引

（3）力的方向：治疗师通过身体有节律地前后运动带动患者颈部进行长轴向的牵伸。若松动的节段是下颈段，则颈部前屈约30°；若松动的节段是中间颈段，则颈部与身体处于一条直线上。

（4）注意事项：避免在颈部处于后伸位置时进行长轴牵引，牵引力应轻微温柔，不引起患者疼痛。

（二）后向前的椎体中心加压

见图 3-27。

（1）患者体位：俯卧，可以用手背垫在额头处，下巴回缩，以更好暴露第一、三颈椎棘突。

（2）治疗师姿势：治疗师站在患者头端，双手拇指指腹放在所要松动颈椎的棘突上，其余四指放松自然握在颈部。

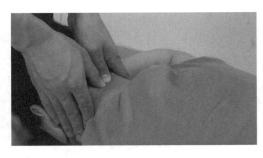

图 3-27　颈椎后向前中心加压

（3）力的方向：拇指垂直向下，对棘突施加非常温柔的松动，针对不同的受限情况，可以对棘突施加向下伴向头端或尾端方向的松动。

（4）注意事项：第二和第七颈椎非常容易被松动，第一和第三颈椎不易被触及，施力过程中避免手指对颈部肌肉施加不必要的刺激。

（三）后向前的椎体单侧加压

见图 3-28。

（1）患者体位：俯卧，可以用手背垫在额头处，下巴回缩。

（2）治疗师姿势：治疗师站在患者头端，双手拇指指腹（或双手拇指指腹叠加）放在有症状一侧的关节突上，其余四指放松自然握在颈部。

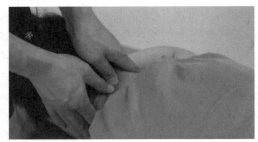

图 3-28　颈椎后向前单侧加压

（3）力的方向：拇指垂直向下并向内侧施加非常温柔的松动。

（4）注意事项：避免施力过大，该技术对恢复上颈段无痛的全关节活动非常有效。

（四）后向前的椎体双侧加压

见图 3-29。

（1）患者体位：俯卧，可以用手背垫在额头处，下巴回缩。

（2）治疗师姿势：治疗师站在患者头端，交叉双手的拇指，将拇指指腹放于颈椎两侧的关节突上，其余四指放于颈椎横突上。

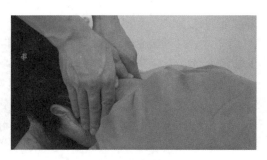

图 3-29　颈椎后向前双侧加压

（3）力的方向：拇指垂直向下，可以对颈椎施加较大幅度的松动，并根据受限情况进行向头端或尾端的松动。

（4）注意事项：该技术容易使患者产生较舒适的感觉，可以使关节产生较大的运动幅度。

（五）椎体侧向加压

见图3－30。

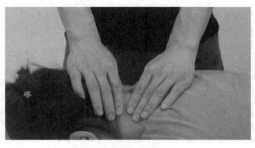

图3－30 颈椎侧向棘突加压

（1）患者体位：俯卧，可以用手背垫在额头处，下巴回缩。

（2）治疗师姿势：治疗师站在患者头端右侧，双手拇指指腹叠加于椎体棘突右侧，其余手指放置于颈椎骨突上以固定拇指。

（3）力的方向：从右侧向左侧对椎体棘突施加非常温柔的松动。

（4）注意事项：在应用该技术治疗一侧的疼痛时，建议从无痛侧向疼痛侧进行松动。此外，当存在颈部单侧的症状时，若已经排除神经根症状，并且症状区域局限，则可以应用该技术。

（六）颈椎旋转

见图3－31。

（1）患者体位：仰卧，头部位于治疗床外缘。

（2）治疗师姿势：治疗师站在患者头端，右手握住患者头部，其大鱼际位于右侧枕骨下，其余四指固定左侧颈部和枕骨，左手握住患者下巴，左手前臂托住其面部。

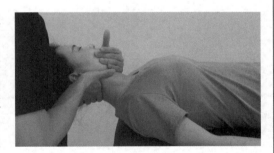

图3－31 颈椎旋转松动

（3）力的方向：治疗师双手协同旋转患者头部向左侧。

（4）注意事项：旋转过程中保持对患者头部的承托，旋转的主动力是治疗师右手手指和左手对下巴的旋转。如果过程中诱发眩晕应马上停止。

（七）颈椎侧屈

（1）患者体位：仰卧，头部位于治疗床外缘。

（2）治疗师姿势：治疗师站在患者头端，右手握住患者头部，其大鱼际位于右侧枕骨下，其余四指固定左侧颈部和枕骨，左手握住患者下巴，左手前臂托住其面部，并用胸部顶住患者头顶。

（3）力的方向：治疗师身体重心从左侧转移至右侧，带动双手使患者头部向右侧侧屈。

（4）注意事项：应用该技术可以恢复患者颈部主动活动度；当处理单侧的疼痛症状时，一般向远离疼痛的一侧屈曲。

（八）颈椎屈曲

见图 3 - 32。

（1）患者体位：仰卧，头部接近治疗床边缘。

（2）治疗师姿势：治疗师站在患者头部的一侧，左手固定患者胸骨，右手托住其枕骨；若进行上颈段屈曲，则左手固定患者下巴，右手托住枕骨。

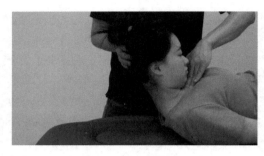

图 3 - 32　颈椎屈曲松动

（3）力的方向：治疗师右手主动进行颈部的屈曲。

（4）注意事项：该技术主要用于屈曲受限但伴有轻微疼痛或无疼痛的情况。

（陈可迪　张　洲）

治疗性运动实验手册

第四章 抗阻训练

【实验目的】

（1）掌握抗阻训练的基本原则和注意事项。

（2）掌握上肢及下肢关键肌群徒手抗阻训练的方法。

（3）熟悉常用器具的抗阻训练方法。

【实验意义】

抗阻训练是运动治疗中的重要内容之一。骨骼肌肉系统、神经系统或心肺系统疾病、老龄化、废用和制动等因素均可能造成肌力下降。抗阻训练，通过在肌肉收缩时给予适当的阻力，促使肌纤维增多和增粗，使肌肉产生适应性变化，最终达到提高肌力、肌耐力及身体整体功能的目的，是临床上应用非常普遍的物理治疗方法之一。

【实验原理】

骨骼肌功能对于肌力训练可产生适应性变化。肌力训练可促进肌纤维的增粗及肌肉运动单元的增多。随着肌力的增加，肌肉的血管反应改善，肌肉的耐力也增加。

影响正常肌肉张力产生的因素包括肌力结构和功能，能量储存，疲劳的影响，恢复期的影响，以及患者的年龄、性别、心理/认知状态。治疗师应该要全面认识这些因素，以观察这些因素对于患者运动表现的作用和潜在结果。

抗阻训练的处方内容可被归纳为 FITT – VP，包括运动频率（frequency）、运动强度（intensity）、运动持续时间（time）、运动类型（type）、运动量（volume）、运动形式（pattern）和渐进性（progression），处方的设定应基于肌力训练的总原则，即超量负荷原则、特异性原则、循序渐进原则和可逆性原则。

51

【实验对象】

（1）参与实验的学生本人。

（2）肌肉萎缩或肌力下降的患者。

（3）中枢神经损伤、周围神经损伤、肌肉骨骼损伤导致的肌肉功能障碍者。

（4）正常人。

【实验用具】

治疗床、弹力带、重力球、哑铃、沙袋。

【学时】

4 学时。

【实验内容与方法】

具体见下述。

第一节　徒手抗阻训练

一、上肢的徒手抗阻训练

（一）肩关节前屈

（1）患者仰卧位。

（2）治疗师位于患者左侧，治疗师的手在患者上臂的远端或者前臂的远端（肘关节需保持稳定且无痛）施加阻力（图 4－1）。

（3）治疗床稳定肩胛骨和躯干。

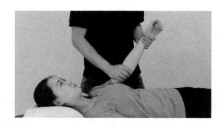

图 4－1　肩关节前屈肌群的抗阻训练

（二）肩关节后伸

（1）患者仰卧位。

（2）治疗师位于患者左侧，治疗师的手在患者上臂远端或前臂远端的后方施加阻力（图 4－2）。

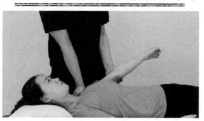

图 4－2　肩关节后伸

（3）治疗床稳定肩胛骨。

（三）肩过度后伸

（1）患者仰卧位。

（2）患者位于床边缘，侧卧或俯卧下也可进行过度后伸训练。

（3）治疗师位于患者右侧，治疗师的手施加阻力的方式与肩后伸肌群抗阻训练的方式相同。

（4）若患者处于仰卧位，应稳定肩前方；若患者处于侧卧位，应充分稳定躯干和肩胛骨，一般将患者置于靠近床边缘的位置，利用治疗师的躯干稳定患者；若患者处于俯卧位，应徒手稳定肩胛骨。

（四）肩关节外展和内收

（1）患者仰卧位。

（2）治疗师位于患者右侧。

（3）患者肘关节处于屈曲90°，治疗师的手在患者上臂的远端施加阻力。

（4）外展肌群抗阻，应在上臂的外侧端施加阻力（图4－3）。

（5）内收肌群抗阻，应在上臂的内侧端施加阻力。

（6）训练过程中应稳定肩后方，必要时，预防患者在外展启动时做耸肩的动作；

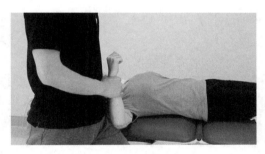

图4－3　肩外展肌群的抗阻训练

当肩外展超过90°时，允许盂肱关节外旋，以防发生肩关节撞击。

（五）肩胛平面肩外展

（1）患者仰卧位。

（2）治疗师手的位置与肩前屈抗阻训练的相同。

（3）患者在肩胛平面（在冠状面前方，与冠状面成30°～40°角）进行肩外展时，治疗师施加阻力。

（4）临床提示：由于肩胛骨的活动不是单一解剖平面的运动，肩胛平面的抗阻训练有其优点。盂肱关节主要的肌群在肩胛平面上产生的扭转力是否比矢状面、冠状面大，目前尚无定论。但是，处于肩胛平面的盂肱关节更加稳定，进行肌力训练时，发生肩撞击的风险更低。

（六）肩内旋、外旋

见图 4-4。

（1）患者仰卧位。

（2）治疗师位于患者右侧。

（3）肩关节处于肩胛平面，肘屈曲 90°。

（4）当肩内旋和肩外旋时，在前臂的远端施加阻力。

（5）当肩内旋时，稳定锁骨；当肩外旋时，由治疗床稳定后背和肩胛骨。

（6）替代方法：变换肱骨的对线，如果盂肱关节活动允许，可在肩外展 90°时对内、外旋肌群施加阻力。

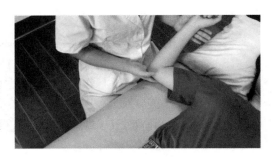

图 4-4　肩内旋、外旋

（七）肩关节水平外展、内收

（1）患者仰卧位。

（2）肩关节处于中立位，肩关节、肘关节屈曲 90°。

（3）在水平外展和内收时，在肘关节上方即上臂的远端，施加阻力。

（4）若水平内收，则需要稳定肩关节的前方；若水平外展，则需要稳定肩胛骨和躯干。

（5）在对肩外展 0°～45°间施加阻力时，患者应靠近治疗床边缘或处于侧卧位或俯卧位。

（八）肩胛骨上提和下压

（1）患者仰卧位，侧卧或坐位均可。

（2）当肩胛骨上提时，在肩带后方、锁骨上方施加阻力（图 4-5）。

（3）肩胛骨下压的替代方法：患者取仰卧位，治疗师对单侧肩胛骨下压施加阻力，嘱患者试图将肩胛骨往足部的方向下压或对抗治疗师的手。当患者有充足的力量时，该动作可在抗重力的姿势下进行，即嘱患者坐在低的治疗床边缘，由双手支撑体重。

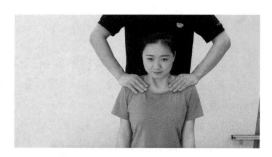

图 4-5　肩胛骨上提，双侧同时施加阻力

（九）肩胛骨的前伸和后缩

（1）当对肩胛骨前伸肌群训练时，应在肱骨头的前方施加阻力；当对肩胛骨后缩肌群训练时，应在肩的后方施加阻力。

（2）如果患者处于坐位、侧卧位或面向治疗师，阻力应直接施加在肩胛骨上。

（3）整个过程中稳定躯干，以防躯干发生扭转。

（十）肘关节屈伸

见图4-6。

（1）患者仰卧位。

（2）为加强肘屈肌群的肌力，应在前臂远端前方施加阻力。

（3）前臂应处于旋前位、旋后位、中立位分别进行肘屈曲抗阻。

（4）为加强肘伸肌的肌力，患者应处于俯卧位或仰卧位，并在前臂的远端施加阻力。

（5）在肘关节屈伸的过程中稳定肱骨上端。

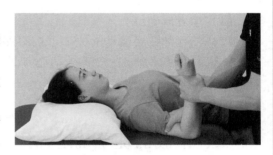

图4-6　肘关节屈伸

（十一）前臂旋前、旋后

（1）患者仰卧位。

（2）在肘关节屈曲90°情况下，前臂远端施加阻力，以防肱骨的旋转（图4-7）。

（3）注意：勿施加阻力在手上，以防腕关节产生扭转的力。

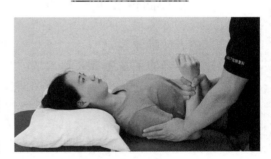

图4-7　前臂旋前抗阻训练

（十二）腕屈曲和伸直

（1）患者取坐位。

（2）腕关节屈曲和伸直，分别在掌骨水平对手的掌面和背面施加阻力（图4-8）；需分别稳定前臂的掌面或者背面。

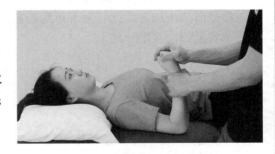

图4-8　腕屈曲肌的抗阻训练

（十三）腕关节桡偏和尺偏

（1）患者取坐位。

（2）在进行桡偏和尺偏肌群训练时，治疗师的手分别在第二和第五掌骨施加阻力（图4–9）。

（3）需稳定前臂远端。

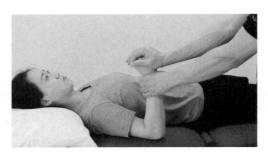

图4–9　腕关节桡偏和尺偏

（十四）手指和拇指的运动

（1）患者取坐位。

（2）治疗师在要运动的关节远端施加阻力，一次动作只对一个关节活动施加阻力（图4–10）。

（3）稳定活动关节的近端和远端。

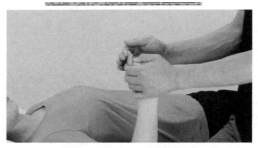

图4–10　对拇指、对指肌群进行抗阻

二、下肢的徒手抗阻训练

（一）膝屈曲位髋关节屈曲

（1）患者仰卧位。

（2）治疗师的手在患者大腿远端前侧施加阻力（图4–11），同时对膝关节屈曲施加阻力，阻力在小腿远端后侧，踝关节以上施加。

（3）应注意对腹肌施加足够的力量，以稳定骨盆和腰椎。

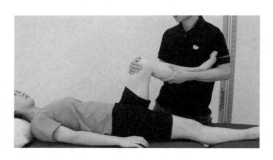

图4–11　膝屈曲位髋关节屈曲

（4）注意事项：在进行髋关节屈曲抗阻时，对侧的髋关节会伸直，骨盆处于旋前位，腰椎前凸增加，因此，为了稳定骨盆，保护下背部，应嘱患者屈曲对侧髋关节、膝关节，将足固定在治疗床上。

（二）髋关节伸展

（1）患者仰卧位。

（2）治疗师一只手在大腿远端的后方，另一只手在足跟的远端和内侧施加阻力（图4–12）。

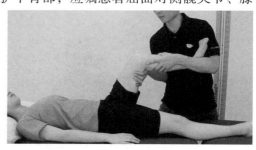

图4–12　髋关节伸展

（3）由治疗床稳定骨盆和腰椎。

（三）髋关节过伸

见图4－13。

（1）患者俯卧位。

（2）治疗师一手在大腿远端后方施加阻力。

（3）治疗师另一手需稳定骨盆后方，避免腰椎的活动。

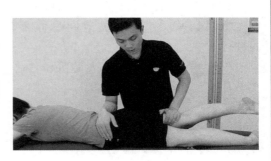

图4－13　髋关节过伸训练

（四）髋内收和外展

见图4－14。

（1）患者仰卧位。

（2）治疗师的手对髋外展和内收肌群进行训练时，分别在大腿外侧及内侧施加阻力，或者在膝关节保持稳定且无痛的情况下，在小腿远端踝上方施加阻力。

（3）过程中，需稳定骨盆以避免腰方肌的代偿性动作，并且保持大腿处于中立位，以预防股骨外旋和髂腰肌的代偿性运动。

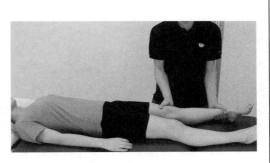

图4－14　髋内收和外展训练

（五）髋关节内旋和外旋

见图4－15。

（1）患者仰卧位，髋膝关节伸直。

（2）治疗师的手对髋关节内旋外旋肌群进行训练时，分别在大腿远端外侧和内侧施加阻力。

（3）需注意稳定骨盆。

（4）替代方法一：患者仰卧位，屈髋屈膝90°。当进行外旋肌群训练时，治疗师在小腿内侧，踝上方，施加阻力；当进行内旋肌群训练时，则相反。

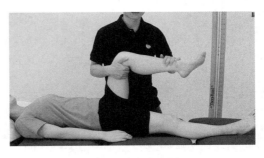

图4－15　髋关节内旋和外旋

（5）替代方法二：患者俯卧位，髋伸直膝屈曲。治疗师一手分别在小腿的内侧和外侧施加阻力；另一手跨过臀部，固定骨盆。

（六）膝屈曲

（1）患者仰卧位。

（2）对膝屈曲、髋关节屈曲同时抗阻，方法如膝关节、髋关节同时伸直，见前述。

（3）替代方法一：患者俯卧位，髋关节伸直，在小腿远端施加阻力（图4－16）。

（4）替代方法二：患者坐在床边上，屈髋屈膝，背部保持稳定。

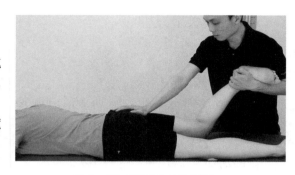

图4－16　膝屈曲抗阻训练

（七）膝伸直

见图4－17。

（1）患者取坐位。

（2）在大腿远端的后侧垫一条毛巾，治疗师的手在小腿前方施加阻力。上肢固定躯干，治疗师固定患者大腿，并在膝伸直过程中施加阻力。

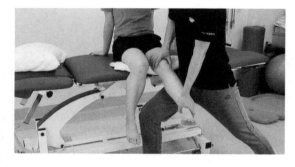

图4－17　膝伸直

（3）必要时稳定股骨、骨盆或躯干。

（4）替代方法一：患者仰卧位，髋关节外展，膝屈曲，小腿悬在床沿外。若患者股直肌或髂腰肌紧张，则不适合该姿势，因为该姿势下，将引起骨盆前倾，增加下背部的应力。

（5）替代方法二：患者俯卧位，在大腿远端的前方垫一条毛巾，以有利于膝伸直过程中髌骨的自由滑动。

（八）踝背屈和跖屈

见图4－18。

（1）患者仰卧位。

（2）训练踝背屈肌群时，在足的背面脚趾上方施加阻力；训练跖屈肌群时，在足的掌面对跖骨施加阻力。

（3）过程中稳定小腿。

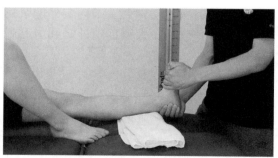

图4－18　踝背屈和跖屈

（九）踝内外翻

（1）患者仰卧位。

（2）足内翻训练时，治疗师的手在第一跖骨内侧施加阻力；足外翻训练时，治疗师的手在第五跖骨外侧施加阻力。

（3）过程中需稳定小腿。

（十）脚趾的屈曲和伸直

见图 4 – 19。

（1）患者仰卧位。

（2）当患者屈曲及伸直脚趾时，治疗师的手在脚趾的掌面和背面施加阻力。

（3）过程中，应稳定活动关节的上方和下方。

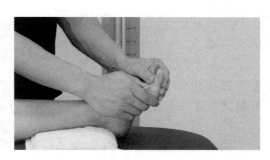

图 4 – 19　脚趾的屈曲和伸直

第二节　本体感觉神经肌肉促通技术

一、上肢的 PNF 模式

以下所有的描述均指活动患者的右侧上肢。每个模式下，均要求患者看着移动的手。

确定在整个关节活动范围内，从内旋转化到外旋（或相反）。在活动的中间范围，手臂应处于旋转中立位。手法接触可从推荐的位置变换到适当的其他位置。在整个运动模式中进行抗阻。

（一）上肢 D1 屈曲模式

见图 4 – 20。

（1）起始体位：肩关节伸直，外展，内旋；肘伸直，前臂旋前；腕关节和手指伸直；手位于距离髋关节 20 ～ 30 cm 的位置。

（2）治疗师将右侧手食指、中指放在患者掌心，左手放在前臂远端掌心侧或肘窝处。

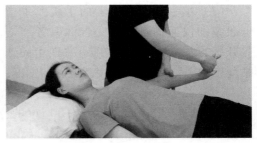

图 4 – 20　上肢 D1 屈曲模式

（3）指令：当对腕屈曲肌、手指屈曲肌施加一快速的牵伸后，告诉患者"握紧我的手指，将您的手掌向上；拉您的手臂向上，跨过您的脸"，并在这一过程中施加阻力。

（4）结束体位：手臂越过脸，肩处于屈曲，内收，外旋位；肘部分屈曲，前臂旋后；腕关节和手指屈曲。

（二）上肢 D1 伸直模式

见图 4-21。

（1）起始体位，同 D1 屈曲的结束体位一样。

（2）治疗师采用蚓状抓握的方法，右手握住患者手及手指背面，左手放在肘关节近端上臂的伸肌表面。

（3）指令：当对手腕、手指伸肌施加快速的牵伸后，告诉患者"打开您的手"（或"手腕和手指打开"），然后"向下向外推开您的手臂"。

（4）结束体位：肩后伸，外展，内旋；肘伸直；前臂旋前；手腕和手指伸直。

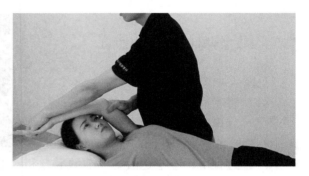

图 4-21 上肢 D1 伸直模式

（三）上肢 D2 屈曲模式

见图 4-22。

（1）起始体位：肩伸直，内收，外旋；肘伸直；前臂旋前；手腕和手指屈曲；前臂应该越过肚脐。

（2）治疗师的左手使用蚓状抓握患者的手背面；右手置于靠近肘关节处，抓握患者的前臂背面。

（3）指令：在对患者的手腕及手指伸肌施加快速的牵伸后，告诉患者"请打开您的手，并转向您的脸""向上向外举起您的手臂""将您的大拇指亮出来"。

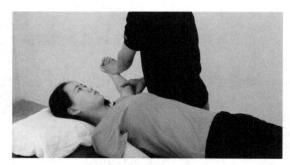

图 4-22 上肢 D2 屈曲模式

（4）结束体位：肩关节屈曲，外展，外旋；肘关节伸直；前臂旋后；手腕和手指伸直。手臂位于距离耳朵 20～30 cm 的位置，拇指指向地面。

（四）上肢 D2 伸直模式

见图 4 - 23。

（1）起始体位，如 D2 屈曲模式的结束位。

（2）治疗师右手食指和中指位于患者的掌心，左手位于患者前臂掌面或肱骨远端的掌面。

（3）指令：对患者的手腕和手指屈曲肌施加快速的牵伸后，告诉患者"抓紧我的手指，向下拉，并跨过您的胸部"。

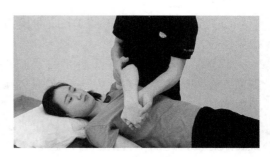

图 4 - 23　上肢 D2 伸直模式

（4）结束体位：肩伸直，内收，内旋；肘伸直；前臂旋前；手腕和手指屈曲；前臂应该跨过肚脐。

二、下肢的 PNF 模式

下肢 PNF 模式遵循上肢 PNF 模式的原则，即旋转及抗阻的原则。以下下肢 PNF 模式中涉及的动作均是针对患者右侧下肢的。

（一）下肢 D1 屈曲模式

见图 4 - 24。

（1）起始体位：髋关节伸直，外展，内旋；膝关节伸直；踝关节跖屈和外翻；脚趾屈曲。

（2）治疗师右手放在足的背面和内侧面；左手放在膝关节近端、大腿前内侧。

（3）指令：对踝关节背屈肌群、内翻肌群及脚趾伸肌进行快速牵伸后，告诉患者"足和脚趾向上向内；屈曲您的膝关节；拉您的腿向上并穿过身体中线"。

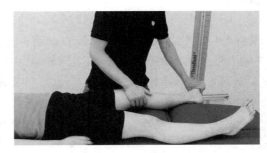

图 4 - 24　下肢 D1 屈曲模式

（4）结束体位：髋关节屈曲，内收，外旋；膝屈曲（或伸直）；踝背屈和内翻；脚趾伸直。髋关节应内收越过中线，产生患者左侧下部分躯干的旋转。

（5）注意：此模式也可在患者膝关节屈曲及小腿位于治疗床边缘的姿势下开始。

（二）下肢 D1 伸直模式

见图 4-25。

（1）起始体位：如下肢 D1 屈曲模式的结束体位。

（2）治疗师右手置于患者足的掌面和外侧面，在脚趾的基底部；左手放在腘窝膝关节后侧。

（3）指令：当对患者踝关节跖屈肌及脚趾屈肌施加快速的牵伸后，告诉患者"卷起您的脚趾，向下向外推"。

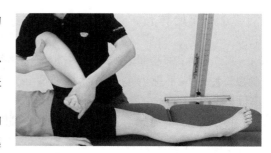

图 4-25 下肢 D1 伸直模式

（4）结束体位：髋关节伸直，外展，内旋；膝关节伸直或屈曲；踝关节跖屈和外翻；脚趾屈曲。

（三）下肢 D2 屈曲模式

见图 4-26。

（1）起始体位：髋关节伸直，内收，外旋；膝伸直；踝关节跖屈内翻；脚趾屈曲。

（2）治疗师右手置于足背面及外侧面；左手置于膝关节近端大腿前外侧，左手手指指向远端。

（3）指令：当对患者踝背屈肌、外翻肌及脚趾伸直肌施加快速的牵伸后，告诉患者"向上向外抬起足和脚趾；向上向外举起您的腿"。

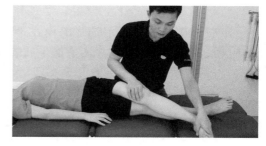

图 4-26 下肢 D2 屈曲模式

（4）结束体位：髋屈曲，外展，内旋；膝屈曲（或伸直）；踝背屈外翻；脚趾伸直。

（四）下肢 D2 伸直模式

见图 4-27。

（1）起始体位：如下肢 D2 屈曲位的结束体位。

（2）治疗师的右手置于足掌面、内侧面及脚趾的基底部，左手放在膝关节近端、大腿后内侧。

（3）指令：当对患者踝跖屈肌、内翻肌

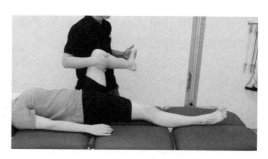

图 4-27 下肢 D2 伸直模式

及脚趾屈曲肌进行快速牵伸后，告诉患者"向下向内卷起您的脚趾，向下向内推开您的腿"。

（4）结束体位：髋伸直，内收，外旋；膝关节伸直；踝关节跖屈和内翻；脚趾屈曲。

第三节　常用器具的抗阻训练

很多器械设备均可用于抗阻训练，设备抗阻训练与徒手抗阻训练的不同点在于设备抗阻训练可明确阻力大小，客观测量患者在训练前的肌力水平，及训练一段时间后测量肌力进步的水平。从简单到复杂，从小到大，从便宜到昂贵，选择仪器时，主要根据患者的需要、能力、仪器的便利性、价格以及占用空间是否能够满意临床或家庭使用。

一、重物抗阻训练

所谓重物，是指可拿在手上或者绑在上下肢，并可分重量等级的物体。包括哑铃、举重杆、重力球、沙包等（图4-28）。重物也可以使用易获得的材料或物品替代。

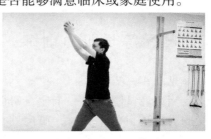

图4-28　使用重力球进行上肢-躯干-下肢的复合抗阻训练

二、滑轮系统抗阻训练

独立站立或固定于墙上的滑轮系统，可提供固定或变化的阻力，可用以训练上下肢及躯干的肌力（图4-29）。这种系统可提供固定或可调整的重量。

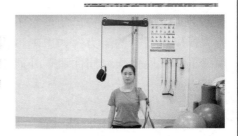

图4-29　多功能重力滑轮系统可用于多种肌群的力量训练

三、弹性抗阻训练

弹性阻力装置及手术用加压管，如治疗用弹力带（图4-30）及弹力管有各种不同的紧张度和厚度，材料越厚者，提供的阻力越大。弹性装置可剪成各种不同的长度，以符合训练上下肢或躯干肌力的需要。弹性阻力装置一端可绑在尼龙带上，再固定于一固定物体上，另一端由患者抓住或圈在其上肢或躯干上。弹性阻力可应用于闭链或开链运动中。弹性阻力的缺点在于，阻力会随着材料伸展的

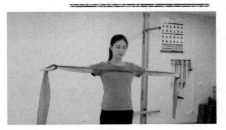

图4-30　应用弹力带进行力量训练

长度增加而增强，患者很难完成整个活动范围内的活动。

四、功率自行车

固定式功率自行车（图 4 – 31）可用于提供上下肢运动时的阻力，以增加上下肢的肌力及耐力。阻力大小可由一可调式摩擦装置来控制，也可同时监测运动距离、速度和持续时间。

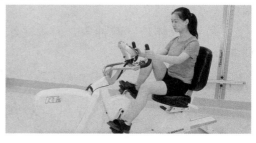

图 4 – 31　上肢功率自行车训练以提高上肢的肌力和耐力

第四节　肌肉不同收缩形式的抗阻训练

一、等长肌力训练

见图 4 – 32。

当患者试图举起一个比自身肌力所能承受的力量还重的重物时，肌肉就会发生等长收缩。许多重物及滑轮系统可用于进行等长肌力训练。大部分等速肌力训练装置可在各个关节角度下，将速度调至每秒 0°，进行等长肌力训练。许多等长运动可以不用任何设备来提供运动时的阻力。如患者可将手臂向墙壁推，发展强化肩屈曲肌、外展肌及旋转肌的力量。

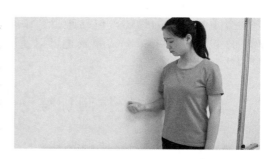

图 4 – 32　利用墙壁对肩关节提供阻力进行抗阻训练

二、等张肌力训练

见图 4 – 33。

在利用重物及滑轮系统这类等张肌力训练设备时，是使用恒定的负荷，患者在特定姿势下做运动，最大的肌力训练效果只发生在整个动作过程中的某一点。在整个关节活动度中，举起或放下的重量必须小于整个肌肉收缩过程中最弱的一点所能控制的重量。抵抗固定的阻力做等张运动时，患者只有在整个关节活动度中的一小部分以最大的力量

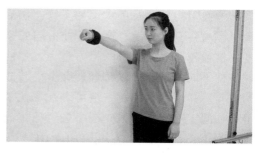

图 4 – 33　等张肌力训练

收缩。

使用重物做等张肌力训练时，可借由改变患者对于重力或阻力方向的姿势来改变整个关节活动度中最大阻力的发生点。如肩关节屈曲的阻力运动可在患者站立或仰卧的情况下，手持重物进行。

三、等速运动训练

等速肌力训练系统可同时用于肢体或躯干的肌肉测试和训练。其可用于向心或离心阻力运动。一些设备系统只能用于向心肌力训练而另一些则包括向心及离心运动训练两种功能。训练及测试的速度范围由每秒0°至每秒500°，甚至每秒1000°。可借电脑或速度限制装置控制动作范围，使患者做出全弧或短弧的运动。

第五节 实 验 案 例

患者，女，40岁，3个月前出现"四肢无力"，于当地医院就诊，后诊断为"格林巴利综合征"。在接受药物治疗及康复训练3个月后，目前患者生活基本自理，但仍遗留有双下肢肌力下降（股四头肌、胫前肌、股二头肌、腓肠肌徒手肌力评定4级），站立平衡3级，步行耐力差，平地步行持续3分钟需坐位下休息，上台阶困难。患者家住三楼，想接受康复训练后可自行回家。

问题1：请问如何评定此患者双下肢股四头肌的一次最大重复收缩力并实操？

问题2：请为此患者设计并演示一种力量训练的方法，以提高双下肢股四头肌的肌力和肌耐力。

问题3：此患者在进行力量训练的过程中应特别注意什么问题？

（王于领　陈可迪）

第五章　有　氧　运　动

【实验目的】

（1）掌握有氧运动处方的制订原则及六要素。

（2）掌握有氧运动的实施程序。

（3）熟悉有氧运动能力的测试方法。

【实验意义】

　　有氧运动是指大肌群进行中等强度、节律性、周期性的运动，持续一定时间，以提高机体有氧代谢能力和全身耐力为目的的一种训练方式，运动过程中所需能量主要由有氧代谢提供。骨骼肌肉系统、神经系统或心肺系统疾病、老龄化、废用和制动等因素均可能造成有氧运动能力及心肺耐力下降。有氧运动可引起人体心血管系统、呼吸系统、骨骼肌肉系统等系统、器官的生理反应及适应性变化，并起到提高有氧代谢能力及心肺耐力的作用。

【实验原理】

　　有氧运动可对机体产生即时的生理反应及长期适应性的变化。运动过程中机体的能量消耗增加，为满足机体有足够的能量供应，呼吸循环系统需要为机体提供足够的氧气和营养物质，并将代谢产物 CO_2、乳酸及多余的热量排出体外。此代谢过程的顺利进行，是由神经肌肉、呼吸、心血管、新陈代谢及内分泌等系统的相互协调共同达成的。运动肌肉的氧的输送及其线粒体对氧的利用依赖于足够的血流和细胞呼吸。

　　长期的有氧运动训练可产生心血管系统、呼吸系统、骨骼肌肉系统的适应性变化。这些改变可在休息期和运动期体现出来，但这些适应性变化不是单次的训练可达到的。

　　科学的有氧运动处方包括六要素，即运动频率（frequency）、运动强度（intensity）、运动持续时间（time）、运动类型（type）、运动量（volume）

和运动进阶（progression）。处方的制订应基于有氧运动训练的总原则，即超量负荷原则、特异性原则、个体化原则、可逆性原则和循序渐进原则。

【实验对象】

（1）参与实验的学生本人。
（2）各类疾病或因缺乏体力活动等原因造成有氧运动能力及心肺耐力下降的患者。
（3）正常人群。

【实验用具】

运动平板、功率自行车、尺子、秒表、计圈器、圆锥筒（2个）、可移动的椅子、六分钟步行测试表格、氧气袋、血压计、指脉氧仪、听诊器、电话、自动除颤仪、运动心肺功能测试系统、踏车运动试验系统、平板运动试验系统。

【学时】

4学时。

【实验内容与方法】

具体见下述。

第一节　有氧运动能力评估

有氧运动能力是身体健康的一个重要指标，其受呼吸系统、心血管系统、骨骼肌肉系统及全身其他器官的重要影响，与许多慢性疾病患者的生活质量及死亡率密切相关。有氧运动能力的准确评估对于了解个体的运动能力、运动不耐受的原因、运动安全性及制订有氧运动训练计划都非常重要。根据测试目的和评估条件，可将运动试验分为极量运动测试、亚（次）极量运动测试及实地运动测试。运动测试方法的选择与患者的危险分层（低危、中危、高危）、测试的目的（体适能测试或临床测试）、评估室设备及测试者的专业能力有关。

治
疗
性
运
动
实
验
手
册

一、极量运动测试

（一）极量运动测试简介

极量运动测试，也称为症状限制最大递增运动测试，是指受试者尽最大努力（精疲力竭）时或者其他临床指标提示达到最大运动量时的运动。最常用的运动测试设备包括踏车功率计及运动平板。随着极量运动测试在临床应用范围的增加，有研究者将上肢功率自行车用于截瘫或者下肢功能障碍的患者，将上下肢联合功率自行车、全身斜卧踏台阶运动用于平衡功能差、步态异常，以及协调功能差而不能使用运动平板的患者。椅子台阶测试一般不推荐使用，除非用于大量人群的实地测试。

运动测试所选择的运动方案需要遵循运动测试的原则。测试者根据受试者的年龄、性别、健康和体适能状况选择最合适的方案。可以是连续性或者非连续性的测试方案。连续性测试在每个运动阶段的持续时长及强度增加程度各有不同。美国运动医学会（American College of Sports Medicine，ACSM）在 2014 年的指南中推荐运动测试的总运动负荷时长应介于 8 ～ 12 min，以增加受试者达到最大耗氧量的可能性。

（二）极量运动测试的实施步骤

以 Cosmed K4b2 利用踏车功率计进行测试的操作为例。

（1）询问受试者病史、相关检查结果及药物使用情况，记录患者基本信息。

（2）极量运动测试前应根据风险评估流程（图 5 - 1）判断受试者是否需要进行运动测试及运动测试的类型，严格筛查受试者是否存在运动试验的禁忌证（表 5 - 1）。

（3）告知运动测试的目的及风险，受试者签署运动测试知情同意书。

（4）受试者准备：更换舒适的衣服和鞋子，处理好电极安放部位的皮肤，胸毛多者剃除，用细砂纸轻轻擦去电极安放部位皮肤角质层，用酒精再次擦去油脂至皮肤微红为止，安放优质的心电图电极。心电图电极安放位置，胸壁 V1 - V6 导联电极位置与常规心电图检查相同，肢体导联尽可能在躯干的边缘。

（5）设备准备：开机预热 30 min，实验室总体环境准备，完成空气定标、标准气体定标、容量定标。

（6）定标完成以后，将受试者基本信息录入测试系统。

（7）测试静态肺功能：向受试者说明静态肺功能测试要点，观看视频或者演示，接着测试。

（8）运动测试准备：佩戴面罩，调整踏车功率计（cycle ergometer）座位高度于合适高度，受试者坐在踏车功率计上，选定合适的运动测试方案（常用方案为 Ramp，每分钟递增功率通过表 5 - 2 中的公式计算），准备进入运动测试阶段。

（9）静息阶段：受试者于踏车功率计上静坐 3 min，其间监测受试者心率、血压、血氧饱和度、心电图和气体代谢等指标。

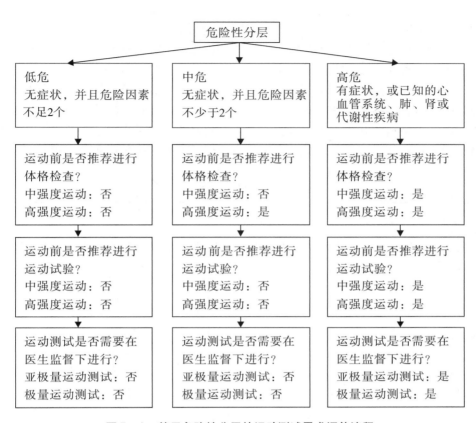

图 5 - 1 基于危险性分层的运动测试需求评估流程

注：中强度运动即 VO_2R 的 40% ～ 60%，3 ～ 6 MET，该强度可引起心率、呼吸频率明显地加快；高强度运动即不少于 VO_2R 的 60%，不低于 6 MET，该强度可引起心率、呼吸频率大幅度增加。不推荐：指不推荐体格检查、运动试验和医生监督下的运动试验作为运动前筛查；然而，当运动存在风险，或因制订运动处方的需要，则需要进行相关检查。推荐：指推荐体格检查、运动试验及医生监督下的运动测试作为运动前筛查。VO_2R：oxygen uptake reserve，摄氧量储备；MET：metabolic equivalents，代谢当量。

（10）热身阶段：静息阶段以后，受试者需进行 2 ～ 3 min 热身运动，其间监测受试者心率、血压、血氧饱和度、心电图和气体代谢等指标。

（11）运动阶段：按照运动测试方案指导受试者运动，直到受试者出现运动终止的指征（表 5 - 3），进入恢复期，其间监测心率、血压、血氧饱和度、心电图、气体代谢和自我感觉疲劳程度等指标。

（12）恢复阶段：受试者继续在踏车功率计上无负荷运动 2 ～ 3 min，接着静坐 2 ～ 3 min，其间持续监测心率、血压、血氧饱和度、心电图、气体代谢和自我感觉疲劳程度等指标。

（13）恢复阶段完成，为受试者卸下身上所有设备，并请受试者告知运动阶段结束时，最不能耐受的症状，接着请受试者换回个人衣服和鞋子，在实验室留观 15 min。

（14）测试者分析受试者测试数据，整理检查报告，测试结束。

（15）测试中注意事项：受试者如果在测试中出现任何明显不适，应分析情况予以处理；若未达到终止指征，但受试者主动提出终止试验，应立刻停止试验；运动测试恢复阶段，应连续监测运动后心率、血压至少 5 min，如果出现异常反应，应延长恢复阶段；应让受试者在低强度负荷（如：步行速度在 53.6 m/min，坡度为 0；自行车转速为 50～60 r/min，负荷为 0 W）下冷却；主动恢复可减少运动后低血压发生的风险；如果受试者出现不适症状，或有急性情况发生，应让受试者处于坐位或卧位，被动冷却。

表 5-1 运动试验的禁忌证

绝对禁忌证

- 近期发生的静息心电图显著变化，提示有明显的心肌缺血，新发的心肌梗死（2 天内），或其他急性心脏事件
- 不稳定心绞痛
- 未控制的心律失常且诱发症状或血流动力学不稳定
- 有症状的严重主动脉瓣狭窄
- 未控制的症状性心力衰竭
- 急性肺栓塞或者肺梗死
- 急性心肌炎或心包炎
- 可疑或者已知的夹层动脉瘤
- 急性全身性感染，合并发热、全身疼痛或淋巴结肿大

相对禁忌证

- 左主冠状动脉狭窄
- 中度狭窄性心脏瓣膜疾病
- 电解质异常（如低钾血症或低镁症）
- 严重的动脉高血压（如静息收缩压 > 200 mmHg 和/或舒张压 > 110 mmHg）
- 心动过速或心动过缓
- 肥厚性心肌病及其他形式的流出道梗阻
- 因运动会加重的运动神经类疾病、肌肉骨骼或风湿性疾病
- 高度房室传导阻滞
- 室壁瘤
- 未控制的代谢类疾病（如糖尿病、甲状腺毒性或黏液水肿）
- 慢性传染性疾病（如 HIV）
- 精神或身体功能受损导致不能完成运动

备注：当评估后认为受试者参与运动测试的益处多于害处时，相对禁忌证患者可酌情接受运动测试

表5-2　应用公式计算 Ramp 方案中每分钟递增功率

公式一	无负荷 VO$_2$（mL/min）＝150＋［6×体重（kg）］
公式二	非体力劳动男性：峰值 VO$_2$（mL/min）＝［身高（cm）－年龄（岁）］×20
	非体力劳动女性：峰值 VO$_2$（mL/min）＝［身高（cm）－年龄（岁）］×14
公式三	每分钟递增功率（W）＝［峰值 VO$_2$（mL/min）－无负荷 VO$_2$（mL/min）］/100

表5-3　分级运动测试的终止指征

- 出现心绞痛或心绞痛类似的症状
- 随运动负荷的增加，收缩压不升反而较基线下降大于 10 mmHg
- 血压的过度增加：收缩压大于 250 mmHg 或舒张压大于 115 mmHg
- 气短、喘气、下肢痉挛或跛行
- 低灌注的表现（如共济失调、头晕、苍白、发绀、冒冷汗或呕吐）
- 随运动负荷的增加，心率不增加
- 心律的明显变化
- 患者要求停止
- 身体或语言上表现出严重疲劳
- 测试设备故障

（三）极量运动测试中的关键指标

1. 最大耗氧量与峰值耗氧量

最大耗氧量（maximal oxygen uptake，VO$_2$max）是指单位时间内氧消耗可达到的最大容量，被认为是反映心肺体适能的最佳指标。其表达形式包括相对值（单位：mL·kg^{-1}·min^{-1}）和绝对值（单位：mL·min^{-1}）。VO$_2$max 是最大心排出量（maximal cardiac output，L blood·min^{-1}）和动静脉氧含量差［C(a－v)O$_2$，mL O$_2$·L blood^{-1}］的乘积。最大耗氧量反映个人真正的生理极限，在渐进负荷运动测试过程中，随负荷功率的增加耗氧量增加不明显而出现平台，即为最大耗氧量。但在临床上进行极量运动测试时很少见到最大耗氧量平台，运动测试峰值时所达到的耗氧量称为峰值耗氧量（Peak VO$_2$，VO$_2$peak）。当最大耗氧量平台未出现时，常用峰值耗氧量替代最大耗氧量用来反映患者的心肺体适能。

2. 无氧阈

大量的日常体力活动并不需要用到最大努力，另一个代表运动耐量且被广泛应用的指标是无氧阈（anaerobic threshold，AT），或称为通气阈（ventilatory threshold，VT）。无氧阈概念是基于在运动测试过程中，当达到某个负荷强度时，肌肉的氧供不能满足氧需，从而导致运动能量供应主要从有氧代谢提供能量转变为依赖无氧代谢提供能量。由于无氧代谢产生乳酸，因此无氧阈也称为乳酸阈。对于正常未经体育训练的健康成人，无氧阈一般为峰值或最大耗氧量的 45%～65%；对于有参与耐力训练的健康成人，无氧阈占峰值或最大耗氧量的百分比很高。当使用无氧阈作为运动处方中的运动强度时，运动训练应该采用与运动测试相同的运动方式。既往研究表明，运动训练可以显著提高无氧阈，其增加程度类似于峰值或最大耗氧量。

3. 峰值呼吸交换率

呼吸交换率（respiratory exchange ratio，RER）是指 VCO_2 和 VO_2 的比值。在运动测试过程中，随着运动强度的增加，乳酸缓冲导致 VCO_2 排出量较 VO_2 消耗量增加更迅速，导致分母比分子增加快，因此 RER 升高。无论健康个体还是各病种人群，其对运动的生理反应都是一致的，因此峰值 RER 是用于反映患者运动测试中努力程度最精准、可信的指标。峰值 RER≥1.10 被认为受试者在心肺运动测试过程中达到了较高的努力程度，但它不能作为运动测试终止的指征。

4. 心率

由于运动导致交感神经兴奋而迷走神经张力降低，因此心率增加是心血管系统对于运动的即刻反应。在渐进运动测试过程中，心率与运动负荷、VO_2 呈线性关系，但是，心率增加的坡度和幅度受年龄、去适应状态、体位、运动类型和健康状态的影响。心率变时性功能不全，是指未能达到年龄预测最大心率的 85%，或较低的变时性指数，与心血管疾病死亡风险增加有一定的相关性。

5. 心率恢复

心率恢复（heart rate recovery）是指运动测试恢复期的早期心率下降的程度，与迷走神经再兴奋有关。既往研究表明心率恢复状况可用于预测冠状动脉疾病、心力衰竭患者的死亡率。

6. 血压

运动中血流动力学反应受心排出量和外周血管阻力影响。一般而言，随负荷增加，心排出量增加，收缩压明显增加。但相反，在运动中，舒张压保持不变或者有中度下降。从休息水平到运动期，收缩压下降或者增加不明显（≤20～30 mmHg），可能由于主动脉流出道梗阻、严重左室功能障碍、心肌缺血或药物（如 β 受体阻滞剂）导致。运动导致低血压预示较差的预后。

二、亚极量运动测试

（一）亚极量运动测试介绍

单级和多级亚极量运动测试可通过测量心率以预测 VO_2max，因此亚极量运动测试中心率的准确测量非常重要。心率可以通过触诊、听诊或心电图观察。但是，测试时应加以考虑心率受多种因素的影响，如环境温度、湿度、饮食和行为等，测试中应严格控制。运动测试的方式最好与运动训练的方式一致，以符合运动训练特异性的原则。

亚极量运动测试的标准化程序如下：

（1）第一步至第四步同极量运动测试的前四个步骤。

（2）运动测试准备：调整踏车功率计（cycle ergometer）座位高度于合适高度，受试者坐在踏车功率计上，或者请受试者站在运动平板上，选定合适的运动测试方案，准备进入运动测试阶段。

（3）静息阶段：受试者于运动姿势下静息 3 min，其间监测受试者心率、血压、血氧饱和度、心电图和症状。

（4）热身阶段：若受试者进行踏车运动试验，静息阶段以后，受试者需进行 2 ～ 3 min 热身运动，其间监测受试者心率、血压、血氧饱和度、心电图和症状。

（5）运动阶段：按照运动测试方案指导受试者运动，其间监测心率、血压、血氧饱和度、心电图和自我感觉疲劳程度等指标。直到受试者心率达到心率储备的 70% 或者年龄预测最大心率的 85%，或者受试者出现不良体征、症状，或者受试者要求停止，或者出现需要急救的情况。

（6）接着，进入恢复阶段，指导受试者继续在踏车功率计或者运动平板上无负荷或低强度运动 2 ～ 3 min，接着静息 2 ～ 3 min，其间持续监测心率、血压、血氧饱和度、心电图和自我感觉疲劳程度等指标。

（7）恢复阶段完成，为受试者卸下身上所有设备，请受试者换回个人衣服和鞋子，在实验室留观 15 min。

（8）测试者分析受试者测试数据，整理检查报告，测试结束。

（二）踏车运动试验和平板运动试验的区别

亚极量运动测试最常用的测试方案是踏车运动试验，但在美国，常使用运动平板进行运动测试。无论是使用踏车功率计还是使用运动平板进行运动试验，亚极量运动试验的目标均是达到心率储备的 70% 或者年龄预测最大心率的 85%，为保证每一阶段心率可以达到稳定状态，要求运动测试的每一级要达到 3 min。在心肺运动测试中，对于未经训练的受试者，踏车运动测试常终止于股四头肌疲劳，导致踏车运动试验测得的 VO_2peak 低于运动平板测试结果的 10% ～ 20%。踏车运动需要受试者配合达到期望的踏车转速，约 60 r/min。虽然踏车运动测试测得的结果可能偏低，但是对于平衡功能差或者步态异常、严重肥胖、骨科疾病受限或计划同时进行心脏成像检查的受试者而言更加合适。

三、实地测试

（一）6 分钟步行试验

6 分钟步行试验（six-minute walk test，6MWT）属于亚极量运动试验的一种，最早用于评估肺部疾病，后用于评估慢性心力衰竭，由于其试验方法简单、价格低廉，不需要极量试验所需的实验室和仪器，可用于年老体弱的患者，目前已广泛应用于临床。6MWT 相对于症状限制最大运动试验而言，更能准确反映患者日常活动状态的病理生理状况。6MWT 适应证、禁忌证及终止指征见表 5 - 4。

治疗性运动实验手册

表5-4 六分钟步行试验的适应证、禁忌证和终止指征

适应证 　●用于治疗前后比较：肺移植术、肺切除手术、肺减容手术、肺康复、慢性阻塞性肺疾病、肺动脉高压、心力衰竭 　●用于功能状态评估：慢性阻塞性肺疾病、囊性纤维化、心力衰竭、外周血管疾病、纤维肌痛、老年患者 　●用于预测死亡率和病死率：心力衰竭、慢性阻塞性肺疾病、原发性肺动脉高压
绝对禁忌证 　●近1个月发生的不稳定性心绞痛 　●近1个月发生的心肌梗死 相对禁忌证 　●静息心率 >120 次/分 　●收缩压 >180 mmHg 　●舒张压 >100 mmHg
试验终止指征 　●胸痛 　●不能耐受的呼吸困难 　●下肢痉挛 　●走路蹒跚 　●发汗 　●面色苍白 　试验一旦停止，患者应该坐下或平卧，根据患者的严重程度及发生晕厥的风险而定。应该即刻测量血压、脉率、血氧饱和度，并请医生评估。适当的情况需要提供氧气

　　6MWT过程中安全因素的考量包括测试地点、急救设备、试验人员等方面。具体如下：

　　（1）测试需要在能快速做出急救响应的场地进行，场地内有急救车。

　　（2）可提供常用抢救用品，如氧气、舌下硝酸甘油、阿司匹林、沙丁胺醇（计量剂量吸入或雾化）。场地内应有电话或者其他可求助的通信工具。

　　（3）实验人员应该具有基本生命支持心肺复苏的能力。

　　（4）每一次试验不一定都需要医生在场。

　　（5）如果患者有常规进行氧疗，试验过程中应该常规吸氧或者根据医生的要求进行。

　　6MWT的场地要求：推荐在30 m长、平坦且硬地板的室内走廊进行，较少行人通过，以减少干扰。如果天气允许可以在室外进行。走廊应该每3 m做一标记，在转弯的地方放置圆锥筒。起始位置应该使用明显的彩带标记，走一圈为60 m。所需用品包括计时器（或秒表）、计圈器、2个圆锥筒、可移动的椅子、记录用的表格、氧气袋、血压计、指脉氧、电话和自动除颤仪。

6MWT 实施步骤：

（1）受试者准备。请受试者着宽松衣物，穿舒适的鞋子，患者常规使用的助行器具（如手杖、助行架等）、药物不需要暂停，测试的当天早上或下午可进食少量食物，测试前 2 h 患者不应进行剧烈运动。

（2）测试前注意事项。为减少干扰，每次测试应该尽量在每天的同一时间，测试前不需要进行热身。患者测试前应在测试地点坐位休息 10 min，其间可以排除禁忌证、测量脉搏和血压，确定患者穿的衣物和鞋子是舒适的，完成表格的第一部分内容。选择性使用血氧饱和度仪。若使用，则应该记录脉率和血氧饱和度的基线值，并固定稳固，以减少步行中的晃动，减少误差。患者站立，评估呼吸困难程度和全身的疲劳程度。将计圈器归零，计时器调至 6 min。

（3）测试开始前对患者的标准指令：

您将会进行 6 min 步行测试。此测试的目的是记录您在 6 min 以内步行的最远距离。

6 min 是一个长的步行时间，您有可能感到气短或疲惫。有需要时，您可以放慢速度，停止并稍做休息。您可以靠墙甚至坐下来休息，但请在恢复后尽快继续步行。测试时，我将会定时告知您测试剩下的时间，并鼓励您尽自己所能步行。您的目标是在 6 min 以内步行最远的距离。测试过程中，您将会在这个走廊中来回走动，围绕圆锥筒转弯。请您在转弯时保持原有的速度，转弯后继续行走，不要犹豫。现在，我向您演示一遍。

测试时，除非您有问题或我问您问题，否则请不要说话。如果您感到胸口痛或头晕，请您一定要告诉我。在 6 分钟完结时，我会叫您停止步行，并停留在该处。请问现在您有没有任何问题？

测试过程中，测试者持续站在起点周围，不要跟随患者步行。一旦患者开始步行，就开始计时。

（4）测试过程中的注意事项：测试过程中测试者不能与任何人说话，并使用标准、平和语调鼓励患者。看着患者。不要忘记记录圈数。每次患者回到起点记录一圈。

标准化鼓励语：

● 在第 1 分钟：

（患者名字），您做得很好。还有 5 分钟。

● 在第 2 分钟：

（患者名字），继续坚持，您还有 4 分钟。

● 在第 3 分钟：

（患者名字），您做得很好，已经走了一半。

● 在第 4 分钟：

（患者名字），继续坚持，您还有 2 分钟。

● 在第 5 分钟：

（患者名字），您做得很好。还有 1 分钟。

● 在第 6 分钟：

停止。

如果患者走到中途停止，提醒患者可靠墙或者坐下来休息，休息过程中持续记录时间；若患者不愿意继续走，停止试验，并记录当前所走的距离及停止的原因。

离结束还有最后 15 秒，请说："一会儿我将提醒您结束。我一旦说停止后，请您停留在原地，我将走过来。"

（5）测试后的注意事项：记录步行后的呼吸困难程度（改良 Borg 量表）以及疲劳程度（自我感觉疲劳程度评分），并问："请问有什么影响您走更远吗？"

如果使用血氧饱和度仪，请测量血氧饱和度以及脉率。

记录计圈器上的圈数，并根据地点的标记线，加上非整圈的距离。计算 6 min 步行距离（six-minute walk distance，6MWD）。提醒患者完成测试，请他在评估室坐下休息几分钟再离开，必要时为患者提供一杯水。

6MWD 受多因素影响，测试中应严格控制各影响因素。可导致 6MWD 减少的因素包括矮的身高、老年人、高的体重、女性、认知功能差、走廊长度短（转弯次数多）、肺部疾病（慢性阻塞性肺疾病、哮喘、囊性纤维化、间质性肺疾病）、心血管疾病（心绞痛、心肌梗死、慢性心力衰竭、脑卒中、短暂性脑缺血、外周血管疾病）以及肌肉骨骼疾病（关节炎，踝、膝或髋关节损伤，肌肉无力等）。可导致 6MWD 增加的因素包括高的身高（长腿）、男性、高的动机、曾经做过这项测试、试验前服用药物以及为运动易诱发低血氧的患者提供了氧气。

考虑到 6MWD 受多方面的影响，年龄、身高、体重和性别是其独立危险因素，在分析结果时应综合考虑，推荐用健康人的 6MWD 预测公式计算预测值，以便于比较。低的 6MWD 是非特异性、非诊断性的，当 6MWD 减少时，应全面评估其原因。

（二）12 分钟步行试验

12 分钟步行试验，通过评估受试者尽最大努力在 12 分钟步行的最远距离，评估受试者有氧运动能力。其步骤类似于 6 分钟步行试验，不强调受试者步行中是否减慢速度或者停下来休息，目标是让受试者在试验结束时觉得在给定的时间内再也不能走更多的距离。12 分钟运动试验除了 12 分钟步行试验以外，还有 12 分钟跑步试验，可用于评估受试者最大运动能力。

第二节　有氧运动处方的制订

安全有效的运动训练需要以科学的"运动处方"为前提。运动处方的制订需在运动功能评估基础上，结合患者的预期目标，根据其健康状况、体力水平和心血管功能情况个体化制定。运动处方的制订包括五原则和六要素，具体内容见下述。

一、运动处方的制订原则

运动训练的一般原则包括超量负荷原则、特异性原则、个体化原则、可逆性原则及循序渐进的原则。合理利用这些原则可以优化运动处方的效果，注重对患者的宣教可提高运动训练依从性并改善治疗效果。

（一）超量负荷原则（principle of overload）

为达到改善功能和提高运动耐量的效果，运动必须起到一定的生理负荷，这就需要合理制订运动处方的内容，要求运动训练对机体的需求应高于平时的水平。超量负荷可表现在运动时间的延长或特定运动形式下强度的增加。对于有氧运动训练，一开始应增加运动持续时间，一旦持续时间达到预期目标，则着重于增加运动强度。

（二）特异性原则（principle of specificity）

运动训练的适应性变化依赖于运动训练的种类、训练量和强度。为达到最好的训练效果，运动训练方式应类似于机体想要改善的某些目标技能，要符合特定目标的不同运动模式的要求，以个体化的目标为中心。比如，机体想要重新回到以自行车为主的运动和休闲生活，那他/她的训练就应该选择固定式或标准化的自行车，而不是游泳或慢跑。然而，训练模式的多样化也相当重要，因为它可以提高训练人员的兴趣，以防厌倦运动。

当评估运动训练的效果时，所选择的运动试验方案最好与运动训练的运动方式相统一，如跑步机用于评估步行和跑步能力，功率自行车用于评价骑自行车的能力。

（三）个体化原则（principle of individuals）

不同的个体在进行相同的运动方案时也可能呈现出不同的反应和适应性改变。引起这种差异的因素包括：基因因素、原先的体适能水平、进阶的比率和治疗的改进程度。

（四）可逆性原则（principle of reversibility）

当个体突然停止运动时，生理功能和运动表现都会减弱。研究表明，停止运动2周会导致机体代谢能力、运动耐量显著下降。停止训练4～12周，最大摄氧量可下降50%，停止训练10周至8个月，可返回到运动前水平。如果是坚持有氧运动多年的人，最大摄氧量下降的程度会减慢。

因此，尽管是参与高强度训练的运动员，运动训练的效果也是暂时和可逆的。以保持运动训练效果为目的的运动，运动强度低于要起到运动训练效果的运动强度。比如，为了保持心肺耐力，每周2次，每次持续时间和运动强度保持恒定即可；每周1～2次的连续性训练可以维持肌力。

（五）循序渐进原则（principle of progression）

个体化运动方案进阶程度与其运动目标、运动耐量、对运动方案的适应性、健康状况及活动喜好有关。循序渐进的运动训练方案可分为三个阶段。

第一阶段：初始阶段。促进患者养成低水平运动的习惯，同时减少骨关节损伤。本阶段刚开始时，可采取间歇性运动训练的方式，每天 2 ～ 3 次，逐渐增加运动训练的持续时间并减少休息时间。个体一旦可以耐受连续性运动，即每次运动时间 20 ～ 30 min，每周 3 ～ 5 天的运动，运动强度为心率储备（heart rate reserve，HRR）的 40% ～ 60%，那她/他就可以进阶到第二阶段。第一阶段一般持续 4 ～ 6 周。

第二阶段：提高阶段。通过增加运动持续时间及运动强度提高运动刺激的强度。运动的持续时间从每次 30 min 开始增加，运动频率为每周 4 次或 5 次，运动强度达到 HRR 的 50% ～ 85%。渐进性原则为先增加运动时间和运动频率，再增加运动强度。这一阶段运动训练所产生的体适能改变可持续 4 ～ 8 个月。

第三阶段：维持阶段。个体一旦达到体适能训练目标，就可进入维持训练阶段，维持第二阶段产生的体适能变化，避免停止训练。本阶段中，个体应持续每周 3 ～ 5 次的运动训练，每次运动持续时间为 20 ～ 60 min，运动强度为 HRR 的 70% ～ 85%。多样化的运动时间、运动强度和运动方式的安排，可提高运动的趣味性。

二、运动处方六要素

安全有效的运动处方包括六大要素，分别为运动频率（frequency）、运动强度（intensity）、运动时间（time）、运动形式（type）、运动量（volume）和运动进阶（progression），即 FITT – VP。在这六大要素中，运动强度、运动时间和运动频率之间有一定的关联，即其中 1 个要素受限制时，可通过调整其他 2 个要素，以达到相同的改善效果。有氧运动处方循证推荐方案见表 5 –5。

表 5 –5　有氧运动处方循证推荐方案

FITT – VP	循证推荐内容
运动频率（frequency）	■不少于 5 d/w 中等强度运动训练，或不少于 3 d/w 高强度运动，或中等和高强度运动结合进行 3 ～ 5 d/w
运动强度（intensity）	■对于大多数成年人，推荐中等强度和/或高强度运动 ■对于去适应状态的个人，轻度到中等强度运动可能更有益
运动时间（time）	■对于大多数成年人，30 ～ 60 min/d 有目的的中等强度运动，或20 ～ 60 min/d 高强度运动，或每天结合中等强度和高强度运动 ■对于先前坐位生活方式的个人，少于 20 min/d 的运动可能是有益的
运动形式（type）	■推荐进行大肌肉群持续性、节律性、有规律且有目的的运动

（续上表）

FITT – VP	循证推荐内容
运动量（volume）	■推荐目标运动量为 500 ～ 1000 MET · min · wk^{-1} ■每日至少增加 2000 步，每天至少 7000 步是有益的 ■对于不能或无意愿达到这个运动量的个人，低于这个运动量的运动也是有益的
运动模式（pattern）	■运动可以持续进行，也可以分段进行，或者多段（不少于 10 min）的运动累积达到每天的期望运动时间和运动量 ■对于非常虚弱的患者，每段运动时间低于 10 min 也可能对机体产生较好的适应性变化
运动进阶（progression）	■通过调整运动持续时间、运动频率和/或运动强度，可以渐进性增加运动量，直到达到期望的运动目标 ■"低强度开始，慢慢进阶"的策略可能可以提高依从性和降低肌肉骨骼损伤、心脏不良事件的发生风险

（一）运动强度

运动训练存在正向的剂量反应关系，通过增加运动强度可以改善健康/体适能。超量负荷原则陈述了运动低于最小强度，或某个阈值，将不足以产生机体生理指标的变化。但这个运动强度阈值因人而异，与个人的心肺体适能水平、年龄、健康状况、生理变化、基因、日常体力活动水平、社会心理等因素有关。因此，精确定义可产生运动训练效果的最小强度（阈值）非常困难。临床上，运动强度的确定有多种方法，一种重要的考虑即运动时间与运动强度之间的关系。如果运动强度增加，运动持续时间可能需要缩短以达到预期目标，这种方法有利于减少运动损伤的发生风险。表 5 - 6 列出了目前常用的运动强度分级方法。

运动强度确定的常用方法包括心率储备法、耗氧量储备法、最大心率法，最大耗氧量法，代谢当量法和自我感觉用力程度法，具体如下。

1. 心率储备法

此方法考虑了患者的静息心率，并且跟耗氧量有更好的相关性。运用这种方法确定的运动强度，一般为 HRR 的 60% ～ 80%。

计算公式称为 Karvonen's 公式：

$$THR = HRR \times (\%) + RHR$$

其中，HRR = MHR – RHR。

（注：THR—target heart rate，靶心率；HRR—heart rate reserve，心率储备；MHR—maximal heart rate，最大心率；RHR—resting heart rate，静息心率）

2. 耗氧量储备法

$$Target\ VO_2R = (VO_2 max/peak - VO_2 rest) \times (\%) + VO_2 rest$$

（注：VO_2R—oxygen uptake reserve，耗氧量储备；$VO_2 max/peak$—maximal/peak volume of oxygen consumed per unit of time，最大/峰值单位时间内耗氧量；$VO_2 rest$—resting volume of oxygen consumed per unit of time，静息时单位时间内耗氧量）

表 5 – 6　心肺运动和阻力运动的运动强度分级方法

强度	相对运动强度				心肺耐力运动强度（% VO₂max）用 MET 表示的相对最大运动耐量			绝对强度	分年龄的绝对强度（MET）			阻力运动相对强度
	% HRR 或 % VO₂R	% HRmax	% VO₂max	自我感觉疲劳程度（6～20 分）RPE 量表	20 MET % VO₂max	10 MET % VO₂max	5 MET % VO₂max	MET	年轻人（20～39 岁）	中年人（40～64 岁）	老年人（65 岁及以上）	一次最大收缩力百分比（% 1RM）
非常轻	<30	<57	<37	非常轻松（RPE<9）	<34	<37	<44	<2.0	<2.4	<2.0	<1.6	<30
轻度	30～39	57～63	37～45	非常轻松至轻松（RPE 9～11）	34～42	37～45	44～51	2.0～2.9	2.4～4.7	2.0～3.9	1.6～3.1	30～49
中等强度	40～59	64～76	46～63	轻松至稍用力（RPE 12～13）	43～61	46～63	52～67	3.0～5.9	4.8～7.1	4.0～5.9	3.2～4.7	50～69
高强度	60～89	77～95	64～90	稍用力至非常用力（RPE 14～17 分）	62～90	64～90	68～91	6.0～8.7	7.2～10.1	6.0～8.4	4.8～6.7	70～84
接近最大强度	≥90	≥96	≥91	≥非常用力（RPE≥18）	≥91	≥91	≥92	≥8.8	≥10.2	≥8.5	≥6.8	≥85

注：HRmax—maximal heart rate，最大心率；HRR—heart rate reserve，心率储备；RPE—rating of perceived exertion，自我感觉疲劳程度；VO₂max—maximum oxygen consumption，最大耗氧量；VO₂R—oxygen uptake reserve，耗氧量储备。

3. 最大心率法

$$THR = HRmax/peak \times (\%)$$

（注：THR—target heart rate，靶心率；HRmax/peak—maximal/peak heart rate，最大/峰值心率）

公式中最大/峰值心率可由年龄预测（表5-7），或者极量运动试验测得。

表5-7　预测最大心率的常用公式

作　者	公　式	人　群
Fox，et al	HRmax = 220 - 年龄	少部分男性和女性群体
Astrand，et al	HRmax = 216.6 - （0.84 × 年龄）	介于4～34岁之间的男性和女性
Tanaka，et al	HRmax = 208 - （0.7 × 年龄）	健康男性和女性
Gellish，et al	HRmax = 207 - （0.7 × 年龄）	具有较宽年龄段和健康水平的男性和女性志愿者
Gulati，et al	HRmax = 206 - （0.88 × 年龄）	对于运动试验没有症状的中年女性

4. 最大耗氧量法

$$Target\ VO_2 = VO_2max/peak \times (\%)$$

（注：Target VO$_2$—target volume of oxygen consumed per unit of time，单位时间内目标耗氧量；VO$_2$max/peak—maximal/peak volume of oxygen consumed per unit of time，最大/峰值单位时间内耗氧量）

5. 代谢当量法

$$Target\ MET = [(VO_2max/peak)/3.5\ mL \cdot kg^{-1} \cdot min^{-1}] \times (\%)$$

（注：Target MET—target metabolic equivalents，目标代谢当量；VO$_2$max/peak—maximal/peak volume of oxygen consumed per unit of time，最大/峰值单位时间内耗氧量）

代谢当量，简写为MET，指人体处于休息状态下每千克体重每分钟所消耗的氧气体积，约$3.5\ mL/(kg \cdot min^{-1})$。比如，以约3.2 km/h的速度进行平地步行，其耗氧量大概为休息时的2倍，约为2.0 MET，而以约4.8 km/h的速度进行平地步行，其耗氧量大概为休息时的3倍，约为3.0 MET。

治疗师根据计算出的目标代谢当量值，参考各类休闲活动和家务活动所对应的代谢当量值（表5-8），为患者选择合适的运动方式。因为个体能量消耗与体适能水平、个人经验及代谢效率有关，所以个体间可能略有差异。

6. 自我感觉用力程度法

自我感觉用力程度可以通过多种评估工具进行评测，适用于慢性疾病和正在服用影响心率药物的患者。常用量表包括自我感觉疲劳程度量表（the Borg rating of perceived exertion scales，RPE）（表5-9）、OMNI量表（图5-2）、说话测试（talk test）、自我感觉量表（reeling scale）。其中，说话测试是反映运动强度信度和效度较好的指标，可作为一种有效且简单的方法代替无氧阈、呼吸代偿点以监测运动强度。另外几种方法也可以根据需要作为运动强度的补充指标。

表 5-8 各类休闲活动和家务活动所对应的代谢当量值

活 动	平均 MET	范围	活 动	平均 MET	范围
背包徒步	7.0	5～11	跳绳（60～80 下/分）	8.0	7～10
羽毛球	4.5	3.5～9+	跳绳（120～140 下/分）	12.0	11～13
篮球（非竞技）	6.0	3～9	跑步（8 km/h）	8.0	6～11
篮球（竞技）	8.3	7～12+	跑步（9.6 km/h）	10.0	8～13
保龄球	3.0	2～4	跑步（12 km/h）	12.5	10～15
划船	–	3～12	跑步（16 km/h）	16.0	14～19
体操运动	4.5	3～8+	越野跑	9.0	7.5～11+
爬山	7.0	5～10+	航海	3.0	2～5
自行车（<16 km/h）	4.0	3～8+	自我照料（梳洗、穿衣、剃胡须等）	–	1.5～4
自行车（<16 km/h）	6.0	4.5～9	铲垃圾、挖土	–	6～9
自行车（22.4～25.4 km/h）	10.0	8～13	铲雪	6.0	5～7
固定式	7.0	3～13	滑冰	7.0	5～9+
跳舞（交谊、广场、踢踏）	4.5	3～7.5	滑雪（下山）	7.0	4～10
跳舞（有氧）	6.5	5～9	滑雪（越野）	8.0	6～12+
钓鱼（岸边或船上）	–	2～5	滑雪（越野）	7.0	5～10
钓鱼（在急流中）	7.0	5～7	足球	7.0	5～12+
柔韧性训练	2.5	2～5	登山机	–	4～8
足球（接触）	8.0	6～10	楼梯踏步机	9.0	6～12+
园艺（轻中）	–	3～6	踏步有氧操	8.5	7～12
高尔夫（电力车）	3.5	2～3	游泳	–	5～12+
高尔夫（步行）	4.5	4～7	乒乓球	4.0	3～5
手球	12.0	8～14	网球	7.0	4～9+
徒步（越野）	6.0	3～8	排球	4.0	3～9+
家庭维修	–	3～8	步行（3.2 km/h）	2.5	2～3
掷马蹄铁	3.0	2～4	步行（4.8 km/h）	3.3	3～4
家务（轻中）	–	2～4	步行（6.4 km/h）	5.0	4.5～7
家务（中重）	–	4～8+	步行（借助支架和拐杖）	6.5	5.5～7.5
蹦床	4.5	–	水中有氧操	4.0	3～6
柔道、空手道、拳击	10.0	8～14	水中慢跑	8.0	6～10
持续上举物品（4.5～9 kg）	4.0	3～5.5	滑水	6.0	5～7
登山	8.0	5～10+	举重	–	3～8+
演奏	–	1.8～4	板手球	6.5	5～12

注：METs—Metabolic equivalents，代谢当量。

表5－9　自我感觉疲劳程度量

记　分	自觉用力程度
6	
7	非常轻松
8	
9	很轻松
10	
11	轻松
12	
13	稍稍用力
14	
15	用力
16	
17	很用力
18	
19	非常用力
20	

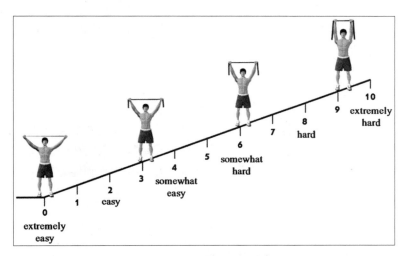

图5－2　OMNI 阻力运动

［参考：COLADO J C, GARCIA-MASSO X, TRIPLETT T N, et al. Concurrent validation of the OMNI-re-
sistance exercise scale of perceived exertion with Thera-band resistance bands ［J］. 2012, 26 （11）: 3018 -
3024.］

在为患者设定运动强度时，应特别考虑患者的运动目标。比如，已有研究表明，低强度长时间的运动训练有利于减轻体重、控制血压及缓解下肢跛行。然而，若个人运动训练的目标是参与竞技活动，那么高强度的运动训练是必需的。高强度运动训练更有利于糖尿病患者对血糖的控制。高强度的运动训练，结合中等和剧烈强度的运动可以更大程度地提高健康水平和体适能水平。

（二）运动时间

运动时间是体力活动量的一个衡量指标，针对大多数成年人。中等强度运动推荐每日累计运动持续时间为 30 ～ 60 min，每周累计至少 150 min；高强度运动训练推荐每日累计运动持续时间为 20 ～ 60 min，每周累计至少 75 min，或者结合中等强度和高强度运动训练。研究表明，对于长期坐位生活的个人，低于 20 min 的运动训练也是有益的。对于体重管理，需要延长运动持续时间，推荐每日 60 ～ 90 min，尤其对于每日超长时间坐位工作的个人。推荐的运动时间可以连续完成，也可以分段完成。比如，每阶段至少 10 min 的运动，累计达到每日总的推荐运动时间。对于低体适能个体，一开始低于 10 min 每段的运动也是有益的。

（三）运动频率

为达到改善健康或提高体适能的益处，推荐中等强度有氧运动每周至少进行 5 天，高强度有氧运动每周至少进行 3 天，或者中等强度与高强度结合的运动每周进行 3 ～ 5 天。运动频率受运动强度影响，每周大于 5 天的高强度运动训练将增加肌肉骨骼损伤的发生率，每周 1 ～ 2 次的运动训练也可能增加肌肉骨骼损伤风险，且由于没有保持活跃的生活方式，心血管不良事件发生风险增加。

（四）运动类型

推荐进行大肌肉群，有节律，至少中等强度且方法简单的有氧运动训练以改善所有成年人的体适能和心肺功能。对于用于适当技能和需要从事特定体力活动的个人，推荐进行特定运动类型或高强度的运动训练。可起到改善和维持心肺体适能的体力活动类型见表 5 – 10。

表 5 –10　有氧运动类型

运动类别	运动描述	适用人群	举例
A	需要极少量技能或体适能的耐力运动	所有成年人	步行、休闲自行车、水中有氧运动、慢节奏的舞蹈

（续上表）

运动类别	运动描述	适用人群	举　　例
B	需要极少量技能的高强度运动	适用于平时有活动习惯和/或达到平均体适能水平的成年人	慢跑、跑步、划船、有氧操、室内单车、椭圆机、楼梯机、快节奏的舞蹈
C	需要技能的耐力运动	适用于已经获得相关技能和/或达到平均体适能水平的成年人	游泳、越野滑雪、滑冰
D	休闲体育运动	适用于有规律运动习惯且达到评估体适能水平的成年人	球拍运动、篮球、足球、下山滑雪、徒步

（五）运动量

运动量是运动频率（frequency）、运动强度（intensity）和运动持续时间（time）的乘积，或称为运动的 FIT。有研究证据表明，运动量对于实现健康和体适能目标非常重要，尤其是对于身体成分和体重管理。运动量可用于预估个人运动处方大致的能量消耗。常用单位为 MET·min/w 和 kcal/w。表 5-11 列出了运动量定义和计算方法。对于大多数成年人，推荐目标运动量为 500～1000 MET·min/w，此运动量相当于每周中等强度体力活动消耗 1000 kcal，约 150 min/w 的中等强度运动，或每天 5400～7900 步。由于计步器预测步数存在一定程度的误差，因此建议每天用步数结合目前推荐的运动时间。运动量与运动训练效果间存在低的运动量对于低体适能的个人仍然有益处，然而体重管理需要高的运动量。

表 5-11　运动量的计算：METs、MET·min 和 kcal/min

代谢当量（MET）：是能量消耗的一个指标，代谢当量数等于从事一项体力活动时能量消耗与休息时能量消耗的比值，一个代谢当量等于 3.5 mL/(kg·min) 的耗氧量。

分钟代谢当量（MET·min）：是指以标准化方式从事某项体力活动的总运动量能量消耗的一个指标。通过单项或多项体力活动的 MET 值乘以总的运动时间即为 MET·min，通常以每周或每天作为运动量的计算方法。

卡路里（kcal）：指使 1 kg 水增加 1 ℃所需要的能量。将 MET 与 kcal/min 之间进行转换时需要知道个人体重，kcal/min =［MET×3.5 mL/(kg·min)×体重(kg)÷1000］×5。通常以每周或每天作为运动量的计算方法。

举例：

对于一位男性，体重 70 kg，以 7 MET 的强度慢跑 30 min，每周 3 天：

7 MET×30 min × 3 次/周 =630 MET·min/w

［7 MET × 3.5 mL/(kg·min) × 70(kg) ÷ 1000］ × 5 = 8.575（kcal/min）

8.575 kcal/min × 30 min × 3 次/周 =771.75 kcal/w

（六）运动进阶

个人运动方案的进阶程度依赖于个人的健康水平、体适能、对运动训练的反应和运动训练的目标。运动方案进阶包括 FITT 原则的任一元素。一般在运动训练一开始的时候，遵循"缓慢开始，缓慢进阶"的原则以降低心血管不良事件和肌肉骨骼损伤的风险，以利于养成运动习惯和改善运动依从性。对于缺乏锻炼的个人，一开始运动应从低、中等强度开始，然后增加运动持续时间。在一开始的 4～6 周，每 1～2 周每段运动训练增加 5～10 min，这对于大多数成年人是合理的。一旦个人规律运动至少 1 个月，运动量就可以在接下来的 4～8 个月渐进增加。运动方案中任何组分的增加都应该循序渐进，避免突然大幅增加导致的肌肉酸痛、损伤、过度疲劳和长期过度训练风险增加。在运动方案进阶的时候，个人应注意监测运动增加的副反应，如过度呼吸短促、疲劳、肌肉酸痛，如果个人不能耐受应该适当下调。

运动处方的 FITT-VP 六要素遵循运动处方的五大原则，其内容的确定依赖于患者的个体化特征和目标。在实施过程中，应该重新审视患者的训练反应、需求、适应性变化和运动训练的局限性，并优化训练目标和目的。

第三节　有氧运动的实施程序

有氧运动处方的实施一般包括三个部分，即热身期、有氧运动期和冷却期，其一般推荐意见表 5-12。

表 5-12　运动训练实施内容一般推荐意见

热身：至少进行 5～10 min 低至中等强度的心肺和肌肉耐力运动。
运动期：至少 20～60 min 有氧运动，每段 10 min，累计每天进行 20～60 min 的有氧运动是可接受的。
冷却期：至少 5～10 min 轻到中等强度心肺和肌肉耐力运动。
注意事项：
◇运动时使用合适的设备提供适当的生物力学支持，如正确的鞋具。避免在柏油马路和混凝土等坚硬地面跑步或进行有氧操。
◇运动前适当地热身和训练后牵伸，运动量循序渐进，可避免肌肉骨骼系统结构的过度使用。过度使用通常发生在运动过程中增加运动时间和运动强度，但没有给予足够的休息间歇。如果运动时出现疼痛，或运动后疼痛持续超过 2 h，需注意减少运动应力。
◇运动训练应注意个体化原则。若个人无法耐受或执行当前运动计划，应调整运动计划或停止运动计划。对于受伤或手术后恢复期的个人，应选择不会造成受伤组织受到应力的运动，并在安全范围内进行，当达到期望目标再给予进阶

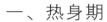

一、热身期

机体从休息期进入运动期需要一个过程，这个过程有利于身体各方面逐渐进入运动状态，满足运动时期的生理、生物力学和生物能量学需求。热身期，通过进行低强度的有氧运动，有利于机体做出适应性调整，提前进入运动状态，预防或减少骨骼肌肉系统的损伤、心肌缺血及心律失常事件的发生。热身期的运动训练应是渐进性的，且不造成疲劳和削弱能量储备，引起肌肉和中心温度的增加。一般持续时间为 10 min，全身性运动（如体操或慢步走），心率增加 20 次/分以内。

二、有氧运动期

有氧运动期是运动计划中体能锻炼部分，如上节内容所描述的，其主要内容包括运动频率、运动强度、运动持续时间和运动类型。运动训练方式的选择应主要考虑所从事的运动可以起到刺激每搏心输出量和心排出量，增加肌肉群循环和有氧代谢，且运动必须在个人可耐受范围，高于引起适应性反应的阈值，低于可造成临床症状的运动水平。

有氧运动里，强调大肌群的亚极量、节律性、重复性动态运动。有四种训练方式可供选择，包括连续性、间歇性、循环式和循环间歇式。

（1）连续性运动训练指整个训练过程持续进行亚极量的能量消耗。一旦趋于稳定状态，肌肉即通过有氧代谢获取能量，训练主要集中于慢缩肌纤维。运动训练可持续20 ～ 60 min 而不造成氧气传输系统的疲劳。运动负荷依训练的改善程度渐进性增加，一开始可通过增加运动持续时间来提高运动量。对于健康人，连续性运动训练是改善耐力最有效的方法。

（2）间歇性运动训练指运动和恢复期间隔进行，较连续性运动训练省力。对健康人而言，间歇性运动训练更有利于提高肌力、肌肉爆发力，而不是肌耐力。

间歇期中的恢复期可采用休息（被动放松）或低水平的活动（主动放松），持续时间可从几秒到几分钟不等。在恢复期间，肌肉中 ATP 储存量和肌红蛋白中的结合氧可得到适当补充，使单位时间内的最大耗氧量增加。运动时间越长，有氧代谢的需求越高。运动期越长，休息期的持续时间越关键，有氧运动与休息时间比以 1：（1 ～ 15）为最佳。当休息时间为运动时间的 1.5 倍时，下一次的运动训练可在完全恢复之前即开始，这样便于快速动用有氧代谢系统。越长的运动期，休息期的持续时间就没有那么重要了。若运动期与恢复期时间安排适当，高强度运动训练可以用间歇性训练的方式进行，其总的做功量可能比连续性运动的做功量更大。

（3）循环训练由一连串的动作组成，在最后的活动结束后，再次开始执行一连串动作，并重复数次。通常是结合大小肌群以及动静态运动方式，作用于有氧代谢系统和无氧代谢系统，可改善肌力和肌耐力。

（4）循环间歇性运动训练是一种结合循环训练和间歇性训练的运动方式，因为训练期间有氧代谢和无氧代谢交替供能，所以此方法非常有效。训练期间的恢复期，可补充足够的氧提供 ATP，以延迟糖酵解和乳酸的生成。

三、冷却期

冷却期目的是避免运动突然停止时大量的血液淤积在四肢，以维持静脉回流；预防心排量及静脉回流量的下降，保证心脑供血，预防晕厥；促进代谢废物的排出，及带走多余的热量，利于身体功能的恢复；预防心肌缺血、心律失常和其他心血管并发症。冷却期的运动内容与热身期类似，包括全身性的运动，如体操和静态牵伸，可持续 5 ～ 10 min。

四、注意事项

运动时要注意心血管反应，保证充分热身和冷却活动，预防运动损伤和心血管事件的发生。如果在运动中出现胸闷、胸痛、呼吸困难、眩晕、视物模糊等症状和体征，应立即中止运动。运动中出现单发的房性或室性早搏，可以不予处理，密切观察。如出现严重的室性心律失常：成对的室性早搏、频发室早或室性心动过速、室颤；房性心动过速、房颤、房扑；二度或三度房室传导阻滞，应立即中止运动，必要时给予适当的医疗处理。饭前、饭后 1 h 内不要进行大强度运动，热水浴宜运动后 30 min 进行。

第四节　实　验　案　例

一、案例 1

患者，女，18 岁，越野跑运动员，1 天前出现"右侧踝关节扭伤"，您经过详细地检查和评估后，针对踝关节扭伤提供了相应的治疗方案。但您必须同时考虑患者对重返赛场具有极强烈的愿望。

问题 1：请阐述长距离跑步所动用的能量代谢系统。

问题 2：请阐述运动特异性的原则。

问题 3：请为此患者设计一套有氧运动方案，以维持患者的有氧运动能力，且不会影响踝关节扭伤的恢复，并说明为什么。

二、案例 2

患者，男，70 岁，体重 80 kg，身高 170 cm，家住电梯楼。因"右膝关节疼痛加重 2 天"就诊于物理治疗诊室，临床诊断为"右侧膝关节骨性关节炎"。经过详细的检查和评估，您针对患者的膝痛制订了合适的物理治疗计划。考虑到患者同时患有糖尿病史 5 年，平时规律服药，血糖最高 15 mmol/L；吸烟 20 年，每天 1 包，目前未戒烟。他希望通过物理治疗后可以恢复以往每天早晚到公园散步的活动习惯。

问题1：针对此患者，您建议采用何种运动试验评估患者的有氧运动能力？为什么？有何注意事项？

问题2：请阐述运动强度设定的方法和计算公式。

问题3：请为此患者设计一套有氧运动方案，以提高患者的有氧运动能力，且不影响患者膝骨性关节炎的恢复。

问题4：结合患者的既往史和体质参数，请对此患者进行健康宣教指导。

参考文献

[1] RIEBE D. American College of Sports Medicine. ACSM's resource manual for guidelines for exercise testing and prescription [M]. 10 th ed. Philadelphia, PA：Wolters Kluwer Health，2016.

[2] WASSERMAN K，HANSEN JE，SUE D Y，et al. Principles of exercise testing and interpretation：including pathophysiology and clinical applications [M]. 5 th ed. Philadelphia, PA：Wolters Kluwer Health，2011.

[3] KISNER C，COLBY L A. Therapeutic exercise：foundations and techniques [M]. 6 th ed. Philadelphia：F. A. Davis，2012.

[4] FROWNFELTER D，DEAN E. Cardiovascular and pulmonary physical therapy：evidence to practice [M]. 5 th ed. St. Louis，Mo.：Elsevier/Mosby，2012.

（王亚飞）

第六章　平　衡　训　练

【实验目的】

（1）掌握平衡评估的方法。
（2）掌握平衡功能训练的方法。
（3）熟悉 Otego 家庭训练计划。

【实验意义】

脑卒中、脑外伤、帕金森病、骨关节损伤等多种疾病和老龄化均可能导致平衡功能障碍，使跌倒风险增加。平衡功能评估及平衡功能训练是物理治疗的重要内容。平衡功能训练通过反复进行平衡相关的感觉、运动和控制能力训练，达到改善平衡功能、降低跌倒风险的目的。

【实验原理】

人体维持平衡需要感觉输入、中枢整合、运动控制三个环节的共同参与；此外，认知活动也对平衡功能具有重要作用。平衡训练的核心是通过多次重复难度逐渐增加的功能活动，促进平衡功能的改善。影响平衡功能的因素包括平衡控制能力、平衡的前馈控制、平衡的反馈控制、感觉整合等多个方面。因此，应根据患者的功能障碍制订个体化的训练方案，使训练更有针对性。

【实验对象】

（1）参与实验的学生本人。
（2）有平衡功能障碍的患者。
（3）老年人。

【实验用具】

治疗床、高靠背凳子、沙袋、Bobcith 球、软式重力球泡沫垫。

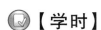 **【学时】**

4 学时。

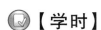 **【实验内容与方法】**

具体见下述。

第一节 平衡功能的检查及评估

平衡功能障碍患者需要进行综合性评估,包括:①跌倒史(突然跌倒还是缓慢跌倒、跌倒的频率和方向、环境因素、活动状况、是否有眩晕或头晕、跌倒时是否有头晕眼花等、现病史和既往史、是否有心理因素的影响);②通过评估确定导致平衡障碍的感觉输入问题(本体感觉、视觉、前庭觉)、感觉整合问题(感觉运动整合、前馈和反馈的平衡控制)、生物力学和运动问题(姿势对线、肌肉力量和耐力、关节活动度、关节柔韧性、运动协调、疼痛);③在功能活动中观察平衡控制的问题;④确定居家环境中影响跌倒的因素。

一、静态平衡评估

通过观察患者维持不同姿势的能力进行静态平衡评估。

(1)Romberg 测试:评估患者双足平行站立和双足并拢站立 30 s 的能力,先睁眼站立再闭眼站立。

(2)加强 Romberg 测试:闭眼、双手抱胸、双足前后站立 1 min。

(3)单腿站立测试:双手抱胸,单腿站立、双下肢不能互相接触,每次持续 30 s,每个腿 5 次。单腿站立测试有良好的信度,可预测老年人社区生活中跌倒的风险和运动员踝关节扭伤的风险。

(4)鹳式站立:双足站立,双手放在髋部。然后一侧下肢抬起将脚趾放在对侧膝关节处。根据评定者的指示患者踮起脚跟,脚尖站立,并尽可能长时间地保持平衡;评估过程中站立侧脚跟不能着地,另一侧脚不能离开对侧膝关节。正常情况下,成年人每侧下肢应能够保持 20 ～ 30 s。

二、动态平衡评估

动态平衡可以通过观察患者坐或站在不稳定的平面上(泡沫垫或体操球)、体位转移（卧坐转移、坐站转移）和日常活动（步行、跳）进行评估。

5 次坐站转移测试：用于评估坐站转移中的平衡控制能力。评估时患者双手抱胸坐在椅子上，以最快的速度完成 5 次坐站转移。在 2735 名社区生活的老年人中调查发现，用时大于 15 s 提示存在跌倒风险（敏感性 55%，特异性 65%）。

三、平衡的前馈控制评估

患者抛接球、开门、举起不同重量的物体和够物的能力可以反映平衡的前馈控制水平。

（1）功能性够物测试和多方向够物测试：在不改变 BOS（base of support，中文对照）的前提下，让患者向不同的方向、尽可能远地够物。

（2）星形偏移平衡测试：患者单腿站立，另一侧下肢在 8 个方向上尽可能远地伸出去。该测试可用于评估慢性踝关节不稳。

四、平衡的反馈控制评估

通过观察患者对外界干扰的反应评估自发的姿势反应和反馈控制能力。例如，评估者向不同的方向推患者的胸骨、躯干或骨盆（大力推或轻推、快速或慢速、预期的或非预期的）。

五、感觉整合能力评估

平衡相关的感觉整合能力测试是在 6 种不同的感觉条件下评估患者的平衡能力。

（1）睁眼，站在稳定的、坚固的平面上（视觉、本体感觉、前庭觉均准确）。

（2）闭眼，站在稳定的、坚固的平面上（本体感觉和前庭觉准确，视觉不准确）。

（3）带着圆顶眼睛（类似改良的日本灯笼）站在稳定的、坚固的平面上（本体感觉和前庭觉准确，视觉不准确）。

（4）睁眼，站在泡沫垫上（视觉和前庭觉准确，本体感觉不准确）。

（5）闭眼，站在泡沫垫上（前庭觉准确，视觉和本体感觉不准确）。

（6）带着圆顶眼睛（类似改良的日本灯笼）站在泡沫垫上（前庭觉准确，本体感觉和视觉不准确）。

以上评估时，患者双足平行站立，双上肢放在体侧或双手放在髋部，每个测试进行 3 次，每次保持至少 30 s。

主要靠视觉维持平衡的患者，在测试 2、测试 3、测试 5、测试 6 中将表现出不稳定，容易跌倒。主要靠本体感觉输入保持平衡的患者在测试 4—6 中会表现出不稳定。存在适应障碍的患者在测试 3—6 中会表现出不稳定。存在前庭觉障碍的患者在测试 5、测试 6 中会尤其不稳定。

六、功能性活动评估

功能性活动评估主要用于评估活动受限和参与受限。站起走测试、Berg 平衡评估、功能性步行评估等均可用于评估功能活动中的平衡能力，其中，大部分量表可用于评估社区生活中老年人的跌倒风险，但功能性步行评估是用于前庭觉障碍患者的专用量表。

第二节 平 衡 训 练

平衡训练的核心是通过多次重复难度逐渐增加的功能活动促进平衡功能的改善。

一、静态平衡控制能力训练

（1）前臂支撑下俯卧位训练：主要适用于截瘫患者，患者俯卧位，双侧肩关节前屈90°，肘关节屈曲 90°置于胸前，保持静态平衡，并逐渐增加维持时间（图 6 - 1）。

（2）双膝跪位和半跪位训练：主要适用于截瘫患者，患者取双膝跪位或半跪位，并保持平衡，逐渐增加维持时间。

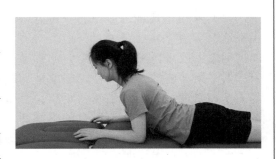

图 6 - 1 前臂支撑下俯卧位

（3）坐位平衡训练：患者长坐位或端坐位，治疗师立于患者的后方，首先辅助患者保持静态平衡，逐渐减少辅助量直至患者独立保持坐位平衡。

（4）站位平衡训练：患者站立位，可使用镜子提供视觉反馈或者治疗师提供语言反馈，以协助患者调整不良姿势。若患者不能独自站立，可以由治疗师、肋木、助行架、手杖等提供辅助。随着患者的功能改善，逐渐减少辅助量。

（5）静态测力台训练：患者双足站立在平衡训练仪上，通过仪器上的受力信息来调整姿势。

二、动态平衡控制能力训练

（1）仰卧位训练：主要适用于偏瘫患者的躯干平衡训练，训练方法主要为桥式运动。患者仰卧位，双手放于体侧，下肢屈髋屈膝，双足支撑于床面，患者主动用力将臀部抬离床面。双足同时支撑于床面完成此动作为双桥运动，单足支撑于床面完成此动作为单桥

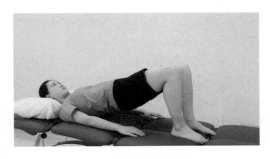

图 6 - 2 桥式运动

运动（图 6 - 2）。

（2）前臂支撑下俯卧位训练：患者俯卧位，双侧肩关节前屈 90°，肘关节屈曲 90°置于胸前，治疗师向各个方向推动患者肩部，治疗师应控制推力的大小，使患者能够失去静态平衡并且能够主动恢复平衡状态；或患者主动向各个方向活动并保持平衡，逐渐增加躯干偏离中心的幅度。

（3）双膝跪位和半跪位训练：患者跪于治疗床上，治疗师向各个方向推动患者；或患者主动向各个方向活动，并保持平衡；或者治疗师从各个方向与患者进行抛接球训练，抛球的距离和力度可逐渐加大，以增加训练难度。

（4）坐位平衡训练：患者坐于治疗床上，治疗师向前方、后方和侧方推动患者，使患者离开起始位；或患者主动用力向左右或前后各个方向倾斜或旋转，或双上肢向各个方向抬起，并保持坐位平衡。随着患者平衡功能的改善，可以进行触碰物体训练、抛接球训练（图 6 - 3）。

（5）站位平衡训练：患者双足分开，站在平地上；治疗师站在患者旁边，向不同方向推动患者或患者主动向各个方向移动。随着患者平衡功能的改善，可以逐渐增加推动的力度和幅度、缩小双足间的距离，由坚硬平整的支撑面改为柔软不平整的支撑面，由站在平地上改为站在斜坡或平衡板等活动的支撑面上，逐步增加训练的难度。

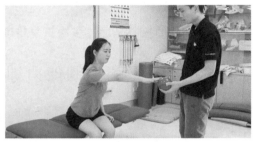

图 6 - 3　坐位平衡训练

（6）单腿平衡训练：一侧下肢站于地面上支撑体重，另一侧下肢置于踏板上，每次保持 5 ～ 10 s；然后双侧下肢交换位置（图 6 - 4）。

（7）触碰物体：在正常站立、双足并拢站立、单腿站立时，主动伸手去拿前方、侧方、上方、下方等各个方向和不同重量的物体（图 6 - 5）。

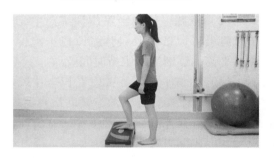

图 6 - 4　单腿站立

（8）抛接球训练：患者站立位，治疗师从不同的角度与患者抛接球，并逐渐增加抛球的距离和力度。

（9）在活动的平面上维持躯干挺直、重心平均分布，例如，坐在治疗球上、站在平衡板上、在跳床上跳等。

（10）跨步练习，从小步开始逐步进展到小步跳、大步跳。

（11）跳跃、跳绳，或从高处往下跳。

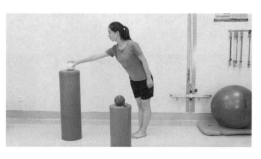

图 6 - 5　触碰物体

三、平衡的前馈控制训练

（1）患者站立位，从不同方向触碰物体。
（2）在不同的体位下（坐、站、双膝跪），以不同的速度抛接不同重量的球。
（3）采用功能性活动训练增加前馈控制的难度，例如，以不同的速度举起不同重量的物体、开关门、跨越障碍物。

四、平衡的反馈控制训练

（1）站立在稳定的平面上向不同的方向进行钟摆运动，并逐渐增加摆动范围。
（2）踝策略训练：单腿站立，保持躯干直立。
（3）髋策略训练：在平衡木上行走，或沿着地板上的线行走；双足并拢站或单腿站时躯干前屈；在弹簧垫、平衡板、滑梯上站立。
（4）跨步策略训练：让患者踏上小凳子，或一只脚放在另一只脚的前面或后面等。
（5）在以上训练中，通过施加非预期的外力来增加训练难度。

五、感觉整合训练

通过改变特定感觉的输入，以上大部分训练均可用于感觉整合训练。
（1）在平衡练习中，通过闭上眼睛、戴棱镜玻璃眼镜、活动眼睛或头部减少感觉输入（图6－6）。
（2）通过缩小支撑面、站立在泡沫垫或斜板上减少对躯体感觉的依赖。

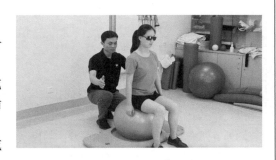

图6－6　感觉统合训练

六、功能性活动训练

重点训练评估中有功能受限的活动，例如：
（1）若患者够物受限，可以重点训练从橱柜中拿杯子、从背后拿物品或接球等。
（2）同时进行两个或多个任务，以增加训练的复杂性。
（3）训练患者喜欢的娱乐活动，如高尔夫球，以增加患者平衡控制训练的积极性。

七、高风险人群的防跌倒家庭训练措施

居家环境是高跌倒风险人群训练的最佳环境，因为人们的大部分功能活动都在居家环境中进行。Otego家庭训练计划是降低80岁以上老年人跌倒风险的高效训练计划，包

括力量训练和平衡训练。该计划需要在物理治疗师的监护下进行，30 分/次，至少 3 次/周，共 24 周，详见如下：

（1）给患者一份训练手册，描述每一个训练动作的详细说明和指示。

（2）在进行髋关节外展、前屈、后伸和膝关节屈伸肌群的力量训练时，可以在踝关节处施加阻力。

（3）施加的阻力为患者无疲劳下可重复 8 ～ 10 次的阻力，大部分患者从 1 ～ 2 kg 开始。

（4）训练施加阻力的标准是患者可以重复 10 次/组，共 2 组。

（5）踝关节背屈和跖屈训练应以体重作为阻力。

（6）Otego 家庭训练计划中的肌力训练方案和平衡训练方案，详见表 6 – 1。

（7）平衡训练应根据患者的情况制订个体化方案，强调接近日常生活的动态活动。根据患者的能力，平衡训练中可以扶着比较大的、稳定的家具或站在墙角以保障安全，然后再过渡到没有支撑。

（8）Otego 家庭训练计划中还包括步行计划，步行应在日常环境中进行，每次至少 30 min，每次步行间可以短时间休息（比如 10 min）。

表 6 – 1　Otego 家庭训练计划

下肢肌力训练	平 衡 训 练
坐位训练：坐在高靠背椅子上	膝关节弯曲：10 次
5 min 缓和的主动热身运动	倒走：10 步/组，4 组
在踝关节处施加阻力，双侧轮流伸膝	"8" 字行走：按照 "8" 字形行走，2 次
站立位训练：需要时可以站在墙角或扶着家具保持稳定	双足并拢站：10 s
在踝关节处施加阻力，双侧轮流屈膝	脚跟行走：10 步/组，4 组
在踝关节处施加阻力，双侧轮流髋关节外展	脚尖行走：10 步/组，4 组
提踵训练，以增加踝跖屈肌群肌力	坐站转移：5 次双手支撑 5 次单手支撑，或者 10 次双手支撑 10 次单手支撑，10 次无支撑
踝背屈训练	—
训练应缓慢进行全范围活动（如 2 ～ 3 s 抬起，4 ～ 6 s 放下），10 次/组，重复 2 组	平衡功能较差时可双手支撑，然后再逐步过渡到单手支撑、无支撑

第三节　实验案例

患者，男，65 岁，"左侧肢体乏力 1 个月余"入院，头颅 MR 示右侧基底节区脑梗塞，双侧额顶叶皮层下多发缺血、梗塞灶。目前患者左侧 Fugl – Meyer 上肢运动功能评分 12 分 /66 分，下肢运动功能评分 17 分 /34 分；左侧 Brunnstrom 评分（上肢 – 手 – 下肢）：Ⅱ – Ⅰ – Ⅲ级；改良 Barthel 评分 55 分，左侧肱骨头下移约 2 横指。坐位平衡 3 级，站立平衡 2 级（前述平衡评定并无提及此种分级，是否需说明）

问题 1：请问如何评定此患者的平衡功能障碍？

问题 2：请为此患者设计平衡功能训练方案。

问题 3：此患者在平衡训练的过程中应特别注意什么问题？

（薛晶晶　徐智勤）

第七章　BOMT 进阶性功能训练

【实验目的】

（1）理解 BOMT、动态神经肌肉稳定技术、运动处方和功能性训练的概念。

（2）掌握功能动作筛查（functional movement screen，FMS）方法、程序。

（3）掌握功能性训练设计原则。

【实验意义】

以人体生物力学原理与架构为基础，从感觉运动系统层面进行全面的临床检查，寻找人体链式反应中潜在的弱链；从运动表现中筛查动作，介入精准的手法治疗和针对性的训练，可以使治疗师准确寻找疼痛的根源。任何一个系统、一条链的适应性变化，既可能有益也可能有害，治疗师必须能够分辨出这些适应性变化的出现是病理性原因还是功能性因素。

【实验原理】

一、功能动作筛查原理

功能动作筛查（FMS）是一项包含 7 个基本动作的运动损伤风险筛查测试，通过观察患者完成规定动作的质量，治疗师可以迅速发现身体在运动过程中存在的稳定性、灵活性和神经-肌肉控制能力等问题，然后通过设计合理的纠正动作练习来矫正人体运动过程中存在的缺陷，从而重建动作模式，并降低运动损伤风险。

二、功能性训练原理

1. 通常为闭链训练（双脚与地面接触）

无论在生活情境中，还是运动赛场上，极少有活动是用坐姿完成的。大部分生活、运动情境中，在站姿状态下进行各项活动及竞技才是最常见的。

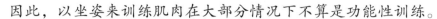

因此，以坐姿来训练肌肉在大部分情况下不算是功能性训练。

2. 通常不使用辅助器械

在力量训练中为了追求身体承受更大负荷，运动员有时会通过各种外加方式补偿身体所需要的稳定性。比如，大重量深蹲时用木板垫脚跟，增加脚踝稳定性；在大负荷硬拉时，带护腰以增加腰椎稳定性。但这些附加的稳定支撑只是一个保护作用，长期下来反而会降低人体本来的运动功能：稳定性、灵活性和神经 – 肌肉控制能力。

3. 功能性训练是涉及多肌群、多关节的运动训练

从人体运动功能的本质来看，无论是生活中还是体育运动中，绝大部分动作不是靠身体某一个关节独立完成的，大多数动作是在多关节、多肌群的参与下进行多维度、多轴面的运动。而类似于坐姿蹬伸、坐姿屈臂弯举等的练习多在一个单一维度的轴面内进行，并不是真正的功能性训练。

【实验对象】

（1）能够配合实训操作的存在运动功能问题的患者。
（2）由学生扮演的运动功能问题标准化患者。

【实验用具】

一支 1.2 m 长杆、两支短杆、0.6 m×1.8 m 测试板、一条弹力绳。

【学时】

4 学时。

【实验内容与方法】

具体见下述。

第一节　以生物力学为基础之骨科徒手治疗

以生物力学为基础的骨科徒手治疗（biomechanical-based orthopedic manual therapy，BOMT）主要是以人体生物力学原理与架构为基础，从感觉运动系统层面进行全面的临床检查，寻找人体链式反应中潜在的弱链，从而介入精准的手法治疗，能够培养医务人

员独立执行治疗业务的能力。

一、感觉运动系统

关节、肌肉和神经系统功能是相互关联的，"肌肉失衡理论"的前提就是整合感觉系统和运动系统。这两个系统从解剖学的角度看是相互独立的，但是功能上却相互统一。感觉运动系统具有整体性，它通过全身调节人体功能。感觉信息通过中枢神经系统及周围神经系统与运动反馈相联系，形成了一个体内信息传递的回路系统，感觉运动系统对传入信息和传出信息进行复杂的整合。专门的感受器为中枢神经系统提供本体感觉信息，并在多个水平（脊髓、皮质下、皮质）下进行处理。Panjabi 的"脊柱稳定模型理论"指出任何一个子系统的功能紊乱都会导致以下三种状况之一：①被其他系统正确代偿，产生正常的适应；②一个或更多子系统出现长期适应；③任何子系统的一种或多种成分出现损伤或病理性适应。

姿势稳定是周围神经系统和中枢神经系统进行信息输入、处理和输出的结果，尤其在涉及视觉、前庭感觉和躯体感觉等稳定姿势的输入信息时更是如此。运动系统维持姿势稳定主要通过三种策略调整平衡：踝关节、髋关节和步态策略，在维持平衡过程中，这些策略依次发挥作用以恢复重心和支撑面的线性关系。毫无疑问，本体感觉在功能性稳定上起着关键作用。治疗师在处理慢性病理问题时需对整个系统进行评估和治疗。

二、生物力学

生物力学是研究生物体内力学问题的科学，它是力学、生物学、医学等学科相互渗透的学科，其从力学的角度来研究人体解剖结构、生物功能及病理现象，并指导临床治疗。其中，运动系统生物力学是重要的理论基础，包括肌肉骨骼生物力学、肌腱和韧带生物力学、周围神经的生物力学。

肌肉收缩缩短时的速度与肌肉的负荷有关。低负荷肌肉的收缩速度快于高负荷的肌肉。随着肌肉收缩的速度变小，肌肉的收缩力增加，与此类似，当肌肉等长收缩力趋于最大时，肌肉缩短的速度趋于零。对于一个给定的递增负荷，肌肉伸长的速度小于其缩短的速度，因此，肌肉在进行抗阻收缩时，表现出类似硬材料的力学特征。

骨骼系统是人体重要的力学支柱，不仅承受着各种载荷，还为肌肉提供可靠的动力联系和附着点。骨的形变以弯曲和扭转最为常见，弯曲是沿特定方向上连续变化的线应变的分布，扭转是沿特定方向上的角应变的连续变化。一般认为，机械应力对骨组织是有效的刺激。骨骼的力学特性是由其物质组成、骨量和几何结构决定的，当面临机械性应力刺激时，常常出现适应性的变化，否则，将会发生骨折。

肌腱和韧带具有与时间和过程相关的弹性特性，即肌腱和韧带的伸长不仅与受力的大小相关，也与力的作用时间及过程相关，它们的关系可以用蠕变 – 应力松弛曲线来描述。蠕变是组织持续受到特定载荷，随时间延长发生的拉伸过程；而应力松弛是组织受到持续拉伸，随时间增加组织上的应力减小的过程。另外，肌腱和韧带的性质还与其载荷、应变的速率有关，拉长的速度越快，肌腱的强度越大。

周围神经生物力学主要有神经卡压和神经牵拉。神经直接与坚硬的表面接触、神经通过或容纳于具有坚硬内壁的腔隙、与神经密切相邻的某个结构体积过大是神经卡压的高危因素。神经牵拉是指突然受到相当大小的外力导致急性损伤和对神经长期慢性的牵拉引起的慢性损伤。

三、链式反应

通常链式反应可以分为关节链式反应、肌肉链式反应和神经链式反应，所有链式反应都不是独立的。关节链通过骨骼系统维持姿势和运动，肌肉链通过肌肉协同作用、肌肉链索和筋膜链来保证运动并提供稳定，神经链通过保护性反射、神经发育运动和感觉运动系统进行运动控制，这三条链共同形成了功能动作的神经骨骼肌肉模型。链式反应的类型取决于功能性需求，并且受到三个系统之间相互作用的影响。任何主要链的病理变化都会使附属链功能紊乱。

在很多慢性骨骼肌肉疼痛患者中，疼痛的根源往往不是疼痛部位本身。骨骼系统、肌肉系统和中枢神经系统存在交互作用，任何关节或肌肉的功能紊乱都会影响其他系统的质量和功能，这不只在局部发生，而是整体存在的。比如，一些肌肉和筋膜室跨越单个或者多个关节的，肌肉必须分散关节的负荷，并稳定近端以保证远端的运动，没有什么动作是绝对孤立的。任何部位的张力的增加都伴随着其他部位张力的改变，通过这种改变来保证持续的稳定性，这就意味着身体针对负荷的变化不断重新排列自身结构以保证其固有稳定性。整个感觉运动系统作为神经链也有着非常重要的作用，该系统的病变会由系统任何地方的适应性变化反映出来。因此，治疗师在治疗时首先需要寻找疼痛的根源，症状往往出现在离主诉疼痛部位很远的地方。任何一条链的适应性变化既可能有益也可能有害，治疗师必须能够分辨出这些适应性变化的出现是病理性因素还是功能性因素。

第二节 渐进性训练

渐进性训练包括以神经发育动作程序为基础的动态神经肌肉稳定技术（dynamic neuromuscular stability，DNS）和以运动设备为主的运动负荷渐进性训练。

在幼儿时期，人类运动功能的发展是由基因决定的，并遵循一种可预测的模式。这些运动模式或程序是在中枢神经系统（central nervous system，CNS）成熟时形成的，使婴儿能够控制姿势，达到直立的姿势对抗重力，并通过肌肉活动有意识地移动。动态神经肌肉稳定技术强调了天生的运动模式的存在。例如，婴儿不需要考虑在何时、如何抬起头、抓玩具、翻卷或爬，所有这些运动模式或肌肉协同效应都是在中枢神经系统成熟过程中自动发生的。

在 CNS 成熟和骨骼、肌肉及其他软组织的结构或解剖发育之间也有很强的同步。简而言之，大脑的成熟会影响运动模式的发展，进而影响结构的发展。这种关系在 CNS 损伤时非常明显，在这种情况下，这种发育同步和肌肉协调受到了不利的影响，紊乱的肌肉协调、软组织和关节发育随后改变关节位置、形态发育，最终改变整个姿势。

DNS 对于最佳的运动表现是必要的，最佳的运动表现并不是完全由足够的腹肌、脊柱伸肌、臀肌或任何其他肌肉组织完成的；相反，核心稳定是通过对这些肌肉的精确协调和 CNS 控制腹内压力调节来完成的。学习发育运动学可以提供一个框架，从而了解区域的相互依赖关系，以及在运动过程中骨骼、关节、肌肉组织之间的相互联系，以及训练运动链中肌肉的动态和稳定功能的重要性。DNS 提供了一个功能性的工具来评估和激活内在的脊柱稳定性，优化运动系统，预防和恢复运动损伤。

以运动设备为主的运动负荷渐进性训练的原则是制订详细全面的运动处方。运动处方是由医务人员按照患者年龄、性别、健康状况、身体锻炼经历和心肺或运动器官的机能水平等，用处方的形式制订的系统的、个性化的运动方案。运动处方的内容应包括运动种类、运动强度、运动时间、运动频率、运动进度及注意事项等。运动强度是运动处方的核心及设计运动处方中最困难的部分，需要有适当的监测来确定运动强度是否适宜。运动强度是指单位时间内的运动量，即运动强度 = 运动量/运动时间。运动处方的制订原则是因人而异的原则、有效的原则、安全的原则、全面的原则。运动处方的制订程序包括：一般调查、临床检查和功能检查、运动试验及体力测验、制订运动处方、实施运动处方、运动中的医务监督、运动处方的修改步骤。运动处方是指导人们有目的、有计划和科学锻炼的一种方法。

第三节　功能性训练

一、功能动作筛查

功能动作筛查（FMS）由 7 个测试动作组成，要求患者达到灵活性和稳定性的平衡状态。7 个动作所采用的动作模式均为基本的可测量动作，治疗师可以发现患者的弱点、不平衡性、不稳定性、不对称性和动作局限。功能动作筛查所采用的动作与体育动作相似仅是巧合，因为 FMS 不是训练手段，更不是竞技手段，只是一种用于为动作评分和评级的工具。

可以发现很多人能完成各种不同动作，体现出较强的运动能力，但却存在不能有效完成本筛查中动作的情况。这些人在 FMS 中评分较低，因为他们通过代偿性方式完成动作。如果代偿性动作长期持续，那么他们的错误动作模式就会被强化，身体不能均衡发展，并可能因此造成伤害。

二、FMS 基础知识

1. 正确执行 FMS

必须熟知以下骨骼结构或体表标志。

胫骨粗隆：位于膝关节前下方的骨性隆起，可触及，屈膝时更明显。

髂前上棘（anterior superior iliac spine，ASIS）：指髂嵴的前端。

内踝和外踝：外踝指腓骨下端向外的骨突，内踝指胫骨下端向内的骨突。

远侧腕褶痕：自手指向身体方向最远的腕部褶痕。

膝关节中线：髌骨上缘和髌尖的中线。

2. 医务人员位置

筛查期间观察患者的动作时应该注意距离和位置。做好这两点有助于观察到筛查过程中的所有细节。

距离：距离患者足够远才能看清整体，准确地判断动作是否符合测试标准。不要离患者太近。

位置：患者有 3 次机会完成每项测试，医务人员可以在测试中四处移动，无须顾虑。如果从一个视角无法清楚地评分，应当利用 3 次机会，适当地转换视角，变换位置。

3. 功能性运动筛查的执行顺序

见图 7-1 至图 7-7。

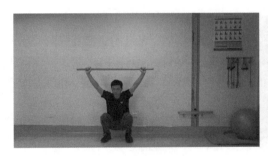

图 7-1　深蹲

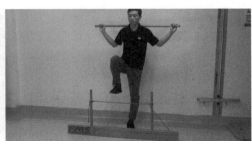

图 7-2　跨栏上步

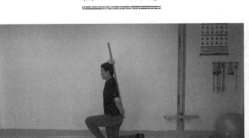

图 7-3　直线弓箭步

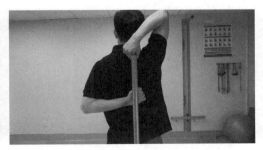

图 7-4　肩部灵活性（肩部碰撞测试）

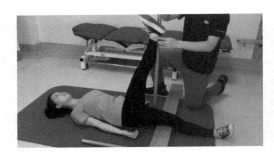

图 7-5 主动直膝抬腿

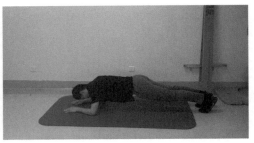

图 7-6 躯干稳定俯卧撑（伏地起身测试）

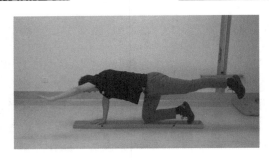

图 7-7 躯干旋转稳定性

三、功能动作筛查评分

1. 测试结果评分标准

测试前只简单介绍测试动作，不必将评分细节告知患者。若进行左、右分开测试，则该项测试最终评分计左、右侧得分最低的一项分数；当最终得分小于或等于 13 时，应建议患者进行物理治疗或医学检查；对结果进行评价并给出得分，再设计解决方案。

2. 优先等级问题排序

a. 评分优先等级排序

0 分是最先考虑解决的问题。独立动作或双侧动作 3 分是最后要考虑解决的问题。优先解决问题得分排序按照最急需解决的问题至最不重要的顺序自上而下排序。

□0 分（疼痛）

□得分不对称，得 1 分（如左 1 右 2 或右 1 左 3）

□独立动作，得 1 分

□得分对称，得 1 分（深蹲、躯干稳定性俯卧撑）

□得分不对称，得 2 分（左 2 右 3 或左 3 右 2）

□独立动作，得 2 分

□得分对称得 2 分（深蹲、躯干稳定性俯卧撑）

□得分 3 分（独立动作及双侧动作）

b. 动作优先等级排序

在得分等级的基础上运用动作等级对测试结果按照动作难易度进行二次排序。由最先关注的动作功能障碍至最不重要的动作功能障碍排序。

□主动直膝抬腿

□肩部灵活性

□躯干旋转稳定性

□躯干稳定性（俯卧撑）

□跨栏架步

□直线弓箭步

□深蹲

通过得分等级排序以及动作等级排序，可以得到个人 FMS 动作模式问题最终的等级清单（1—7）。然后，根据优先等级选出最重要的三个问题，并设计相应的解决方案，以修正错误动作模式。

c. 评分及评价分析原则

□得 0 分的项应当首先评估并处理

□灵活性居首——直膝主动抬腿和肩部灵活性

□基本动作其次——躯干旋转稳定性和躯干稳定俯卧撑

□不对称性必须优先

□最后是功能重新塑造

四、设计解决方案原理

躯干支柱力量练习：包含灵活性、稳定性及纠正练习动作部分。该部分练习为第一重要问题及第二重要问题设计 1～2 个动作练习。

再生动作练习：为第二重要问题及第三重要问题设计 2～3 个动作练习。

解决方案计划安排参见表 7－1。

表 7－1　FMS 测试结果解决方案

动作得分	每周 1 次课	每周 2 次课	每周 3 次课
0 分动作	软组织放松	软组织放松 软组织放松	软组织放松 软组织放松 软组织放松
1 分动作	灵活性练习动作	灵活性练习动作 纠正练习动作	软组织放松 灵活性练习动作 纠正练习动作
2 分动作	纠正练习动作	灵活性练习动作 纠正练习动作	灵活性练习动作 纠正练习动作 纠正练习动作

（续上表）

动作得分	每周1次课	每周2次课	每周3次课
3分动作	纠正练习动作	纠正练习动作 纠正练习动作	灵活性练习动作 纠正练习动作 纠正练习动作

利用提供的解决方案及软组织放松方式设计练习动作。如果该名患者的 FMS 测试结果中有 0 分及 1 分项目，他/她的治疗师应按 FMS 解决方案训练 3 周后再进行 FMS 测试（如果时间允许）。

一般治疗师执行 FMS 解决方案进行 3 个月训练后，建议患者按照如下顺序安排重新测试：

□对患者进行重新测试（如果时间不够，可以只测试 0 分或 1 分项目）

□重新分析主要问题（及时更新患者数据库）

□依据 FMS 解决方案，制订适当的训练计划

□重新测试，直到所有分数都达到或超过 2 分

参考文献

［1］FRANK C，KOBESOVA A，KOLAR P. Dynamic neuromuscular stabilization & sports rehabilitation ［J］. Int J Sports Phys Ther，2013，8（1）：62 – 73.

［2］PHIL P，CLARK F. Assessment treatment of muscle imbalance the Janda approach ［M］. 1st ed. Champaign：Human Kinetics，2009.

［3］MICHAEL B. New function training for sports ［M］. 2nd ed. United States：Posts & Telecom Press，2017.

［4］王雄. 身体功能训练动作手册 ［M］. 2 版. 北京：人民体育出版社，2015.

（林科宇　王于领）

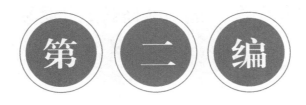

不同身体部位的治疗性运动技巧

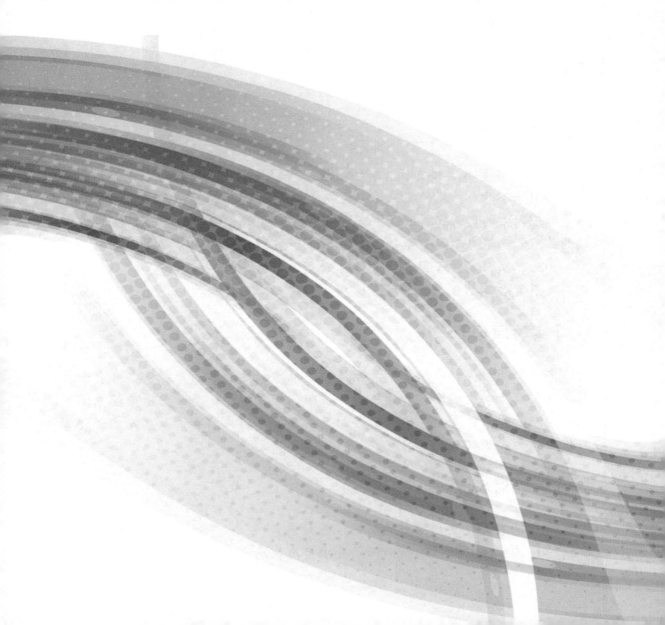

第八章　肩部和肩带的运动

【实验目的】

（1）掌握肩关节活动度训练的常用牵伸技术。

（2）掌握如何利用运动调整错误的生物力学模式。

（3）掌握如何通过运动的选择和进阶以增加功能性控制，适应功能需要。

（4）熟悉常见肩关节疾患的牵伸技术。

【实验意义】

肩部和肩带由盂肱关节、肩锁关节、胸锁关节3个滑膜关节及肩胛胸壁关节和肩峰下两个功能性关节共同构成。骨性关节炎、类风湿性关节炎、冻结肩等病理因素的影响容易造成关节活动的受限。同时，各种原因的制动、不正确的关节活动等力学因素亦会引起关节的活动障碍，进而引起各类功能限制。

由于肩关节为复合结构，影响活动度的因素涉及多个方面，因此需要根据肩关节复合体的生物力学特点掌握各种增加活动度的技巧。

【实验原理】

本章节实验操作以肩关节复合体的关节学和运动学为基础，结合各种技术，如关节活动度运动、牵伸技术、抗阻训练技术等，全方位地阐述肩部治疗性运动的要素，并延伸出对肩部相关疾病治疗的临床思考，从而实现将学习从理论向实践拓展的目的。

【实验对象】

（1）能够配合实训操作的肩关节疾病患者。

（2）由学生扮演的肩关节活动受限标准化患者。

【实验用具】

　　治疗床、长毛巾、哑铃、体操棒。

【学时】

　　4 学时。

【实验内容与方法】

　　具体见下述。

第一节　增加软组织柔软度及关节活动度的运动

一、自我关节松动、牵伸技巧以增加肩关节活动度

　　增加关节活动度包括关节的松动和肌肉的牵伸，前者改善骨性关节的活动性，后者增加附属软组织的延展性。

（一）自我关节松动

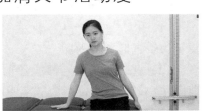

图 8 - 1　尾端滑动

1. 向尾端滑动
（1）患者坐于床边，患侧手抓住侧方床缘。
（2）患者躯干向对侧倾斜，从而达到肱骨向尾端滑动的效果（图 8 - 1）。

2. 向前滑动
（1）患者坐位或仰卧位，双手臂置于背后。
（2）患者向后倾倒，使两手臂间自然承重，从而达到肱骨向前滑动的效果（图 8 - 2）。

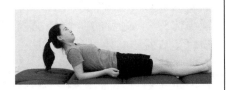

图 8 - 2　向前滑动

3. 向后滑动
（1）患者俯卧位，用双侧肘关节支撑上半身。
（2）此位置下，两手臂间将自然承重，并产生肱骨向后滑动的效果（图 8 - 3）。

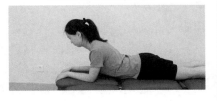

图 8 - 3　向后滑动

4. 钟摆运动（关节分离）

在慢性期，当肩胛骨的位置能较好地得到固定时，可以借由增加上肢重量从而对盂肱关节形成较大的牵伸力量，用以增加肩关节各个方向的活动。

（1）患者俯卧位，患侧上肢自然垂于床沿；或躯干弯曲，健侧扶固定物体，患侧自然下垂。

（2）患侧上肢进行手臂的钟摆式运动，并逐渐进展至各个方向，并在不引起疼痛的情况下增加幅度（图8-4）。

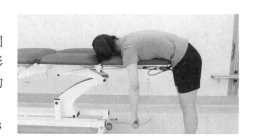

图8-4　钟摆运动

（二）自我牵伸

教导患者进行低强度、长时间地牵伸，且在关节活动范围末端勿出现弹跳动作。

1. 增加屈曲和水平内收

（1）患者坐位或站位，患侧上肢肘关节屈曲，横跨胸前。健侧上肢将患侧上肢朝胸廓施加持续压力，水平内收紧绷的肩关节，注意躯干不能旋转（图8-5）。

（2）该动作亦可促进盂肱关节的内旋。

2. 增加肩关节前屈和上举

（1）患者坐在桌边，将患侧上肢前臂放在桌子边缘，肘关节微屈。

（2）患者稍向前弯腰，让前臂沿着桌缘向前滑动，最终使头部与肩关节等高（图8-6）。

3. 增加肩关节外旋

（1）患者站着面对门框，肘关节屈曲90°，患侧上臂固定于身侧或稍微外展（可在腋下放置小枕头）。患者将身体转离固定的手臂，达到肩关节外旋的效果。

（2）患者亦可坐于桌边，将上臂置于肩胛骨平面（与冠状面呈30°～45°夹角），前臂固定在桌子上，身体下压以产生肩关节外旋的效果（图8-7）。注意：若有盂肱关节前方不稳，须避免此动作。

（3）健侧手推木棍使患侧肩关节外旋。

4. 增加肩关节内旋

（1）患者站着面对门框，肘关节屈曲90°，患侧手背固定在门框上。患者将身体转向固定

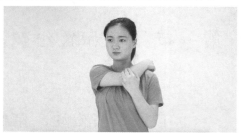

图8-5　横跨胸廓牵伸

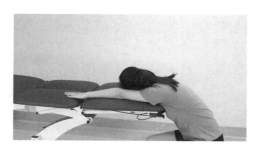

图8-6　增加肩关节前屈

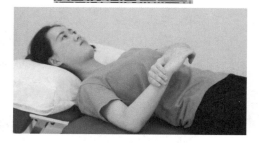

图8-7　增加肩关节内旋

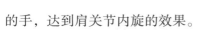

的手，达到肩关节内旋的效果。

（2）亦可选择患侧卧位，肩关节及肘关节屈曲90°，前臂旋前至末端位置，用健侧手将患侧前臂推向治疗床，从而产生肩关节内旋效果，进而帮助伸手至背后（图8-8）。

5. 增加肩关节外展和上举

（1）患者坐于桌边，前臂旋后置于桌面上，朝向对侧桌面。

（2）患者滑动手臂横跨桌面，头向着手臂移动方向，同时让胸廓移离桌缘（图8-9）。

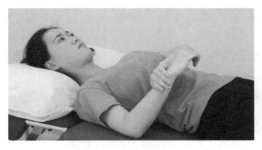

图8-8　增加肩关节内旋

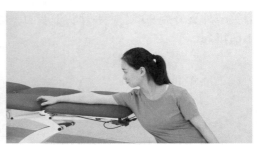

图8-9　增加肩关节外展

6. 增加肩关节后伸

（1）患者背对桌面站立，双手手指朝前向后抓住桌缘。

（2）患者下蹲，肘关节屈曲，从而产生肩关节后伸的作用。

（3）若患者盂肱关节前方不稳，应避免此姿势。

7. 增加肩关节内旋、伸展及肩胛倾斜，促进伸手到背后

（1）患者坐位或站位，双手抓住毛巾两端，健侧上肢高举过头，患侧置于背后。

（2）健侧上肢将毛巾往上拉，从而使患侧上肢更容易伸向背后（图8-10）。

（3）此为复合动作，务必先完成单个动作，同时须避免出现明显疼痛。

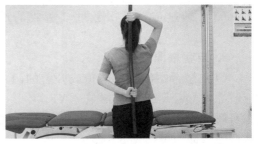

图8-10　增加肩关节内旋、伸展及肩胛倾斜

二、特定肌肉的徒手和自我牵伸运动

（一）牵伸背阔肌

1. 徒手牵伸

（1）患者仰卧，髋关节、膝关节屈曲，骨盆处于后倾位置，治疗师一手固定患者骨盆上方，一手抓住肱骨远端。

（2）将患者肱骨稍微外展外旋，使肩关节充分前屈，牵伸背阔肌（图8-11）。

2. 自我牵伸

（1）患者屈髋屈膝位仰卧，骨盆后倾，上肢稍微外展，尽可能外旋前屈，使拇指朝向地面，利用上肢重力提供牵伸力量。须注意患者不能将背部拱起，以减少代偿动作。

（2）亦可让患者背对墙站立，下肢微屈，骨盆后倾使下背部靠于墙面。然后，患侧肩关节外展外旋90°，使手背贴于墙面，然后顺着墙缓慢向上尽量滑动，同时注意背部不能拱起。

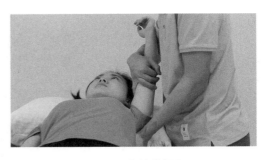

图8-11　牵伸背阔肌

（二）牵伸胸大肌

1. 徒手牵伸

（1）患者坐在治疗床或治疗垫上，双手置于头后，治疗师在身后抓住患者双侧肘关节。

（2）在患者吸气时将肘关节往外牵伸，使肩关节水平外展，同时肩胛骨内收；呼气时维持住，无须过度用力，利用胸廓回弹时牵伸双侧胸大肌近端附着处（图8-12）。

（3）须避免重复次数过多造成的过度换气。

2. 自我牵伸

（1）患者站位面对墙角或开着的门，双上肢撑墙呈反"T"字形或"V"字形。患者身体前倾以牵伸胸大肌，并可通过前倾程度调整牵伸力量（图8-13）。

（2）患者亦可取坐位或站位，双手抓住体操棒，肘关节屈曲90°，前臂旋前，双手上举并将体操棒置于头及肩关节后方。配合呼吸，在吸气时肘关节向两侧打开，使肩胛内收；在呼气时维持牵伸动作（图8-14）。

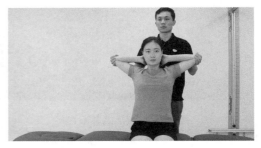

图8-12　徒手牵伸胸大肌

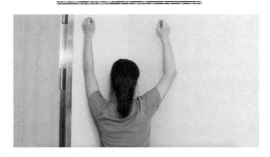

图8-13　徒手自我牵伸胸大肌

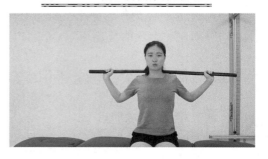

图8-14　使用体操棒自我牵伸胸大肌

（三）牵伸胸小肌

1. 徒手牵伸

（1）患者取坐位，治疗师站于背后，一手置于患者肩胛骨后方，另一手绕过颈前置于肩关节前方接近喙突上方的位置。

（2）患者吸气时，一手将喙突向上向后压，同时将肩胛下角向下压使之向后倾斜；呼气时，固定肩胛骨于末端位置（图8－15）。

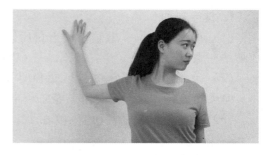

图8－15　徒手牵伸胸小肌

2. 自我牵伸

（1）患者站位，患侧肩关节外展90°，肘关节屈曲90°，前臂固定于门边。

（2）患者旋转躯干，使之远离患侧肩关节直到有牵伸感。

（3）注意：此动作慎用于肩关节前方不稳患者。

（四）牵伸肩胛提肌

1. 徒手牵伸

（1）患者坐位，患侧手扶头后，头稍低朝健侧旋转。治疗师站在患者身后，一手臂固定患者头部在旋转的姿势并用手扶住患侧上臂，另一手置于肩胛上角。

（2）患者呼气时，治疗师将肩关节及肩胛骨向下固定并维持牵伸位置；吸气时保持持续牵伸。

（3）须避免用力转动头部和颈部，以减少对肩胛提肌颈椎附着端的压力。

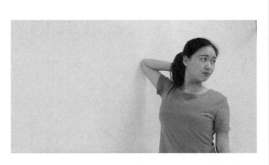

图8－16　站立位自我牵伸肩胛提肌

2. 自我牵伸

（1）患者沿墙站位，患侧肘关节撑墙，手扶头后，头部向健侧旋转。吸气时，将肘关节沿墙向上滑动，呼气时固定并维持牵伸位置（图8－16）。

（2）患者亦可坐位，头部向健侧侧屈并旋转，患侧手向下向后抓住座椅，健侧手置于头上向前斜向牵伸（图8－17）。

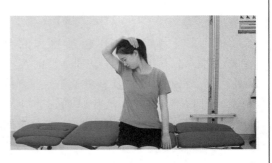

图8－17　坐位下自我牵伸肩胛提肌

（五）牵伸上斜方肌

1. 徒手牵伸

（1）患者取坐位，患侧手置于背后以使肩胛骨位置相对固定，头部转向患侧。治疗师站在患者身后。

（2）治疗师一手下压锁骨远端和肩胛骨，另一手压住患侧头部，通过增加颈椎前屈、向患侧旋转、向健侧侧屈来施加牵伸力量。

（3）须避免引起患者颈椎相关症状。

2. 自我牵伸

（1）患者坐位或站位，患侧手置于背后以使肩胛骨位置相对固定，颈部向患侧旋转，向健侧侧屈，加上颈椎前屈以施加牵伸力量（图 8 – 18）。

（2）亦可用另一手在头部加压以增加牵伸力度。

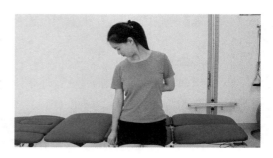

图 8 – 18　自我牵伸上斜方肌

第二节　改善肌肉表现及功能性控制的运动

一、等长运动

等长运动是一种从非常温和到最大限度收缩的连续性训练，并可以通过改变关节角度变化肌肉长度来进行。等长运动是术后早期、肌力训练早期的一种理想收缩模式。

（一）肩胛肌肉训练

肩胛肌肉完成的动作包括肩胛的上抬（上斜方肌）、下压（下斜方肌）、前突（前锯肌）、后缩（菱形肌及斜方肌）。患者取侧卧位、俯卧位或坐位，治疗师通过直接对肩胛骨给予相反动作的阻力来实现相对应肌肉的等长收缩。此种训练方式并不引起关节的活动，但能起到活化肌肉的目的（图8 – 19）。

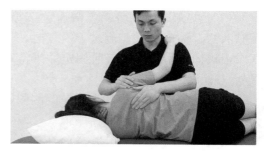

图 8 – 19　肩胛肌肉等长收缩

（二）盂肱肌肉训练

1. 内旋/外旋

患者取仰卧位、坐位或站位，肱骨稍外展置于体侧，在肩胛平面稍微上举，肘关节屈曲90°，通过对前臂前方或后方施加阻力来使盂肱关节内旋或外旋的肌肉等长收缩。同时需注意，应在多角度下完成此项运动，从而实现肌肉在不同角度的等长收缩（图8-20）。如出现盂肱关节的疼痛或不适，应先适当对关节进行松动再进行肌肉的训练。

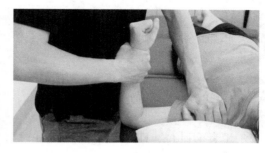

图8-20　盂肱肌肉多角度等长收缩

2. 内收/外展

患者取仰卧位、坐位或站位，肱骨稍微外展，治疗师借由在肱骨内侧下方施加阻力以活化内收肌肉；在肱骨外展至不同角度时，通过对肱骨外侧下方施加阻力使外展肌肉进行等长收缩。需注意的是，当外展超过90°时，应先外旋肱骨再进行训练，以减小肩峰撞击的可能。

3. 肩胛平面上举

患者仰卧位，肱骨置于肩胛骨平面，稍微屈曲和外展，在此平面上，通过施加不同角度的阻力来实现上举的等长收缩（图8-21）。

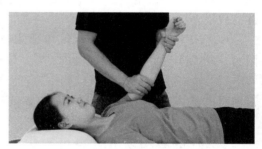

图8-21　肩胛平面上举

（三）自我执行的多角度等长收缩

根据上述原则，可以教导患者利用合理的摆位、合适的物体对肩关节周围施加等长收缩的阻力，从而实现自我练习的目的。

二、稳定性运动

通过交替等长收缩及节律性稳定技术可以增加肩带肌肉的肌力和稳定度。在训练时应掌握以下原则：

（1）训练形式分为开放链和闭锁链两种情况进行。

（2）从肩胛肌肉训练开始，有肩胛的稳定度才有稳固的基础。

（3）从交替等长收缩开始。

（4）告知患者施加阻力的方向，使患者集中注意力并活化需收缩的肌肉。

（5）渐进阶段，减少口头提示，增加阻力转换的速度以促进患者肌肉的自动反应。具体分为以下几个部分：

（一）肩胛肌肉开放链稳定运动

此动作与肩胛肌肉等长收缩运动类似，完成肩胛上举/下压，肩胛前伸/后缩，肩胛内旋/外旋稳定性收缩。

（二）肩带开放链稳定运动

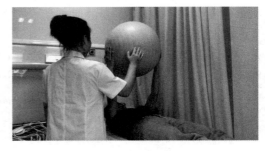

图8-22　肩带开放链稳定运动

患者仰卧位，双手握体操棒或球，肩关节屈曲90°，肘关节伸直。治疗师通过体操棒或球施加不同方向的阻力，嘱患者维持不动，实现肩带的稳定性运动（图8-22）。需注意以下情况：

（1）在训练过程中，可仅针对患侧施加阻力，从而实现针对性训练。

（2）当需要进阶时，可以调整患者至坐位或站位，或改变阻力的强度和转换频率。需注意的是，进阶时，必须确保肩胛始终有良好的稳定度。

（三）静态闭锁链（负重）稳定运动

负重状态能活化近端关节的肌肉稳定，同时闭链运动能更好地提供对关节的支持和保护，因此，在损伤早期，可以使用较低阻力的稳定运动以活化肌肉。随着组织的修复，再逐渐提高负重的量和阻力级别以实现进阶。

1. 肩胛稳定

与肩胛肌肉等长收缩运动类似。患者健侧卧位，注意：将手支撑于治疗床上且部分负重，保证完成的是闭链运动。然后，治疗师对肩胛骨施加不同方向阻力完成肩胛上举/下压，前突/后缩。

2. 保护性负重下交替等长收缩

患者可以在坐位下将双手置于大腿或前方治疗床上，使上肢部分负重，然后治疗师在肩关节上施加不同方向和强度的阻力，让患者维持姿势不动，从而实现在不同承重程度下的等长收缩。

3. 进阶

主要体现在体位的变化、支撑面的稳定程度、负重程度的改变和阻力的变化。具体如下：

（1）进阶到站位，身体前倾双上肢撑墙，通过改变前倾角度实现负重程度的变化，或进阶到四点跪位。

（2）进阶到单手支撑，减少支撑面，增加稳定运动的难度。

（3）进阶到不稳定支撑面，增加更多的神经肌肉控制，促进平衡反应（图8-23）。

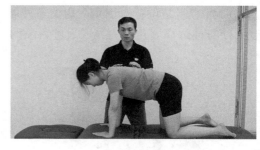

图8-23　双手及单手支撑下静态稳定性训练

（四）动态闭锁链稳定运动

患者站位，肩关节屈曲90°，双手支撑于墙壁。治疗师在肩关节上施加阻力，嘱患者在引导下进行双上肢的交替负重。若在运动中要求一侧上肢完全抬离墙壁，则可视为增加负重程度的一种进阶方式。

抑或患者四点跪位，抬起一次上肢同时抬起对侧下肢，可用以增加前锯肌和下斜方肌的活动。改变支撑面的稳定程度可用以调节训练级别。

三、动态强化肌力训练：肩胛肌群

由于肩胛节律的存在，在开始肩胛肌群的动态强化训练之前，应确保各关节运动关系正常，肩胛周围肌肉正确运作，避免错误生物力学模式，并从低强度多重复次数开始，随着控制能力的增加逐步进阶。具体分为以下形式：

（一）肩胛后缩（菱形肌和中斜方肌）

（1）在俯卧位、坐位或站位下均可完成此项训练，患者双手相握于背后，内收肩胛并维持，要注意的是以不增加手臂过分活动为宜，重点强调肩胛的内收以活化菱形肌和中斜方肌。

（2）患者俯卧位，手握哑铃，手臂置于床缘自然下垂，指导患者将肩胛夹紧（图8-24）。

（3）患者坐位或站位，肩关节前屈90°，保持肘关节伸直。双手抓握固定于肩关节高度的弹力带，抵抗阻力将肩胛夹紧。

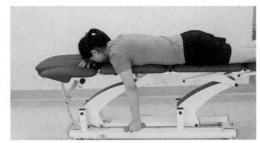

图8-24　肩胛后缩训练

（二）肩胛后缩合并肩关节水平外展/伸展（菱形肌、中斜方肌、后三角肌）

（1）患者俯卧位，肩关节外展90°，肘关节屈曲，前臂垂直指向地面，指导患者肩关节水平外展并肩胛后缩夹紧。亦可通过使肘关节伸直或增加阻力以完成难度进阶（图8-25）。

（2）患者站位背对墙角，肩关节外展90°，肘关节屈曲，指导患者将肘关节后压墙壁，使身体远离墙角从而完成肩胛后缩的训练（图8-26）。

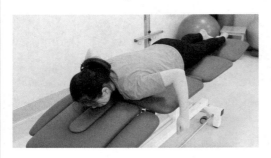

图8-25　俯卧位肩胛后缩合并肩关节水平外展

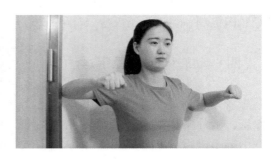

图8-26　站立位肩胛后缩合并肩关节水平外展

（三）肩胛后缩合并肩关节水平外展及外旋（菱形肌、斜方肌、后三角肌、冈下肌、小圆肌）

（1）患者俯卧位，肩关节外展外旋90°，肘关节屈曲90°或伸直，指导患者将肩胛同时内收使手臂抬离床面。若俯卧于较窄长凳上，则可从水平内收姿势开始完成较大的关节活动度。

（2）患者坐位或站位，肩关节外展外旋90°，双手抓握弹力带，利用双手和肘关节整体向后拉，保证在肩关节外展外旋的同时完成肩胛后缩夹紧（图8-27）。

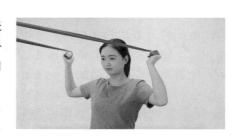

图8-27　坐位下肩胛后缩合并肩关节水平外展及外旋

（四）肩胛前伸（前锯肌）

（1）患者坐位或站位下，肩关节前屈90°，肘关节伸直。固定弹力带于患者后方肩关节高度，指导患者抵抗阻力向前推，使肩胛骨靠近胸壁，但不可旋转身体，以避免代偿（图8-28）。

（2）患者肩关节前屈90°，肘关节伸直，身体前倾，双手支撑于墙面，指导患者将躯干推离墙壁，完成肩胛前伸的动作。此运动可进阶至四点跪位、俯卧撑等姿势，策略同前，亦即通过改变负重程度和支撑面稳定程度实现进阶（图8-29）。

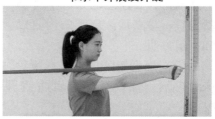

图8-28　坐位下肩胛前突

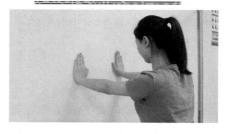

图8-29　双手支撑下肩胛前伸

（五）肩胛下压（下斜方肌、下前锯肌）

（1）患者坐位，肘关节屈曲，治疗师在肘关节
下方提供向上的徒手阻力，指导患者向下施压，完成肩胛下压的动作（图8-30）。

（2）患者坐位或站位，双手置于手支撑器或平行杠，指导患者肘关节完全伸直，
双手向下压使身体抬高，实现肩胛下压的动作（图8-31）。

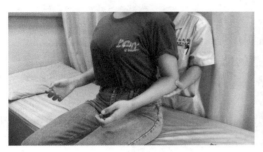

图8-30 治疗师辅助肩胛下压

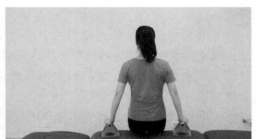

图8-31 自我肩胛下压

（六）肩胛向上旋转合并下压（下斜方肌、前锯肌）

上、中斜方肌使肩胛向上旋转，前锯肌维持肩胛胸壁的关系，但肩胛上旋必须与肱
骨的上举动作结合。肱骨上举会带来肩胛上抬而过度用到上斜方肌，因此需要在肩胛向
上旋转的同时维持肩胛下压以活化下斜方肌。

（1）患者站位，骨盆后倾使背部平靠于墙
面，肩关节稍微外展外旋，肘关节屈曲90°，双
上肢呈"W"形。指导患者在背部平坦靠着墙
壁的情况下，上肢贴着墙面向上滑动。

（2）患者俯卧位，上肢高举过头，指导
患者将手臂抬离床面，在关节活动范围末端继
续增加肩胛向上的旋转。

（3）患者坐位或站位，上肢高举过头，双
手抓握固定于患者前上方的弹力带做出肩关节
更大前屈的动作，同时指导患者将注意力集中
于肩胛下压活化下斜方肌（图8-32）。

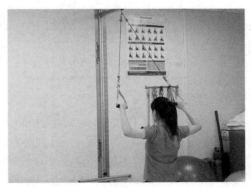

图8-32 使用弹力带肩胛向上旋转合并下压

四、动态强化肌力训练：盂肱肌肉

盂肱肌群的动态肌力和肩胛稳定肌肌力是完成肩带功能性活动的基础。在练习过程

中应将两者进行有机结合，同时训练过程中考虑到了体位提供的重力影响，故可有效地结合向心与离心的收缩方式以最大限度地增强肌力。

（一）肩关节外旋（冈下肌、小圆肌）

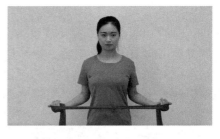

图 8 - 33　站立位肩关节外旋

完成肩关节的外旋需将上肢置于肩胛骨平面上举的不同位置，借由对前臂施加阻力实现肱骨的外旋。可在多种体位下进行，需根据患者实际情况选择确定。

（1）患者坐位或站位，双肘关节屈曲贴于体侧不动，双手抓握弹力带并向外拉，实现肩关节的外旋（图 8 - 33）。

（2）患者健侧卧位，患侧肘关节屈曲贴于身体不动，手抓握弹力带向外拉完成肩关节外旋。

（3）患者俯卧，患侧肩关节呈 90°，上臂置于治疗床上不动，前臂超出床沿自由活动，手抓握重物可完成抗阻下的肩关节外旋（图 8 - 34）。

（4）患者侧坐于桌边，肘关节屈曲 90°支撑于桌上不动，手抓握重物，指导患者将前臂抬离桌面完成肩关节外旋（图 8 - 35）。

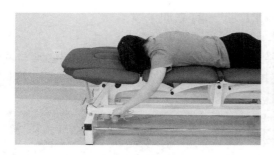

图 8 - 34　俯卧位肩关节外旋

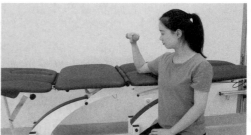

图 8 - 35　坐位肩关节外旋

（二）肩关节内旋（肩胛下肌）

（1）患者侧卧于患侧，肩关节部分屈曲，肘关节屈曲，手握重物。指导患者将前臂抬离床面再缓慢放下，实现肩关节内旋的向心和离心运动（图 8 - 36）。

（2）患者坐位或站位，提供与外旋相反之阻力实现肩关节内旋。

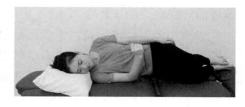

图 8 - 36　侧卧位肩关节内旋

（三）肩关节外展及肩胛平面手臂上举（三角肌、冈上肌）

在肩胛平面上完成的动作轨迹更接近肩胛盂窝的走向，故很多外展运动可调整在肩胛平面上进行（额状面向前 30°～45°）。需注意：肩关节上举超过 90°时必须增加外旋，以减少肩峰撞击。同时，建议在肩关节损伤后的治疗性运动尽量选用外旋姿势以减少撞击风险。具体如下：

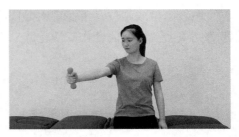

图 8-37　站立位肩关节外展及肩胛平面手臂上举

（1）患者坐位或站位，手握重物或固定在脚下的弹力带，患者肩关节在肩胛平面外展 90°并外旋，指导患者继续完成手臂上举（图 8-37）。

（2）患者健侧卧位，患侧手臂置于体侧，肘关节伸直，指导患者将手臂抬高至外展 90°位置。

（四）肩关节前屈（前三角肌、肩袖肌群、前锯肌）

患者可取仰卧位、坐位或站位，运动过程中需注意尽量保持肱骨的外旋姿势。其中一种训练方式为患者坐位，手臂置于身侧，稍微外旋，肘关节屈曲，大拇指朝后，手握阻力。指导患者垂直举高重量至高举过头位置（图 8-38）。

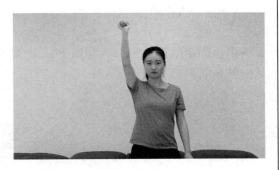

图 8-38　坐位下肩关节前屈

（五）肩关节内收（胸大肌、大圆肌、背阔肌）

患者坐位或站位，上肢置于外展位，抵抗阻力完成内收，以训练内收肌群。

（六）肩关节水平内收（前三角肌、喙肱肌、胸大肌）

患者仰卧位，上肢置于水平外展位，抵抗阻力水平内收至手臂垂直位置，以训练水平内收肌群。

（七）肩关节伸展（后三角肌、背阔肌、菱形肌）

（1）患者俯卧位，手臂屈曲 90°垂于床缘，肘关节弯曲或伸直，指导患者完成肩关节后伸动作。

（2）患者坐位或站位，利用固定于前方的弹性阻力完成肩关节向后伸展动作。

（八）肘关节屈曲（肱二头肌）

患者坐位或站位，手握重物保持前臂旋后，手臂置于身侧或肩关节稍微后伸，指导患者完成肘关节屈曲动作以活化肱二头肌（图8-39）。

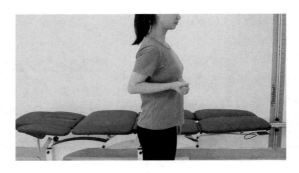

图8-39 站立位肘关节屈曲

（九）PNF模式

借由固定的弹性阻力，利用PNF的对角线模式，可更好地实现整个上肢或肩胛区域的整体肌群训练（图8-40）。

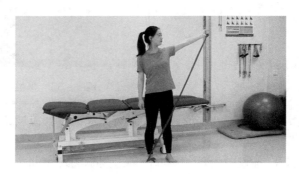

图8-40 PNF模式

五、肩胛带的功能性进阶运动

进阶运动包括模拟功能性活动的各种开放链和闭锁链运动模式，改善肌力、爆发力和肌耐力，并将协调性、技巧性整合到进阶运动中。

在运动的设计过程中，需要考虑到颈椎和胸椎的姿势，肩胛和胸壁的位置，整个上肢和躯干的控制，有时需要将下肢也考虑进来，更重要的是需要考虑患者回归工作和生活后的功能需要。因此，功能性进阶运动贯彻的是循序渐进的理念，是组合的动作模式，是多种运动形式的统一，更是整体康复的重要体现。

第三节　实　验　案　例

一、案例 1

患者，女，42岁，护士。开车时头部受到撞击，后描述只要伸手高举过头就会出现疼痛，工作时当需要将补液挂到输液架上时疼痛加重。

检查显示在抵抗阻力时，肩胛前突、肘关节伸直、肩关节伸展时会出现疼痛。触诊肱三头肌长头关节盂下方附着点时出现压痛，触诊腋下前锯肌时出现疼痛。其他损伤还包括菱形肌和下斜方肌无力。

问题1：在此种类型的受伤中，造成这些肌肉损伤的可能机制。

问题2：工作时疼痛加重的原因。

问题3：制订急性期的治疗计划和后续的运动治疗计划。

二、案例 2

患者，男38岁，排球爱好者。主诉只要伸手举过头就会疼痛。

检查显示冈下窝中度萎缩，肩胛前突，胸椎后凸，头部前伸。四点跪位时出现翼状肩。

问题1：哪些肌肉可能会被测出无力？

问题2：如何调整四点跪位姿势，以在安全阻力范围对患侧肌肉进行肌力和控制力训练？

问题3：制订居家运动计划。

（徐智勤　李　鑫）

第九章 肘部和前臂复合体

【实验目的】

（1）掌握肘及前臂常用的自我牵伸技术。

（2）掌握肘和前臂肌力训练及功能训练的常用操作技术。

（3）熟悉牵伸技术在肘和前臂疾患康复中的应用。

（4）熟悉不同肘关节和前臂疾患的训练策略。

【实验意义】

肘关节或前臂骨折、关节术后、长期制动后往往出现关节活动受限。腕指屈肌群经屈肌总腱附着于肱骨内上髁，腕指伸肌群经伸肌总腱附着于肱骨外上髁，过度使用或外伤也往往表现为肘关节疼痛。基于充分的物理评估和检查的组织柔软性和活动度训练有助于减轻肘和前臂复合体的疼痛及关节活动受限。

肘关节和前臂肌肉长度与力量的不平衡见于多种不同情况，包括但不限于外伤、手术、过度使用、神经损伤、关节不稳等。恰当的训练可提高神经肌肉控制，改善肌力和耐力，并促进患者恢复功能活动。

【实验原理】

本章节实验操作以肘部和前臂的关节学和运动力学为基础，结合各种技术，如关节活动度运动、牵伸技术、抗阻训练技术等，全方位地阐述肘部和前臂治疗性运动的要素，并延伸出对肘部相关疾病治疗的临床思考，从而实现将学习从理论向实践拓展的目的。

【实验对象】

（1）能够配合实操训练的肘或前臂疾病患者。

（2）由学生扮演的肘或前臂活动受限的标准化患者。

【实验用具】

治疗床、桌子、沙袋、大毛巾、弹力带、哑铃、自由阻力器械、绳子、滑轮。

【学时】

4 学时。

【实验内容与方法】

具体见下述。

第一节　增加软组织柔软度及关节活动度的运动

一、徒手、机械、自我牵伸运动

注意：在指导患者进行自我牵伸时，应强调保持低强度、长时间牵伸的重要性，不应在关节末端反复弹压。

（一）增加肘关节伸直

注意：三块屈肘肌中只有二头肌是跨关节肌，故充分牵伸肱二头肌应在肩关节伸展、肘关节伸直及前臂旋前位。

1. 机械牵伸——轻度屈曲挛缩

（1）患者仰卧位，上肢置于床面，肱骨远端垫一毛巾卷作为支点，在前臂远端绑一沙袋（图 9 - 1）。

（2）嘱患者用对侧手固定肱骨近端，或放置一沙袋固定。

（3）前臂分别置于旋前位、中立位、旋后位对不同屈肘肌（分别对应肱桡肌、肱

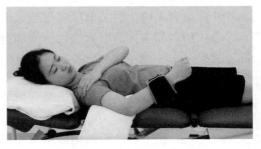

图 9 - 1　利用沙袋进行伸肘牵伸

肌、肱二头肌）进行持续牵伸。

2. 机械牵伸——动态支具

（1）对长期存在的屈肌挛缩，用动态支具进行持续、低强度牵伸（图9-2）。

（2）通过增加软组织的蠕变和应力-松弛来达到此目的。

3. 徒手牵伸——肱二头肌

（1）患者仰卧位，手肘伸直至舒适的活动度末端，前臂旋前。

（2）治疗师固定肩胛骨并被动后伸肩关节（图9-3）。

4. 机械牵伸——肱二头肌

（1）患者仰卧位，在前臂远端绑一沙袋。

（2）手肘伸直、前臂旋前。

（3）嘱患者用对侧手固定肱骨近端，并将手臂悬出床缘。

（4）保持肩关节和肘关节最大限度伸直，进行持续牵伸。

5. 自我牵伸——肱二头肌

患者站于桌边，手抓住桌缘并向前走使肩、肘关节最大限度伸直。此动作下前臂未旋前（图9-4）。

（二）增加肘关节屈曲

1. 俯卧自我牵伸——轻度伸直挛缩

（1）患者俯卧肘撑位，将前臂平放于床面。

（2）压低胸部使肘关节屈曲至最大范围。

（3）在可耐受情况下维持此姿势（图9-5）。

2. 坐位自我牵伸——轻度伸直痉挛

（1）患者坐位，肘关节屈曲至最大角度。

（2）用对侧手在前臂远端加压增加肘关节屈曲（图9-6）。

3. 自我牵伸——肱三头肌长头

（1）患者站立或坐位，髋关节和肘关节最大限度屈曲。

（2）用对侧手在肱骨远端加压增加肩关节屈曲或在前臂加压增加肘关节屈曲。

（3）在可耐受情况下维持此姿势（图9-7）。

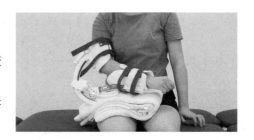

图9-2　利用动态支具进行伸肘牵伸

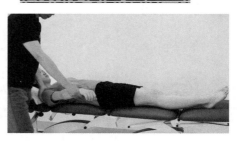

图9-3　肱二头肌徒手牵伸

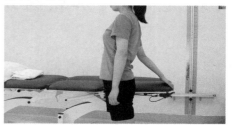

图9-4　肱二头肌自我牵伸

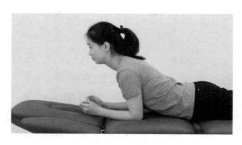

图9-5　屈肘自我牵伸（卧位）

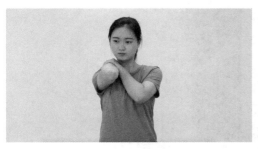

图9-6 屈肘自我牵伸（坐位）

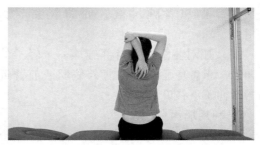

图9-7 肱三头肌长头自我牵伸

（三）增加前臂旋前、旋后

患者坐位，肘关节屈曲90°置于桌上或固定于体侧。

1. 自我牵伸增加旋前

（1）用健侧手握住患侧手的腕关节近端，使健侧掌根抵住桡骨，手指环绕尺骨。

（2）患侧前臂最大限度旋前，并用健侧掌根对桡骨加压增加旋前。

（3）在可耐受情况下维持此姿势（图9-8）。

※注意：力应施加在桡骨上，以免损伤腕关节。

2. 自我牵伸增加旋后

（1）用健侧掌根抵住患侧桡骨远端掌面。

（2）将前臂旋后至最大限度，并用健侧掌根对桡骨加压增加旋前。

（3）在可耐受情况下维持此姿势（图9-9）。

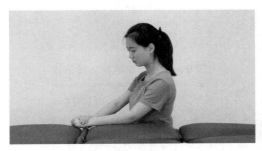

图9-8 旋前自我牵伸

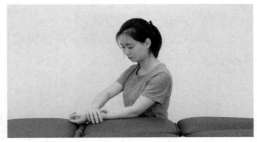

图9-9 旋后自我牵伸

二、肱骨内侧和外侧髁肌肉的自我牵伸运动

（一）牵伸腕伸肌群（起于肱骨外侧髁）

1. 自我牵伸

（1）患者坐位或站立，肘关节伸直，前臂旋前。

（2）嘱患者腕尺偏并屈曲腕关节和手指。

（3）用对侧手在手背部施加一个轻柔的牵伸力，患者应感觉沿肱骨外侧髁或前臂近端的牵伸感（图9－10）。

2. 利用墙面自我牵伸

（1）患者站立，肘关节伸直，前臂旋前，手背贴于墙面（手指朝下）。

（2）将手背沿墙面向上滑。

（3）可主动屈曲手指进一步牵伸（图9－11）。

（二）牵伸腕屈肌群（起于肱骨内侧髁）

1. 自我牵伸

（1）患者坐位或站立，肘关节伸直，前臂旋后。

（2）嘱患者桡偏并伸直腕关节。

（3）用对侧手在手掌侧施加一个轻柔的牵伸力，患者应感觉沿肱骨内侧髁或前臂近端的牵伸感（图9－12）。

2. 利用墙面自我牵伸

（1）患者站立，肘关节伸直，前臂旋后，手掌贴于墙面（手指朝下）。

（2）将手掌沿墙面向上滑，直到腕屈肌有牵伸感。

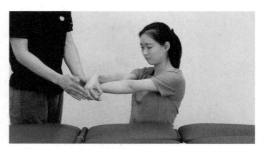

图9－10 腕伸肌群自我牵伸

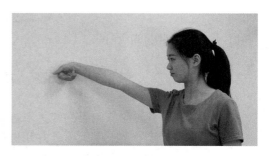

图9－11 腕伸肌群自我牵伸（利用墙面）

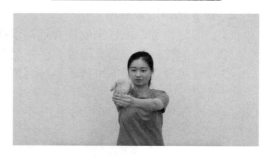

图9－12 腕屈肌群自我牵伸

第二节 改善肌肉表现及功能性控制的运动

一、等长运动

（一）多角度等长收缩

徒手或利用机械在肘关节屈、伸和前臂旋前、旋后活动范围内的不同角度施加阻力。不同肌群独立训练。

注意：力应施加在前臂远端而非手部，以免损伤腕关节。

（二）特定角度等长收缩

模拟肘关节的目标活动进行等长收缩训练。例如，假设要将一个大箱子抬起至胸前，则前臂中立位，训练肘屈肌在屈曲70°～90°的等长收缩。

（三）等长收缩变式及节律性稳定

1. 开链训练（图9-13）

（1）肘关节和前臂保持在不同的屈伸角度和旋转角度，稳定肱骨。

（2）用节律性稳定的技术徒手在前臂施加不同方向的阻力，嘱患者保持稳定。

（3）当患者较好掌握对阻力的反应后，在全上肢模式中进行节律性稳定训练。

2. 闭链训练（图9-14）

（1）患者四点跪位，手肘和前臂保持在目标姿势。

（2）徒手在肩部或躯干施加阻力使患者方向交替等长收缩或节律性稳定。

（3）也可在站立位双手撑墙，或俯卧撑体位（可以膝或足趾为支点）下进行训练。

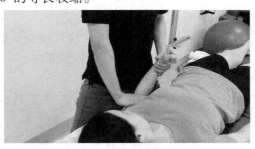

图9-13 节律性稳定之开链训练

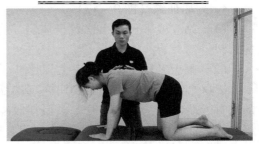

图9-14 节律性稳定之闭链训练

二、动态强化肌力及耐力训练

跨肘关节的许多肌肉都是多关节肌，如股二头肌、肱三头肌的长头、腕屈肌群和伸肌群等。因此，在进行肘关节抗阻训练时，肩关节和前臂的摆位尤为重要。

（一）肘关节屈曲

肘屈肌群包括肱二头肌、肱肌、肱桡肌。

1. 弹性阻力抗阻训练（图9-15）

（1）坐位或站立位，手臂垂直地面置于体侧。

（2）足部固定弹力带，手握弹力带游离端，进行肘关节屈、伸，以训练肘屈肌群向

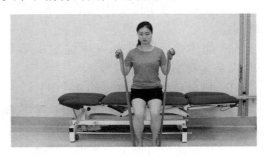

图9-15 弹性阻力抗阻屈肘训练

心及离心收缩。

（3）分别在前臂旋前、旋后、中立位下训练。

※此训练可刺激上肢上提和放下的功能活动。

2. 仰卧位抗阻训练（图9-16）

（1）患者仰卧，手臂置于床面。

（2）抗重力或手握重物屈肘。

※此体位下阻力作用在接近伸直位时最大，接近屈肘90°时降低至无作用。

3. 俯卧位抗阻训练

（1）患者俯卧，肩外展，将前臂伸出床沿。

（2）利用滑轮装置或弹力带施加屈肘阻力。

4. 划船训练（图9-17）

（1）站立或坐位，手臂置于体侧，前臂旋后。

（2）嘱患者屈肘，同时肩关节后伸。

※这个组合运动使肱二头肌在远端缩短的同时近端拉长，维持了肱二头肌在收缩过程中的最佳收缩长度，可提高最大张力。

（二）肘关节伸直

肘伸肌群包括肱三头肌和肘肌。

1. 俯卧位抗阻训练（图9-18）

（1）患者俯卧，肩外展90°，用一毛巾卷支撑于床面。

（2）嘱患者手握重物或抵抗弹力带阻力伸肘。

※此体位下的训练可增强肘关节屈曲90°至完全伸直的肌力。

2. 仰卧位抗阻训练（图9-19）

（1）患者仰卧，肩前屈90°，手握一重物。

（2）起始位时肘关节屈曲，使重物正好位于对侧肩关节处，在肩关节内旋位练习将重物抬高（伸肘）和放下，训练肘伸肌群

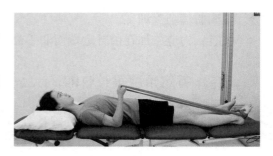

图9-16　仰卧抗阻屈肘训练

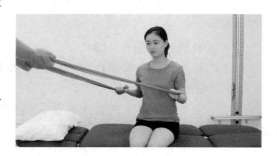

图9-17　划船训练

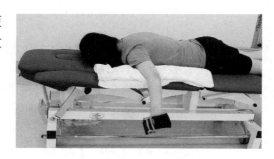

图9-18　俯卧抗阻伸肘训练

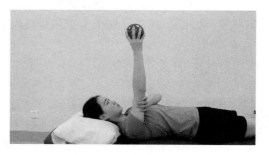

图9-19　仰卧抗阻伸肘训练

的向心和离心收缩。

（3）起始位时肘关节屈曲，使重物正好位于同侧肩关节处，在肩关节外旋位练习将重物抬高（伸肘）和放下。

（4）可用对侧手辅助稳定肩关节。

3. 伸肘训练强化肱三头肌长头（图9-20）

（1）患者取坐位或站位，手握一重物。肩前屈过头，肘关节屈曲使重物靠近肩关节。

（2）嘱患者练习将重物举过头和放下，分别训练向心和离心收缩。

（3）可用对侧手辅助稳定肩关节。

※此训练仅在患者肩部控制良好时进行。

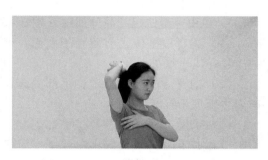

图9-20　伸肘训练强化肱三头肌长头

（三）旋前和旋后

负责旋前的肌肉是旋前圆肌和旋前方肌，负责旋后的肌肉是旋后肌和肱二头肌。训练时患者取坐位或站位，肘关节屈曲90°。坐位训练时，患者可将前臂置于桌面以支撑。

1. 自由重量抗阻旋前旋后训练（图9-21）

（1）患者取坐位，前臂支撑于桌面，手握一短棍。在短棍的一端加负荷。

（2）嘱患者进行前臂旋前/旋后训练。

（3）注意拇指位置，在训练中应避免拇指用力将短棍抬高。

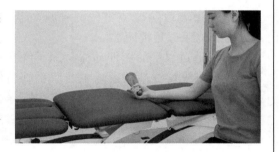

图9-21　自由重量抗阻旋前旋后训练

※假如此处用的是两端阻力相等的哑铃，则哑铃的两端对前臂的旋前/后分别起到阻力和助力的作用，两者正好相互抵消，无法达到抗阻作用。

2. 弹性阻力

（1）患者双手分握弹力带两端，患侧手前臂旋后以对抗阻力。

（2）患者站于弹力带上固定弹力带，患侧手握住弹力带一端，旋前以对抗阻力。

（3）若要增加阻力，可将弹力带游离端固定在一短棍末端，患侧手握在短棍另一端以增加阻力臂长度。

3. 功能活动

患者站立，面对门的球形把手，上肢置于体侧，肘关节屈曲90°以避免肩关节旋转代偿。嘱患者转动门把。

（四）腕关节前屈和背伸

腕屈曲肌群包括肱骨内上的肌肉，腕背伸肌群包括肱骨外上髁的肌肉。

1. 自由重量抗阻腕屈伸训练（图9–22）

（1）患者取坐位，前臂置于桌面，手握一重物伸出桌缘。

（2）前臂旋前，嘱患者将手部提起，此时阻力施加于腕背伸肌群。

（3）前臂旋后，嘱患者将手部提起，此时阻力施加于腕屈曲肌群。亦可将弹力带一端用脚固定，另一端握于手中进行训练。

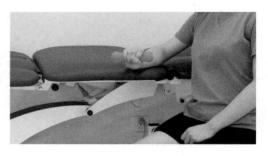

图9–22　自由重量抗阻腕屈伸训练

2. 腕关节卷轴运动（图9–23）

（1）准备一小短棍。在小短棍中间缠一60～120 cm长的绳子，绳子另一端系一重物。

（2）患者取站位或坐位，肩屈90°，手肘伸直，双手握短棍两端。

（3）通过双手的屈伸动作将绳子绕在棍子上从而将重物提高然后放下。双手旋前位抓握可强化腕伸肌，旋后位抓握可强化腕屈肌。

（4）可在屈肘位下训练，以同时强化肘屈肌。

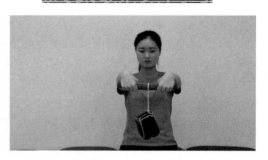

图9–23　腕关节卷轴运动

三、肘和前臂的功能性进阶运动

注意：由于肘关节的功能活动往往和肩、腕分不开，因此，应应用组合的动作模式来强化整个上肢，并且在训练中应避免其他活动代偿弱链。训练内容应包含对肌力、肌耐力和爆发力。

（一）对角线模式

徒手或机械阻力下的 PNF 模式，用单侧或双侧对角线模式训练。可通过徒手阻力、自由负重器械、弹力带、拉力器或等速肌力仪施加阻力。

（二）上肢组合拉

肘屈肌用于拉、提、抬等各种开、闭链活动中。这些上肢活动还要求肩胛后缩、肩后伸肌群和腕、手肌群有足够的力量。

（1）利用弹力带进行双侧抗阻提拉。

（2）利用固定于头部上方的横杠进行仰卧位引体向上或改良引体向上。

（3）利用弹力带或划船练习器进行划船动作练习。

（4）单手或双手提起不同的东西。注意：屈曲肘关节和维持身体良好的生物力学。

（三）上肢组合推

肱三头肌用于推的活动。推的活动也同时需要肩前屈和肩胛骨前伸或下压的力量。

（1）仰卧推举。

（2）推墙运动、半卧撑或俯卧撑。

（3）坐位撑起。

（四）牵张 – 缩短训练（超等长收缩）

（1）弹性阻力训练。

（2）接 – 投球。

（3）拍球。

（五）模拟任务和功能活动

确定患者功能活动或工作、娱乐中需要的相关运动，进行运动成分和完整功能活动的模拟训练。以网球肘为例，可利用固定滑轮进行正手击球、反手击球、发球训练。

第 三 节　实 验 案 例

一、案例 1

患者在摔倒时由于手部过度伸展，导致桡骨远端骨折，石膏固定 4 周后就诊。患者肘、前臂和腕的活动受限。触诊发现桡骨头和肱骨小头外侧面的间隙变小，肘、前臂和腕的所有关节的活动变差。

请简述病例中肘和前臂损伤的机制和可选择的治疗方法。

二、案例 2

患者 15 岁，多关节的类风湿性关节炎病史 5 年，因为疾病后期的肘关节疼痛接受了滑膜和桡骨头切除术，加入关节植入物。手术前，患者肘部有严重的疼痛，缺乏肘关节全范围的屈曲/伸直和前臂的旋转，限制了手臂的功能活动。患者住院治疗期间接受持续被动运动（CPM）。出院前一天转介至物理治疗师进行家庭训练指导。

问题 1：请为这个青少年制订训练计划。

问题 2：按优先顺序描述第一周你将让患者在家进行的训练。

问题 3：为之后的康复过程列出训练计划。

问题 4：患者计划出院 1 周内返校，你是否建议门诊治疗。若是，指出治疗频率和持续时间，并证明该建议的必要性。

（解东风　李　娴）

第十章 腕 和 手

【实验目的】

（1）掌握手部肌腱活动的训练方法。
（2）掌握提高手及腕部柔韧性及活动度的训练方法。
（3）熟悉提高肌肉表现、神经肌肉控制及协调性的活动。

【实验意义】

腕关节是关节链中最后可为手部提供稳定而辅助产生功能性活动的关节，它在手部进行不同的功能使用及抓握活动中通过控制"长度－张力"关系而起重要的作用。手是人类操控环境及表达想法和智慧的工具，同时还可以为中枢神经提供感觉输入及反馈。基于充分的评估和检查的组织柔软性和活动度训练有助于减轻手及腕部的疼痛及关节活动受限。

【实验原理】

本章节实验操作以腕和手的关节学和运动力学为基础，结合各种技术，如关节活动度运动、牵伸技术、抗阻训练技术等，全方位地阐述腕手治疗性运动的要素，并延伸出对腕手相关疾病治疗的临床思考，从而实现将学习从理论向实践拓展的目的。

【实验对象】

（1）参与实验的学生本人。
（2）可配合实操训练的腕关节及手部疾病患者。

【实验用具】

治疗桌、治疗床、沙袋。

☑【学时】

4 学时。

☑【实验内容与方法】

具体见下述。

第一节　改善肌肉及肌腱活动不足的运动

一、肌腱滑动及肌腱抗阻运动

(一) 放置 – 保持训练

(1) 屈肌腱修复术后，患者通常佩戴背侧阻挡矫形器或肌腱固定矫形器，掌指关节屈曲位下，被动把指间关节置于屈曲位，患者在这个位置等长收缩 5 s。

(2) 如果患者佩戴了肌腱固定矫形器，把指间关节屈曲的"放置 – 保持训练"与主动的腕关节背伸结合。患者放松状态下，允许腕关节被动屈曲及指间关节被动伸直。

(3) 伸肌腱修复术后，掌侧阻挡矫形器可移除以进行训练。先被动移动修复区域至中立位，再逐渐到轻微伸直的位置，然后让患者保持在此位置。此动作强调末端伸直以预防出现伸直差。

(4) 让患者通过健侧或生物反馈学习如何使用最小的力量完成保持动作。

(二) 屈肌腱滑动训练

(1) 勾拳：患者从手指伸直位置 (图 10 – 1A) 做出掌指关节伸直、近端指间关节及远端指间关节屈曲的动作 (图 10 – 1B)。此动作会使指深屈肌腱及指浅屈肌腱、指深屈肌腱及骨之间产生最大的滑动。同时，指总伸肌腱也存在滑动，因此此动作也用于伸肌腱滑动练习。

(2) 实拳：同时屈曲掌指关节及指间关节 (图 10 – 1C)。指深屈肌腱相对腱鞘、骨及指浅屈肌腱产生最大的滑动。

(3) 直拳：从掌指关节屈曲、指间关节伸直的体位 (图 10 – 1D) 至近端指间关节屈曲、远端指间关节伸直的直拳体位 (图 10 – 1E)。此动作使指浅屈肌腱相对屈肌腱鞘及骨产生最大滑动。

(4) 拇指屈曲：让患者全范围地屈曲拇指掌指关节及指间关节，此动作可促进拇长屈肌产生最大的滑动。

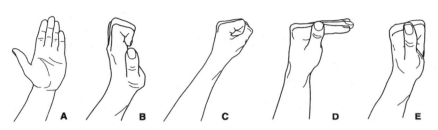

A. 手伸直位；B. 勾拳；C. 实拳；D. 手内在肌体位；E. 直拳

图 10 -1　屈肌腱滑动训练

＊活动的进阶建议：①从腕关节中立位开始此活动；②一旦指关节可进行全范围的活动，滑动训练可进阶到腕关节屈曲及伸直位与手指活动相结合。

（三）屈肌腱阻挡训练

＊注意：屈肌腱修复术后早期不能进行抗阻训练，以免造成对肌腱的应力性损伤。

1. 单独的掌指关节屈曲（蚓状肌及掌侧骨间肌）

（1）让患者单独屈曲单个手指掌指关节（图 10 -2）。

（2）如果需要，用另一只手固定其他手指在伸直位。

（3）随着控制能力的增强，手可不必固定在桌面上。

2. 近端指间关节屈曲（指浅屈肌）

（1）另一个手固定单个手指的近侧指骨，如果可以，在保持远端指间关节伸直的情况下屈曲单个手指的近端指间关节，其余手指平放于桌面（图 10 -3）。

（2）如果需要，用另一只手固定其他手指在伸直位。

3. 远端指间关节屈曲（指深屈肌）

（1）让患者仅屈曲远端指间关节。

（2）另一只手固定手指的近端指间关节。

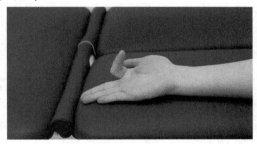

图 10 -2　屈肌腱阻挡训练（掌指关节）

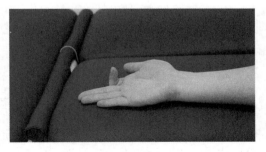

图 10 -3　屈肌腱阻挡训练（指间关节）

（3）通过增加掌指关节及近端指间关节的角度以改变活动形式及调整难度。

4. 握实拳

当患者可进行全范围的滑动训练时，应该可以握实拳，通过增加阻力进阶活动难度。

（四）减少伸直滞后（extensor lag）的训练

伸直滞后是指患者可完成全关节范围的被动伸直，但主动伸直不足。

1. 单独的掌指关节伸直

（1）让患者从握实拳到握勾拳。

（2）如果患者不能保持指间关节屈曲，让他/她在保持掌指关节伸直的情况下勾拳握笔。

（3）以腕关节中立位开始，逐渐进阶到腕关节在屈曲及伸直位而保持掌指关节伸直。

2. 单独的近端指间关节及远端指间关节伸直

（1）为了使蚓状肌出现最强的收缩，患者尝试屈曲掌指关节同时伸直指间关节，患者从握实拳到手内在肌体位。

（2）进阶动作：把手掌放在桌面的边缘，近端指间关节及远端指间关节借助边缘完成部分屈曲。

（3）让患者在关节活动范围内完成指关节的伸直。

3. 指间关节活动末端的伸直

（1）把整个手掌心向下固定在水平的桌面上，让患者把受伤手指伸直至过伸位。

（2）若关节活动度不足，在近节指骨或中节指骨放一支笔或方块，以让近端指间关节活动远端指间关节可完成更大范围的活动（图10-4）。

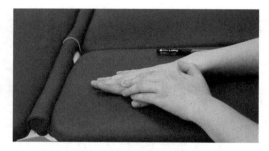

图 10 - 4　近端指间关节的末端伸直

掌指关节固定在伸直位，患者伸直中节指骨及远节指骨。

（五）伸肌腱滑动训练

（1）让患者用另一只手被动屈曲一个手指的掌指关节及指间关节，而其他手指保持伸直。

（2）若患者不能完成上述动作，则让患者把手掌放在桌面，掌心向上，另一只手被动屈曲其中一个手指的同时其他手指固定在桌面或抵抗桌面做伸直动作（图10-5）。

（3）进阶训练：患者主动屈曲其中一个手指的同时其他手指主动伸直。

（4）让患者屈曲中指及无名指而伸直食指和小指，以促进食指伸肌及小指伸肌腱在

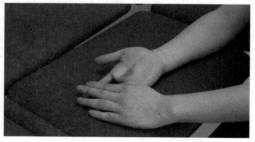

图 10 - 5　伸指肌腱滑动

指总伸肌腱的滑动。

二、改善肌腱粘连的疤痕组织活动技巧

（一）松动指长屈肌肌腱

（1）以常规的牵伸方式开始，最大限度地被动伸直手指以把肌腱被动地向远端活动，施加持续的应力以形成蠕变。牵伸后主动以屈肌腱滑动训练的模式（图10-2）屈曲手指以产生抵抗近端方向粘连的牵伸力。

（2）若上述方式未能松解粘连，则最大限度地伸直掌指关节及指间关节，牵伸位固定，然后用手指在粘连部位施行摩擦类手法。牵伸方式的手法方向应沿长轴的远近端方向，而摩擦类手法应沿近端方向。让患者同时主动屈曲以增加主动牵伸力。

（3）在摩擦手法后，让患者在新增的活动范围内重复屈肌腱的滑动练习。

（二）松动伸肌腱及伸直机制

（1）通过向远端方向被动屈曲关节至粘连点以进行牵伸，然后让患者主动向近端方向伸直关节以对疤痕产生应力。

*注意：若伸直滞后增加（如屈曲增加，但增加的活动度内无主动伸直），可能牵伸的是粘连点远端的肌腱而非粘连区，则不应持续进行屈曲位的被动牵伸，而应强调疤痕组织的摩擦按摩手法。

（2）在屈曲位的末端施加摩擦按摩手法。向远端及近端方向施加摩擦按摩手法。当向近端施加摩擦按摩手法，让患者主动伸直以辅助松动。

（3）上述松动技术后，让患者进行伸肌腱的滑动训练。

第二节 增加软组织柔软度及关节活动度的运动

一、总体牵伸技巧

（一）提高腕关节背伸活动度

（1）让患者把手掌心朝下置于桌面，手指可通过桌面边缘屈曲，另一只手可辅助固定，患者的前臂以腕关节为固定点进行屈伸的活动，活动形式类似图10-7，但是手指放于桌面边缘，可自由屈曲。

（2）让患者双手掌心相对，或者手指可屈曲，进行腕关节的被动牵伸。

（二）提高腕关节掌屈活动度

（1）让患者把手掌背朝下置于桌面，手指可通过桌面边缘屈曲，另一只手可辅助固定，患者的前臂以腕关节为固定点进行屈伸的活动。

（2）患者坐位下前臂旋前手背置于桌面边缘，另一只手辅助腕关节掌屈借助桌子边缘施加压力。

（3）让患者手背相对放在一起，手指放松，移动前臂让腕关节屈曲至90°。

（三）增加手指或拇指单个关节的屈曲或伸直

增加伸直，前臂应在桌面处于旋后位。增加屈曲，前臂应在桌面处于旋前位。通过桌面边缘施加压力完成牵伸。

二、手内在肌及多关节肌肉的牵伸技巧

（一）蚓状肌及骨间肌自我牵伸

让患者把手掌心朝下置于桌面，主动伸直掌指关节，屈曲指间关节，另一只手在活动的末端施加被动牵伸的力（图10-6）。

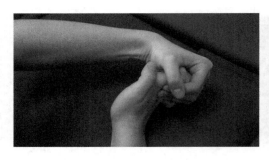 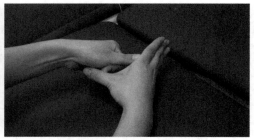

A. 蚓状肌：掌指关节伸直，指间关节屈曲 　　　B. 拇收肌：掌指关节外展，需注意的是力应该施加在掌骨头而非近节或远节指骨

图10-6　手内在肌的自我牵伸

（二）骨间肌的自我牵伸

让患者掌心朝下平放在桌面，掌指关节伸直，外展或内收手指，在近节指骨的远端施加牵伸力，邻近手指保持固定以提供稳定。

（三）拇内收肌的自我牵伸

患者手部掌侧置于桌面，掌侧外展拇指，让患者用另一只手在第一和第二掌骨头施加力以增加虎口的大小（图 10 - 6B）。

　＊注意：不能让患者在近节及远节指骨施加牵伸力，以免造成拇指掌指关节尺侧副韧带的应力，而导致拇指的不稳及功能下降。拇指的外展发生在掌指关节的掌骨及大多角骨组成的关节内。

（四）手外肌群的自我牵伸

因为手外肌是多关节肌，所以最后的步骤应该是多个关节同时延长手外肌。但是，在活动的起始阶段，由于关节挤压和损害通常发生在小或者相对不稳定关节，因此应该先牵伸远端小关节，然后固定已牵伸好的远端关节逐渐往近端牵伸。

　＊注意：不能让近端指间关节及掌指关节过伸，因为它们的肌腱在腕关节产生牵伸。

（五）自我牵伸指浅屈肌及指深屈肌

（1）把手掌平放在桌面，然后，伸直远端指间关节，可用另一只手固定关节，保持远端指间关节伸直的同时接替地伸直近端指间关节及掌指关节。

（2）如果患者可以完成手伸直，把手固定在桌面，以手腕为固定轴前臂往上移动。患者移动到不适的部位，保持这个体位，逐渐增加长度（图 10 - 7）。

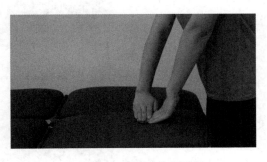

图 10 - 7　自我牵伸指屈肌

（六）自我牵伸指总伸肌

从远端关节屈曲然后进阶至腕关节直至手指屈曲到最大范围。另一只手施加牵伸的力。

141

第三节 改善肌肉表现、神经肌肉控制及协调性运动

一、强化腕、手部肌肉力量的技巧

(一)强化腕部力量

1. 腕掌屈(尺侧腕屈肌及桡侧腕屈肌)和腕背伸(桡侧腕长伸肌、桡侧腕短伸肌、尺侧腕长伸肌)

患者坐位,前臂置于桌面保持稳定,通过哑铃或弹力带施加阻力,前臂旋后位施加屈曲的阻力,前臂旋前位施加伸直的阻力(图10-8)。

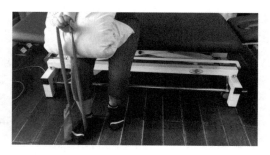

图 10-8 腕背伸的抗阻训练

2. 腕桡偏(桡侧腕屈肌、桡侧腕伸肌和拇长展肌)和腕尺偏(尺侧腕屈肌、尺侧腕伸肌)

(1)患者站立,手握哑铃或重力棒,桡偏抗阻,重力应施加在桡侧(图10-9)。

(2)尺偏抗阻,重力应施加在尺侧。

3. 腕部训练的功能性进阶

控制性的活动要求可在稳定腕部的情况下完成手部的功能性活动,如重复抓握及放开不同大小、不同重量、不同形状等物品。

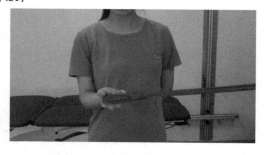

图 10-9 腕桡偏的抗阻训练

(二)强化弱的手内在肌

1. 掌指关节屈曲的同时指间关节伸直(蚓状肌)

(1)掌指关节先固定在屈曲位,让患者抵抗在中节指骨的阻力主动伸直近端指间关节,然后通过在远节指骨添加阻力进阶抗阻训练(图10-10)。

(2)患者先伸直掌指关节及屈曲近端指间关节,然后主动把手指前伸完成复合活动,可让患者用另一只手推手指以提供阻力或通

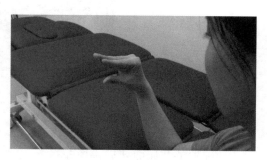

图 10-10 手内在肌肌力增强训练

过橡皮泥提供阻力。

（3）患者手指伸直，保持指间关节伸直下屈曲指间关节至手内肌体位，可在近节指骨施加阻力。

2. 单独或组合的指外展/内收（掌侧及背侧骨间肌）

（1）患者手掌放于桌面，在近节指骨的远端施加阻力，手指完成外展和内收。

（2）抗阻内收：患者双手交叉及互相挤压，或者相邻的手指挤压橡皮泥。

（3）抗阻外展：橡皮筋套住两相邻手指，手指进行外展动作。

3. 拇指外展（拇短展肌及拇长展肌）

（1）患者手背置于桌面，在第一指骨的近端基底部施加阻力，患者进行外展活动。

（2）把橡皮筋或环状橡皮泥置于拇指和食指的基底部，让患者完成拇指外展。

4. 拇指对掌（拇对掌肌）

（1）让患者采取不同的抓握模式，拇指与其他手指分别完成对指，拇指与食指完成侧捏。

（2）患者通过捏橡皮泥、弹力球或夹子完成抗阻训练。

（三）强化弱的手外在肌

1. 掌指关节伸直（指总伸肌、食指伸肌及小指伸肌）

手放于桌面，手掌向下，手指放在桌子边缘，把弹力带或重力沙袋悬挂在近节指骨的远端，抗阻伸直掌指关节。

2. 指间关节屈曲（指深屈肌及指浅屈肌）

患者双手反向勾住，蜷缩手指以抵抗相互的阻力（图10-11）。

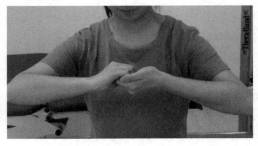

图10-11　手外在屈肌的自我抗阻训练

（四）手内外肌结合的抗阻训练

1. 毛巾或报纸揉皱

把毛巾平铺在桌面上，让患者把手掌平放在毛巾的边缘，掌根部不离开毛巾的同时让其他手指"爬行"把毛巾卷进手心。此活动也可以通过揉皱报纸的方式来进行。

2. 圆盘重量抗阻

（1）患者前臂旋前（掌心向下），5个手指分布在圆盘边把圆盘拿起，让患者保持这个体位以进行等长抗阻，可让患者每次伸直1个手指以提高屈肌抗阻。

（2）通过拇指和其他手指对指或者侧捏边缘的方式拿起圆盘。

（3）手掌向下放于桌面，把圆盘放在指背，通过过伸手指举起圆盘。

3. 其他抗阻方式

（1）可选用其他抗阻设备，如橡皮泥、手部弹簧抗阻、软式球等。

（2）观察患者的活动模式，确保他/她没有代偿或出现损伤性力量。

二、灵活性及功能性活动

（一）手指灵活性

通过使用拇指与食指及中指对指的方式完成小物品的操作或技巧性控制以训练手指灵活性，如让患者捡起小物品、把螺母拧进螺丝、画画、书写、系或打结带子、拧开和拧紧瓶盖、键盘输入等。

（二）功能性活动

把治疗性活动进阶到患者进行 ADL、工作及娱乐等活动需要的功能。患者在重返功能性活动的时候，不仅存在肌肉控制和肌力的问题，也存在肌肉耐力、协调及灵活性的问题。这些都需要我们询问及分析患者的问题，设计相应的治疗活动以达到目标。

第四节 实 验 案 例

患者，女，55 岁，类风湿病史 15 年，4 周前进行了右手无名指及小指的掌指关节假体植入关节成形术，现转介过来进行康复治疗。在过去的 4 周，患者一直佩戴动态伸指矫形器，该矫形器可让掌指关节主动屈曲而在辅助下伸直。现患者已被允许去除矫形器进行主动的腕和手部的活动度训练。评估发现患者存在伸直滞后及手指屈曲受限。患者是一名家庭主妇，主要想解决的问题是可以进行备餐及洗衣活动。

问题 1：请问应如何制订该患者的治疗目标及运动计划，治疗方案应该如何进阶？

问题 2：请为此患者设计并演示一种治疗伸直滞后的活动方案。

问题 3：请为此患者设计并演示一种治疗手指屈曲受限的活动方案。

问题 4：请阐述每个治疗阶段活动的注意事项。

（李　娴　薛晶晶）

第十一章　髋　与　骨　盆

　　髋周肌力失衡或者柔韧性下降可导致异常的腰椎 – 骨盆节律，从而诱发下腰痛、骶髂关节痛或髋关节疼痛，甚至在负重过程损伤膝、踝关节。本章节介绍髋关节与骨盆的灵活性训练及运动控制训练等。

【实验目的】

　　（1）掌握髋关节与骨盆的常用牵伸技术。
　　（2）掌握髋关节运动控制及功能训练的常用操作技术。
　　（3）熟悉常见髋周疾患的牵伸技术。
　　（4）熟悉常见髋关节疾患的训练策略。

【实验意义】

　　本节介绍改善髋周肌群及软组织延展性的治疗技术，其中，治疗原则和技巧在本书第一、二章中已做阐述。灵活性（自我牵伸）训练需要充分考虑患者关节受限程度及治疗配合度，并非所有训练技术都适合患者。因此，治疗师需根据患者的功能状态及治疗进展选择合适的治疗方式和强度。如患者能够进行拮抗肌的主动收缩，应用交互抑制的治疗原理可更加有效地改善关节活动度。

　　在回归功能的康复阶段，愈合组织所需的保护程度较低，患者更需要习得髋关节良好的运动控制及躯干稳定性。当患者的某块肌肉不能正确收缩或动作发生代偿的情况时，应当指导患者在活动度训练中强化肌肉的本体感觉和动作认知。如果肌肉短缩导致活动受限，可在牵伸训练后再进行肌肉的控制训练。本节中介绍的训练技术可应用在居家运动方案中，也可整合在进阶性功能训练。

【实验原理】

　　本章节实验操作以髋关节及骨盆的关节学和运动力学为基础，结合各种技术，如关节活动度运动、牵伸技术、平衡训练等，全方位地阐述髋和骨盆治疗性运动的要素，并延伸出对髋部及骨盆周围疾病的临床思考，从而实现将学习从理论向实践拓展的目的。

☑【实验对象】

（1）髋关节活动受限患者。
（2）能够配合实训操作的髋关节疾病患者。
（3）由学生扮演的髋关节活动受限标准化患者。
（4）由学生扮演的髋关节周围肌群力量下降的标准化患者。

☑【实验用具】

治疗床、大毛巾、绑带、治疗床、小板凳、毛巾、弹力带（环）、沙袋、重力绑带、棍棒、瑜伽球。

☑【学时】

4 学时。

☑【实验内容与方法】

具体见下述。

第一节　髋周灵活性及活动度训练

一、牵伸髋周软组织的技术

跨双关节的肌肉可限制髋关节的全范围活动。此部分介绍单关节运动的肌群，在牵伸过程中需保持跨双关节肌肉处于松弛状态，其牵伸技术将在第二部分进行介绍。

（一）改善髋关节伸展

1. 俯卧位撑起（图 11-1）
（1）俯卧位，双手置于体侧在肩关节旁。

（2）双手撑床使胸廓向上离开床面，同时放松骨盆使其下垂。

（3）注意：此动作将使腰椎处于后伸状态，若患者出现下肢放射状而不是牵拉感，则不使用此治疗技术。

2. 托马斯牵伸（图11-2）

（1）患者仰卧，髋关节于床缘，保持髋膝关节屈曲，对侧大腿贴近胸部。

（2）患侧大腿逐渐放下低于床缘，膝关节可缓慢伸展，此时跨双关节的股四头肌将不会对牵伸造成影响。

（3）注意：不要产生髋关节外旋或外展的活动，引导患者利用腿部的重力产生牵拉作用，在关节活动范围末端放松紧张的肌肉。

（4）可在远端大腿加压，增加被动牵伸的作用力，或应用收缩放松技术。

3. 改良弓箭步牵伸（图11-3）

患者取弓箭步姿势，前脚和后脚在同一平面，且保持足部指向前方。

嘱患者做骨盆后倾动作，同时将重心移至前腿直到感觉后方腿的髋关节前区域有牵拉感。

如果患者后方腿足跟不离开地面，该动作可同时牵伸腓肠肌。

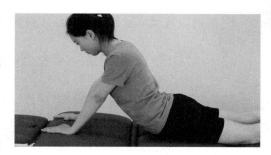

图11-1　俯卧位撑起

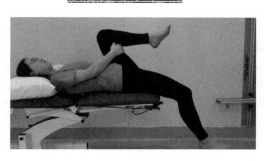

图11-2　托马斯牵伸

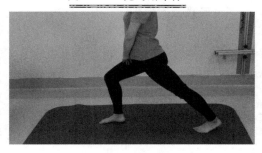

图11-3　改良弓箭步牵伸

（二）改善髋关节屈曲

1. 双侧膝胸位牵伸

（1）患者仰卧位，使双侧膝关节贴近胸部，双手同时压紧大腿直到髋后区域有牵伸感。

（2）注意姿势的正确性，若骨盆离开垫子，则出现腰椎的屈曲，髋部的牵拉作用力将转移至腰椎。

2. 单侧膝胸位牵伸

（1）患者仰卧位，使一侧膝关节贴近胸部，同时用手压紧该侧大腿。

（2）另一侧下肢自然伸直。此体位下能固定骨盆，同时单独牵伸屈曲侧的髋关节。

（3）如需进一步牵伸臀大肌，嘱患者将屈曲的膝关节往对侧肩关节的方向施力。

3. 四点跪位牵伸（图11-4）

（1）患者保持手膝四点跪位。

（2）嘱患者完成骨盆前倾动作，伴随腰椎的后伸。

（3）保持腰椎后伸，逐渐将臀部后移至接近足跟，此过程双手位置不变。

（4）全过程需尽量避免腰椎的屈曲，牵伸的力量才能作用在髋关节。

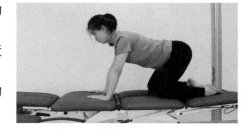

图 11-4　四点跪位牵伸

（三）改善髋关节外展

牵伸大腿内收肌（屈髋90°）：

（1）患者保持双侧髋关节屈曲90°，膝关节伸直，大小腿都贴近墙面。

（2）嘱患者最大程度外展双侧髋关节，利用腿部重力作用产生牵拉力（图11-5）。

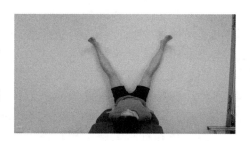

图 11-5　改善髋关节外展

（四）同时改善髋关节外展和外旋

1. 自我徒手牵伸

（1）患者保持坐位或仰卧位，膝关节屈曲，双足并拢，手置于膝关节内侧。

（2）嘱患者用手推膝关节两侧分开，往两侧床面方向加压，产生持续牵拉作用力。足部越靠近躯干，牵拉作用力越大。

（3）仰卧位下完成牵伸的过程中，注意保持腹部肌肉收紧和腰椎骨盆的稳定。

2. "4字"牵伸

（1）患者坐位或屈髋屈膝仰卧位，将患侧下肢的踝关节置于对侧大腿，即"4字"体位。

（2）嘱患者用手固定患侧踝关节，同时推膝关节产生髋外展外旋的作用力。

（3）通过增加躯干屈曲角度或膝关节贴近胸部，可增加髋后侧肌群的牵拉（图11-6）。

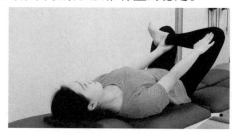

图 11-6　"4字"牵伸

（五）改善髋关节内旋

自我徒手牵伸：

（1）患者在垫子上保持长坐位，患侧髋关节屈曲并越过另一侧腿。

（2）保持患侧足部贴近地面，膝关节往内侧摆动内收内旋髋关节达到牵伸效果（图11-7）。

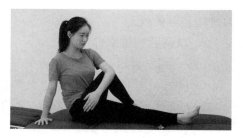

图 11-7　改善髋关节内旋

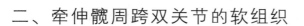

二、牵伸髋周跨双关节的软组织

（一）股四头肌的牵伸

1. 托马斯牵伸

（1）患者仰卧，髋关节于床缘，保持髋膝关节屈曲，对侧大腿贴近胸部。

（2）患侧大腿逐渐放下低于床缘，膝关节可缓慢伸展，此时跨双关节的股四头肌将不会对牵伸造成影响。

（3）注意不要产生髋关节外旋或外展的活动，引导患者利用腿部的重力产生牵拉作用，在关节活动范围末端放松紧张的肌肉。

（4）可通过收缩髋关节后伸的肌群加强牵伸（图11-2），需膝关节保持屈曲。

2. 俯卧位牵伸

（1）患者俯卧，屈曲患侧膝关节。

（2）嘱患者抓住患侧踝关节（或利用毛巾拉住小腿远端）使膝关节屈曲到末端，足跟贴近大腿。

（3）若患侧软组织灵活性较前增加，可在大腿远端垫一小毛巾增加髋后伸。注意不要产生髋关节外展、外旋或脊柱过度后伸的动作。

3. 站立位牵伸

（1）患者站立，保持患侧髋关节后伸同时膝关节屈曲，握住患侧踝关节。

（2）牵伸的过程中嘱患者保持骨盆后倾，同时避免弓背或躯干侧倾（图11-8）。

（3）注意：如果患者股四头肌过紧，此体位牵伸可能不安全，可将足部放置身后的桌子或矮凳。

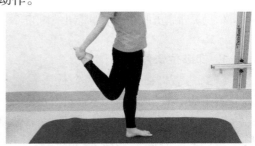

图11-8 站立位牵伸股四头肌

（二）腘绳肌的牵伸

1. 直腿抬高

（1）患者仰卧位，将长条毛巾置于大腿后方。

（2）嘱患者做单侧直腿抬高动作，同时通过牵拉毛巾增加屈髋角度，起到牵伸的作用。

（3）直腿抬高训练需保持髋屈曲同时膝伸直，可跨髋关节牵伸腘绳肌。

2. 腘绳肌牵伸（靠门缘）

（1）患者于门边仰卧位，一侧下肢穿过门口，另一侧下肢（患侧）支撑于门框。

（2）牵伸过程中，骨盆及对侧下肢需要保持膝关节伸直。

（3）如果要增加牵伸的力度，嘱患者使臀部尽量紧贴门框，并保持下肢伸直。

（4）指导患者进行收缩－放松练习或拮抗肌收缩技巧。可通过足跟部对门框加压，产生肌肉收缩，放松后再提腿屈髋到新的角度。

3. 坐位腘绳肌牵伸

（1）患者坐位，患侧下肢置于另一张椅子上或治疗床床缘长坐位，健侧下肢放于地面。

（2）嘱患者身体前倾靠近患侧大腿，保持背部挺直，从而只产生髋关节活动（图11－9）。

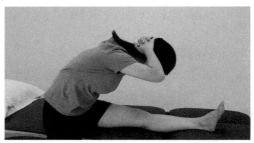

图11－9 坐位腘绳肌牵伸

4. 体前屈/触脚趾

（1）患者站立位，指导患者体前屈，手自然放置于髋关节。

（2）为达到牵伸腘绳肌的效果，前屈过程中嘱患者先做骨盆前倾动作，始终保持背部挺直，屈曲动作仅发生在髋关节。

（3）达到体前屈末端，双手尽量触碰脚趾，应当感受到大腿后侧区域的牵拉。

（4）注意：该动作将增加腰部机械应力，下腰痛疾患的患者避免此练习。

（三）阔筋膜张肌和髂胫束的牵伸

1. 仰卧位牵伸

（1）患者仰卧位，置两个枕头在髋关节和骨盆下方，使髋关节处于后伸位。

（2）嘱患者健侧下肢屈膝横跨至患侧下肢外侧，此时患侧下肢处于内收内旋体位。

（3）健侧下肢的足部位于患侧膝关节外侧，对患侧产生内收和持续牵伸的作用力（图11－10）。

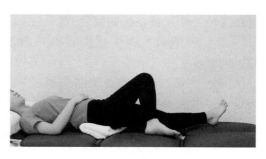

图11－10 仰卧位阔筋膜张肌牵伸

2. 侧卧位牵伸

（1）患者侧卧，患侧腿在上。健侧腿微屈固定于床面，骨盆稍侧倾，腰部靠着床面。

（2）上方腿外展与身体纵轴在一平面（髋稍后伸），保持该体位，嘱患者外旋髋关节并缓慢内收，直到大腿外侧有牵拉感。

（3）牵伸过程注意躯干不可扭转，避免髋关节屈曲从而减少牵伸应力。

（4）可利用绑带及大腿远端加压，增加牵伸的强度（图11－11）。

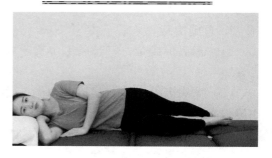

图11－11 侧卧位阔筋膜张肌牵伸

3. 站立位牵伸

（1）患者靠墙站立，患侧近墙，患侧手扶墙保持稳定。

（2）嘱患者后伸、内收、外展患侧下肢，从后方越过健侧腿。

（3）保持双足紧贴地面，将骨盆往患侧倾斜，健侧膝关节可有轻度屈曲，被牵伸侧的躯干可有轻度侧屈（图11-12）。

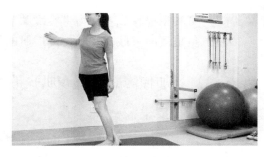

图11-12　站立位阔筋膜张肌牵伸

第二节　髋关节肌肉表现及运动控制

一、开链（非负重）运动

负重是下肢功能活动的重要部分，然而当患者存在力弱或特定肌肉控制差时，需要在非负重体位下的训练。同时，患者能够练习分离的活动或者进行具体肌肉的控制训练。此外，非常多的功能性活动具备非负重训练的成分，如步态周期摆动相、抬腿上楼梯过程中、迈步上车或者转移至床上的过程。

（一）增加髋外展肌群（臀中肌、臀小肌和阔筋膜张肌）的力量及运动控制

1. 仰卧位外展

（1）患者仰卧，保持髋膝关节伸直。

（2）嘱患者完成单独的髋关节外展动作，同时需保持脊柱直立。

（3）避免产生髋关节外旋动作。因去除下肢重力的影响，仰卧位可较容易完成髋外展。

（4）若患者肌力小于3级，可在大腿下放置滑板减少摩擦力；若患者肌力不足以抵抗重力，可在大腿或踝关节外侧放置沙袋增加外展的阻力。

2. 侧卧位外展

（1）患者侧卧位，下方腿可轻度屈曲保持支撑面稳定。

（2）嘱患者将上方腿抬高至外展，同时保持髋关节中立避免旋转，可有轻度后伸。

（3）当患者肌力有增加时，在踝关节远端增加负重以施加阻力。

3. 站立位外展

（1）患者单腿站立，非负重侧的下肢做外展活动。

（2）嘱患者保持躯干直立，避免出现骨盆上台或者髋关节屈曲旋转。

（3）可利用滑轮或者弹力带在踝关节以合适的方向施加阻力，增加训练强度。

（4）负重侧的下肢需要保持外展肌的等长收缩，以稳定骨盆。

（二）增加伸髋肌（臀大肌）的力量及运动控制

1. 等长收缩

（1）患者仰卧位或俯卧位，嘱患者臀肌用力以增加肌肉收缩的感知觉。

（2）口令指导：挤压（收缩）臀部。

2. 躯干支持下抬腿

（1）患者在床缘站立位，屈曲躯干倚靠在治疗床上。

（2）嘱患者交替后伸髋关节，同时保持膝关节屈曲以放松腘绳肌并训练臀大肌。

（3）可在大腿远端施加负重或弹性阻力以增加训练强度。

3. 四点跪位抬腿

（1）患者四点跪位，嘱患者交替后伸髋关节同时保持膝关节屈曲（图 11-13）。

（2）指导患者在运动过程中保持躯干稳定，维持骨盆中立位同时收缩腹部肌肉。

4. 站立位后伸腿

（1）患者单腿站立，嘱患者后伸对侧髋关节。

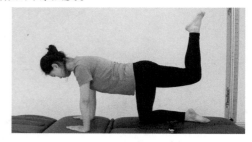

图 11-13　四点跪位抬腿

（2）指导患者保持脊柱直立，避免后伸的髋关节超过正常活动范围。

（3）可在活动的下肢踝关节施加负重或弹性阻力以增加训练强度。

（4）负重侧的髋周肌群需维持肌肉等长收缩以稳定骨盆。

（三）增加髋外旋肌群的力量及运动控制

1. 俯卧位外旋训练：等长收缩

（1）患者俯卧，膝关节屈曲，双腿之间间隔 25.4 cm。

（2）嘱患者将双侧踝关节内侧加紧，即髋关节外旋肌肉等长收缩。

（3）注意：指导患者用力的方向是大腿的旋转，而不是内收夹紧。

2. 侧卧位髋外旋：蛤式运动

（1）患者侧卧，髋膝关节轻度屈曲，上方腿足跟置于下放腿足跟处（两腿并拢）。

（2）嘱患者抬起上方腿的膝关节，同时保持双侧足跟贴合。

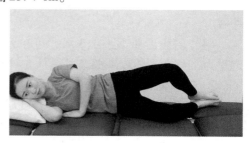

图 11-14　蛤式运动

（3）可在大腿远端绑弹力带或增加负重以增加训练强度（图 11-14）。

3. 侧卧位髋外旋：进阶

（1）患者侧卧，髋膝关节伸直与躯干保持一条直线。

（2）上方腿向外侧伸展，后逐渐抬起下肢至外展位同时轻度外旋。

（3）如患者耐受，可在上方腿施加弹性阻力或负重。

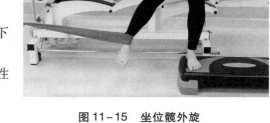

图 11-15　坐位髋外旋

4. 坐位髋外旋

（1）患者坐位，膝关节屈曲放于床缘。

（2）在患者的踝关节处捆绑一弹力带或弹力管，另一端固定在同侧桌脚。

（3）指导患者进行髋关节外旋动作，对抗弹性阻力的方向，患侧足往对侧靠近（图 11-15）。

（四）增加屈髋肌群的力量及运动控制

1. 仰卧位足跟滑行

（1）患者仰卧，初始体位保持髋膝关节伸直。

（2）嘱患者屈髋屈膝，足跟沿床面滑行往臀部靠拢。

2. 站立位屈髋屈膝

（1）患者站立，前方放一台阶或凳子，可手扶物维持稳定。

（2）在单侧或双侧踝关节增加负重，嘱患者上抬下肢至台阶后再放下地面。另一侧下肢可交替重复进行练习。

（3）可在增加负重或台阶高度完成难度的进阶。

（4）变化：可以采用交替高抬腿前进或者爬一段楼梯。

3. 站立位直腿屈髋

（1）患者站立，可手扶物维持稳定。

（2）在下肢远端绑一重物或捆绑弹力带，嘱患者屈该侧髋关节同时保持膝关节伸直。

（五）增加髋内收肌群的力量及运动控制

1. 侧卧位髋内收

（1）患者侧卧位，下方腿与躯干保持同一平面（稍后伸）。

（2）上方腿屈曲立于床面或将大腿置于枕头上，嘱患者提起下方腿完成内收运动（图 11-16）。

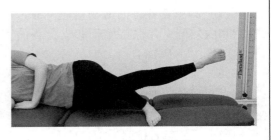

图 11-16　侧卧位髋内收

（3）可在踝关节处施加重量增加训练的

强度。

（4）也可让患者保持侧卧上方腿外展，同时下方腿内收往上贴合（难度更大）。

2. 站立位髋内收

（1）患者站立，患侧腿内收过中线（越过支撑腿）。

（2）可在患侧踝关节负重以增加阻力，在合适的角度捆绑弹力带或使用滑轮。

二、闭链（负重）运动

下肢的负重不仅需要髋关节的稳定性，还涉及其他关节和肌肉链。负重训练也是多肌群参与的活动，主动肌和拮抗肌的交替收缩使负重过程保持良好的张力-长度关系。除外诱发关节运动，负重训练中肌肉还控制身体重力和动量以维持平衡稳定。此部分内容主要介绍髋关节的平衡稳定训练和功能性运动训练，训练进阶在第七章阐述。

下文介绍的各种负重训练运动是紧密相关的，训练的强度可根据患者个体情况循序渐进。如果患者不能以患侧完全负重，在训练早期可借助上肢的支撑训练部分负重如平衡杆内。

如患者没有开放性伤口，也可在水池内训练。

（一）闭链等长运动

1. 等长收缩和节律性稳定

（1）患者站立位，双脚着地，后重心转移逐渐到单侧负重。进行交替下肢肌肉的等长收缩和节律性稳定以改善姿势平衡。

（2）在不同方向对骨盆施加徒手阻力，同时让患者维持姿势稳定。

（3）改变力的大小和方向，也可改变施力点从患者的骨盆到肩膀甚至外展的手臂。

（4）训练开始时可以用言语提示，随着患者控制能力改善，可出其不意施加外在阻力。

2. 单腿支撑稳定

（1）患者患侧腿站立，在大腿水平用弹力带捆绑对侧下肢，弹力带另一端固定在桌脚。如患者膝关节稳定性好，可将弹力带固定在踝关节水平。

（2）嘱患者各方向活动对侧下肢，往前往后和内外侧，并保持躯干和支撑腿的直立稳定（图11-17）。

（3）训练过程注意患者脸的朝向：若活

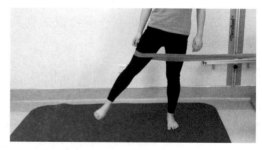

图11-17　单腿支撑练习

动侧大腿屈曲，则需要支撑腿后侧肌群的稳定，此时患者背向弹力带收缩的方向；相反，若活动侧大腿伸展，则需要支撑腿前侧肌群的稳定，患者面向弹力带收缩方向。改变朝向也可使患者抗阻完成内收和外展。

（4）嘱患者改变健侧腿活动的速度，可作为支撑腿的平衡训练。

（二）闭链动态训练

1. 提髋/骨盆下沉练习

（1）患者单足站立在 5.08～10.16 cm 英寸高的小台阶，可靠墙扶持保持稳定。

（2）交替抬高和下沉非支撑侧的骨盆（图11-18）。

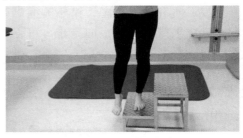

图 11-18　提髋/骨盆下沉

（3）此动作可训练支撑腿的髋外展肌群和非支撑腿的提髋肌群。

2. 桥式运动

（1）患者钩卧位（屈髋屈膝），嘱患者稳定上背部和足部往下压，将骨盆抬高离开垫子，髋关节后伸。

（2）该动作可增加髋后伸肌群及脊柱稳定肌群（图11-19）。

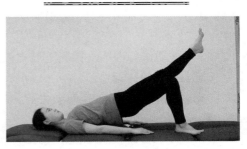

图 11-19　桥式运动

（3）进阶：可在骨盆前侧徒手增加阻力或捆绑重力带，或保持骨盆稳定交替伸直膝关节。还可通过在足部或背部下放置瑜伽球，训练本体感觉和平衡感。

（4）变化：在大腿外周捆绑弹力带，嘱患者维持桥式运动的同时，外展外旋髋关节加强训练臀大肌、臀中肌、外旋肌。

3. 滑墙运动

（1）患者站立位，背部靠墙，足部靠前分开与肩同宽。

（2）嘱患者通过屈曲髋膝关节沿着墙面逐渐下蹲，再伸展髋膝关节沿墙面站起。

（3）此动作可训练髋膝关节伸展肌群的离心和向心收缩。

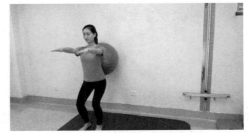

图 11-20　滑墙运动

（4）如滑墙上下活动产生阻力较大，可在患者后背部放一毛巾减少摩擦力。

（5）进阶：在患者后背部放一瑜伽球（图11-20）。因支撑平面变得不稳，此运动需要更多控制的成分。还可以增加手部活动和重量改善协调及增强肌力。

4. 半蹲/微蹲

（1）患者站立位，双侧负重，嘱患者逐渐屈曲髋膝关节以降低身体重心，像将要坐到椅子上一样（图11-21）。

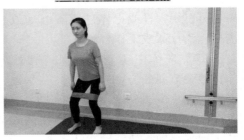

图 11-21　半蹲/微蹲

（2）可指导患者手持重物，或在双足底捆绑弹力带增加训练强度。

（3）变化：在患者大腿外侧捆绑弹力带，嘱患者双侧大腿抗阻外展外旋髋关节，同时完成半蹲动作或横向跨步。可强化训练臀大肌、臀中肌和外旋肌群。

5. 单腿蹲举

（1）患者单脚站立位，髋膝关节屈曲约30°。

（2）嘱患者屈曲支撑侧的髋关节，身体向前倾斜，用对侧手触碰足趾，非负重侧的髋膝关节可适度伸展，后逐渐回到直立位（图11-22）。

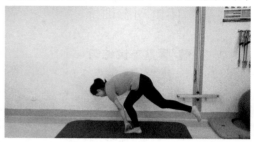

图11-22 单腿蹲举

（3）该动作可训练支撑侧下肢伸髋肌群的离心和向心收缩。

6. 上下台阶练习

（1）准备5～8 cm高的小台阶，指导患者在不同方向上下阶梯，向前向后或向两侧，若患者可接受，增加台阶高度。

（2）确保患者训练过程中全脚掌着地且动作平稳。上阶梯过程中避免身体的倾斜或下放腿的过度推力。

（3）保持躯干直立同时膝关节在踝的正上方，从而避免髋关节内收内旋或产生膝外翻。如果有产生膝外翻的动作，可先徒手训练支撑腿的髋外展肌群。

（4）进阶：除了增加台阶高度，还可以通过捆绑重力带，腰部施加弹性阻力，非负重侧的踝关节增加重力的方式。

7. 半箭步或全箭步

（1）患者取站立位。一侧腿向前方跨一大步，嘱患者屈曲前方腿的髋膝关节同时保持脊柱直立。重复练习单侧腿或交替训练。

（2）刚开始小角度屈曲膝关节，后逐渐增加至屈膝90°。

（3）指导患者保持膝关节与前足在同一力线，膝关节不超过前足（图11-23）。

（4）如果患者练习过程中存在控制障碍，可以用拐杖或棍棒进行支撑（或扶持平衡杠、治疗床或工作台）。

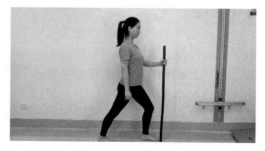

图11-23 弓箭步

（5）训练中还需注意保持脚趾方向超前，膝关节屈曲方向和脚在同一平面，背部挺直。

（6）进阶：可手持重物增加训练难度，或增加前后步幅，往前跨一小步。也可在箭步训练中增加功能性活动或者从地面拾物。

第三节 实 验 案 例

一、案例 1

患者，男，31 岁的消防员，在一次行动中把 250 磅的个体从建筑里救出，导致坐骨结节附近腘绳肌的拉伤。损伤持续了 4 天，现患者忍受着剧烈的疼痛，尤其是从凳子上站起或坐下，以及上下楼的过程。患者也无法耐受硬板凳坐位，因髋关节处于屈曲同时臀部受压。

检查发现髋关节屈曲可达到 90°，直腿抬高仅可达到 45°，现可完成伸髋和屈膝的轻度抗阻。为重返工作岗位，该患者需恢复以下功能：①负重身上的装置（约 18 kg）和背包囊（约 9 kg），手持约 9 kg 工具，且还能够爬上梯子；②能够将约 79 kg 磅的个体架于肩膀上，完全负重时能爬上 5 段楼梯，并在 5 min 内跑约 0.8 km 路程。

问题 1：从生物力学的角度分析该患者存在功能障碍的原因。

问题 2：请为该患者制定合适的治疗目标，需符合患者实际病情的功能要求。

问题 3：为患者制订各恢复阶段的治疗方案。

问题 4：若肌肉损伤完全恢复，设计一套合适的运动干预方案供患者尽快回归工作。

二、案例 2

患者，女，78 岁，与丈夫共同居住，现需要介入居家的物理治疗。30 年前因骑马意外事故，发生髋关节创伤性骨关节炎，并于 10 天前才进行全髋关节置换术，手术使用骨水泥的生物材料，从后外侧入路，术后 5 天出院回家。现在患者可借助步行辅助工具在平地上步行，可耐受部分负重。患者的长期目标是能够参与老人社区的健身锻炼活动以及恢复旅行。

问题 1：延续患者住院的运动干预方案。

问题 2：列出患者接下来 6～12 周的日常活动注意事项。

问题 3：为她和她丈夫提出合适的居家环境改造建议，以帮助其尽快适应日常活动。

问题 4：为帮助患者尽快达到长期目标，请设计一系列渐进性功能活动方案，需整合多种运动任务和有氧训练原则。

（王伟铭 林科宇）

第十二章 膝

【实验目的】

（1）掌握膝关节活动度训练的常用牵伸技术。
（2）掌握膝关节运动控制及功能训练的常用操作技术。
（3）熟悉常见膝关节疾患的牵伸技术。
（4）熟悉常见膝关节疾患的训练策略。

【实验意义】

活动障碍是膝关节疾患常见的临床表现，可发生于膝关节损伤、退行性骨性关节炎、膝关节手术后等。改善膝关节活动度的训练需基于充分的物理评估和检查，并在合适的恢复阶段使用，确保训练的安全性。治疗过程中要考虑胫股关节和髌股关节的力学结构及其功能特点，根据患者情况选择使用PNF牵伸、体重辅助牵伸和自我牵伸。

当康复计划中需要加入膝关节周围肌群的力量训练，要首先考虑膝关节的动态稳定性、髌骨股骨轨迹以及伸膝机制。稳定性达到较好的状态之后，再着重训练其协调性、肌肉收缩的时效以及肌耐力。为增加膝关节在负重过程中的动态控制，多次数、低强度的闭链运动相比开链运动对于改善稳定性和肌耐力更加有效。

闭链控制固然十分重要，然而开链运动和闭链运动对于日常活动中膝关节的功能都是必不可少的。在进行功能性活动的过程中，股四头肌和腘绳肌应当做到同时收缩，并且有较好的向心与离心的控制。因此，以上所有的训练应该包含在完整的康复训练程序里。在实施股四头肌和腘绳肌肌力训练过程中，转换髋关节的位置从而改变其张力－长度状态也同样重要。治疗师只有通过完整的体格检查了解患者的病理状态、结构和功能受损情况以及活动受限情况，才能够制订较好的运动干预方案，达到预期康复目标。

【实验原理】

本章节实验操作以膝关节的关节学和运动力学为基础，结合各种技术，如牵伸技术、抗阻训练、进阶性功能训练等，全方位地阐述膝关节治疗性运动的要素，并延伸出对膝关节常见疾患的临床思考，从而实现将学习从理论向实践拓展的目的。

【实验对象】

（1）能够配合实训操作的膝关节疾病患者。
（2）由学生扮演的膝关节活动受限标准化患者。

【实验用具】

治疗床、小板凳、椅子、大毛巾、弹力带、沙袋、泡沫轴。

【学时】

4学时。

【实验内容与方法】

具体见下述。

第一节　膝关节灵活性及活动度训练

一、增加膝关节伸展

腘绳肌及膝后侧组织紧张可限制膝关节完全伸直，导致延展性下降。增加膝关节伸展活动可分为两步：①膝关节处于充分伸展位，同时保持腘绳肌处于无张力状态（髋关节0°位）；②保持膝关节的伸展状态，渐进屈曲髋关节，牵伸腘绳肌（直腿抬高运动）。

（一）PNF牵伸技术

1. 仰卧位下牵伸
（1）保持髋关节与膝关节最大限度伸直。
（2）治疗师手握住踝关节近端并施以阻力对抗屈膝运动。
（3）嘱患者进行屈膝，等长收缩。

159

（4）患者放松，将膝关节被动伸直至新的活动范围；或让患者主动伸膝至最大活动范围。（收缩－放松／主动肌收缩－放松）

2. 俯卧位下牵伸

（1）保持髋关节与膝关节最大限度伸直。

（2）在股骨下端近髌骨处放置一小衬垫或折叠毛巾，以减小髌股关节压力。

（3）治疗师一手固定骨盆，避免髋关节屈曲代偿。

（4）利用收缩放松技术增加膝关节伸展。

（二）重力－辅助下被动牵伸技术

利用长时间、低强度的牵伸可让患者保持放松状态。

1. 俯卧悬吊（prone hang）

（1）患者俯卧位，髋关节伸展同时足部悬出床缘外。

（2）将卷起的小毛巾垫于患者股骨下段近髌骨处，在踝关节处捆一袖式沙袋。

（3）肌肉处于放松状态时，重物将持续被动牵伸腘绳肌，同时增加膝关节伸直。

2. 仰卧垫足（supine heel prop）

（1）患者仰卧位，膝关节最大限度伸直。

（2）在下肢远端放置一小衬垫或折叠毛巾，使小腿和膝关节离开床面（图12－1）。

（3）若需要持续牵伸，在股骨下段捆一袖式沙袋，避免增加髌股关节压力。

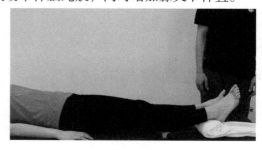

图12－1　仰卧垫足

＊此动作不适合严重膝关节屈曲挛缩患者。仅在膝关节伸直末端受限患者使用。

（三）自我牵伸技术

（1）患者长坐位，下肢远端放置一折叠毛巾。

（2）患者双手按压股骨下段（非髌骨上），产生持续作用力以增加膝关节伸直。

二、增加膝关节屈曲

运用牵伸技术改善膝关节屈曲活动度前，要确保髌骨有足够的活动度，并能在膝屈曲过程中在滑车间沟内自由滑动。当膝关节恢复全范围屈曲活动，跨关节的肌肉如股四头肌和髂胫束需在保持膝关节屈曲位下得到充分牵伸。

（一）PNF 牵伸技术

（1）患者取坐位，膝关节垂于床缘并尽可能屈曲到末端。

左侧竖排：治疗性运动实验手册

（2）治疗师的手固定于踝关节末端。

（3）嘱患者进行伸膝肌群的等长收缩，治疗师施加阻力。

（4）患者放松后，治疗师被动屈曲关节至终末端，或者患者再主动屈膝到最大范围。

（二）重力－辅助下被动牵伸技术

（1）患者取坐位，小腿垂于床外自由悬挂，膝关节尽可能屈曲到末端。

（2）嘱患者放松大腿肌肉，让小腿自身重力产生长时间、低强度的牵伸。

（3）捆一袖式沙袋于下肢远端以增加牵伸的强度。

（三）自我牵伸技术

1. 仰卧位下重力－辅助滑墙（图 12-2）

（1）患者仰卧位，臀部靠墙，保持下肢垂直贴近墙面（髋关节屈曲，膝关节伸直）。

（2）通过重力作用，让患侧足部沿墙面向下滑动，使膝关节缓慢屈曲直到有牵拉感。

（3）在该体位下保持一段时间后，让足部沿墙面向上滑动回到原位。

2. 利用健腿自我牵伸

（1）患者取坐位，小腿垂于床缘，踝关节交叉。

（2）患者自身利用健侧腿对患侧腿踝关节处持续施加压力，从而达到膝关节屈曲。

3. 踏步前摆（图 12-3）

（1）患者站立位，患侧腿足部向前迈上一台阶。

（2）保持足部稳定，患者身体向前摆动，屈曲膝关节至活动末端。

（3）来回摆动，并保持缓慢节律或在末端持续牵伸。

（4）以低台阶或矮凳开始，随着关节活动度恢复逐步增加台阶高度。

＊膝关节活动过程中勿出现超过踝部前缘的动作。

4. 坐位牵伸（图 12-4）

（1）患者坐于椅子上，患侧膝关节屈曲

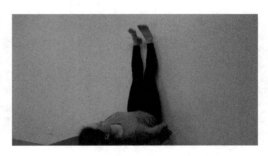

图 12-2 仰卧位下重力－辅助滑墙

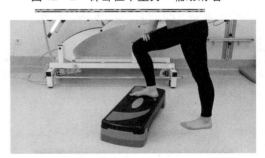

图 12-3 踏步前摆

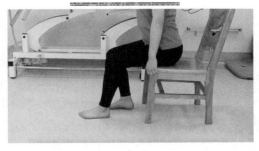

图 12-4 坐位牵伸

至活动末端后，保持足部固定于地面。

（2）患者在椅子上往前移动，同时避免产生患侧足部滑动。

（3）在舒适的体位下维持伸膝肌群牵伸状态。

三、增加髂胫束延展性

髂胫束是由结缔组织形成的坚韧纤维束，附着于膝关节外侧。它的活动度对于正确的髌骨活动轨迹和膝关节屈曲十分必要（活动不足可导致髌前痛和髌骨轨迹不良），但它不容易被牵伸。阔筋膜张肌的远端及臀大肌部分纤维移行至髂胫束近端从而限制其活动度，通过牵伸以上肌肉可改善髂胫束的延展性。"泡沫轴筋膜放松"也能增加髂胫束的活动度并作用于膝关节。

泡沫轴筋膜放松见图 12-5。

（1）患者侧卧位，患侧大腿贴于泡沫轴上方，并与泡沫轴垂直。

（2）保持患侧髋关节伸展，对侧屈髋屈膝同时足部踏于地面。

（3）嘱患者利用前臂和手支撑躯干，同时内收患侧髋关节。

（4）使患侧大腿外侧沿髂胫束在泡沫轴上滚动，并对髂胫束持续施加应力。

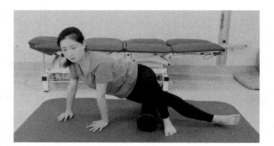

图 12-5　泡沫轴放松髂胫束

＊固定于地面的健侧足部以及双手，可控制泡沫轴方向同时减轻患侧大腿外侧的应力，使放松技术更加灵活。

第二节　膝关节运动控制及功能训练

一、开链（非负重）运动

（一）增加伸膝肌（股四头肌）的力量及运动控制

开链运动中有大量的静态和动态的训练方式可用于改善股四头肌的功能。由于伸膝肌群的纤维方向和附着点有较大差异，其收缩过程中将对髌骨产生不同的机械应力。

尽管训练过程中难以分离股四头肌不同部分收缩的情况，但仍然会着重激活股内侧肌和股内侧斜肌使髌骨有较好的运动轨迹。通过触觉提示，生物反馈和肌电刺激的方式都能够较好地刺激股内侧斜肌收缩以强化髌骨的控制。本节将介绍不同的股四头肌训练方式，其中包括股内侧斜肌的激活训练。

1. 股四头肌等长收缩（quad sets）

（1）患者坐在椅子上（足跟着地），或者长坐位保持膝关节伸直。

（2）患者进行股四头肌等长收缩，使髌骨往近端移动。

（3）维持 10 s 后重复。

2. 直腿抬高练习

（1）患者仰卧位，保持膝关节伸直。

（2）固定骨盆和下背部，对侧髋关节和膝关节屈曲，足部置于训练台上。

（3）嘱患者保持股四头肌等长收缩，逐步抬高下肢至髋关节屈曲 45°，保持膝关节伸直。

（4）维持 10 s 后缓慢下降。

（5）可在患者踝关节捆一袖式沙袋以增加阻力。

3. 直腿下沉练习

（1）患者仰卧位，若其股四头肌肌力较弱，将患侧腿被动抬高至 90°。

（2）嘱患者保持膝关节伸直状态让下肢逐渐下降。

（3）若下降过程中出现膝关节屈曲，停止活动并抬高回到 90°。

（4）直到患者能够完成全范围下降，可开始进行直腿抬高练习。

4. 多角度等长收缩

（1）患者仰卧位或长坐位，嘱患者在不同的角度屈膝抬腿。

（2）患者也可采取坐位，在膝关节不同的屈曲角度对踝关节予以阻力，同时患者进行股四头肌的等长收缩练习。

（3）嘱患者保持膝关节伸直的同时下压大腿，可刺激股四头肌和腘绳肌的共同收缩。

5. 末端小幅度的膝关节伸展

（1）患者仰卧位或者长坐位，在膝关节下方垫一毛巾卷，以维持膝关节屈曲（图 12 –6）。

（2）嘱患者保持大腿不动，逐渐抬高足跟以达到膝关节伸直。

（3）若患者可耐受，逐渐增加毛巾高度以增加膝关节初始屈曲角度。

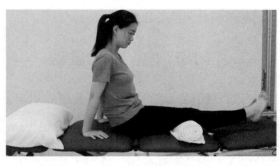

图 12 –6　末端小幅度的膝关节伸展

6. 全范围伸直

（1）患者坐位或仰卧位，嘱患者从膝关节屈曲 90°至完全伸直。

（2）若患者耐受，可在活动过程中施加阻力。

（3）抗阻训练过程应当在康复训练后期进行，若有疼痛出现，伸膝训练应当在无痛范围活动。

（二）增加屈膝肌（股二头肌）的力量及运动控制

1. 腘绳肌等长收缩

（1）患者仰卧位或长坐位，膝关节保持在伸直或轻度屈曲位，放一小毛巾于腘窝处。

（2）嘱患者进行屈膝肌群的等长收缩，仅感受到大腿后侧张力和足跟轻压治疗床即可。

（3）维持肌肉收缩，休息后再次重复练习。

2. 多角度等长收缩

（1）患者仰卧位或长坐位，嘱患者在不同的角度屈膝关节。

（2）维持腘绳肌静态收缩，施加徒手阻力或器械阻力。

（3）将健侧足部放于患侧踝关节后侧，可在不同角度进行腘绳肌的自我抗阻训练。

3. 腘绳肌卷收（curls）

（1）站立位，手持扶固定物体维持稳定。

（2）嘱患者抬起足部，屈曲膝关节。

（3）当膝关节屈曲至90°，达到抗自身重力的最大阻力（图12-7）。

（4）可在足踝部施加阻力或穿重力靴。

（5）若患者出现屈髋动作，让患者大腿贴墙面固定效果。

（6）俯卧位下训练需在股骨下端放一软垫，减轻髌骨关节的应力。

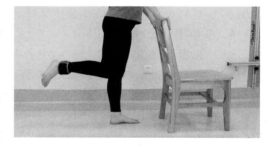

图12-7　腘绳肌卷收

二、闭链（负重）运动

渐进性闭链运动可激活并强化下肢肌肉，以满足特定功能活动的需要。闭链运动中，当股四头肌收缩（离心收缩控制膝关节屈曲，向心收缩促进膝关节伸直）时，腘绳肌和比目鱼肌协同收缩以稳定胫骨对抗股四头肌使膝关节向前平移的力，这与关节的挤压应力共同支持交叉韧带。此外，在闭链运动中，伸膝、伸髋与踝跖屈通常同时发生，这使跨关节的腘绳肌和腓肠肌、单关节的比目鱼肌在运动过程中都能保持良好的张力－长度关系。

在康复过程中，一旦可以部分或完全负重，就可以进行闭链运动。在关节活动的特定范围内，与开链运动相比，闭链运动对韧带产生的剪切力更小，产生更少的胫骨向前平移。因此，在手术或外伤后需要保护愈合组织（如ACL）时，闭链抗阻运动相对安全。临床上，闭链运动允许患者更早地在功能模式下锻炼下肢肌力、耐力和稳定性。

如果患者不能以患侧完全负重，在训练早期可借助上肢的支撑训练部分负重，避免产生过大的应力，如在平行杠或水池内。同时，也可以考虑使用支持性贴扎技术或护具以在负重时维持正确的力线。训练过程应当保持合适的强度，确保在完全可控的范围内，并且不会加重任何症状。

（一）闭链等长运动

1. 协同收缩的等长训练

（1）患者坐在椅子上，膝关节伸直或微屈，脚跟着地。

（2）脚跟压向地面，大腿压向椅子，感受膝关节周围股四头肌和腘绳肌的协同收缩。

（3）保持几秒后放松，重复几次，可借助生物反馈练习这种协同收缩。

2. 交替等长收缩与节律性稳定

（1）患者取站立位，双侧下肢均匀负重。

（2）对患者的骨盆施加方向交替的阻力，让患者尽量保持不动，感受髋、膝、踝的协同收缩。

（3）增加阻力的施加速度，训练肌肉的应变能力。

（4）对患者的肩部施加方向交替的阻力，训练躯干的稳定性。

（5）可在单腿站立进行抗阻训练，或者在不平稳的支撑面上负重。

3. 弹性阻力下闭链等长收缩

（1）患者取站立位，患侧下肢负重，用弹力带绕健侧大腿一周后固定好（图12－8）。

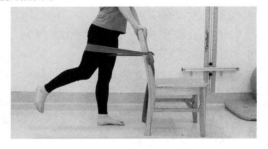

图 12－8　弹性阻力下等长收缩练习

（2）以不同的速度屈伸健侧膝关节，感受患侧下肢肌肉的协同收缩，这个动作可以增加患侧的本体感觉输入，提高稳定与平衡能力。

（二）动态闭链运动

1. 轮椅滑行

（1）患者坐在一个有轮子的凳子或椅子上。

（2）使椅子向前（收缩腘绳肌）或向后（收缩股四头肌）滑动，确保膝关节位于脚尖的正上方，避免髋关节内收、内旋，避免小腿外翻。

（3）练习滑动椅子绕开障碍物，或者在地毯上进行抗阻滑动（如拉动另外一个有轮子的椅子）。

2. 单侧膝关节末端闭链式伸展

（1）患者取站立位，用弹力带圈住患侧大腿远端并固定。

（2）保持患侧下肢部分或完全负重，同时患侧膝关节进行抗阻下的末端伸展（图

165

12 − 9)。

3. 半蹲、微蹲

（1）患者取站立位。

（2）双膝屈曲30°～45°后伸直，保持躯干直立，重心后移下降，像要坐到椅子上一样，膝盖不超过脚尖，避免外翻，否则会在髌股骨关节产生过大的应力，这个动作有助于激活臀肌。

（3）在屈伸膝关节时，双手持重物或用弹力带提供阻力（图12 − 10）。

（4）增大膝关节屈伸角度。

（5）在不稳的支撑面练习膝关节的屈伸。

（6）练习单腿微蹲或半蹲。

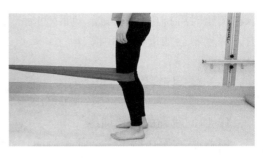

图12 −9　单侧膝关节末端伸展

4. 靠墙滑动

（1）患者靠墙站立。

（2）屈髋屈膝，沿着墙面缓慢向下滑动，再缓慢向上滑动。

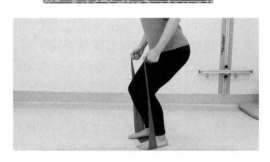

图12 −10　微蹲、半蹲下进行抗阻训练

（3）可在双侧大腿近膝关节处施加弹性阻力，给予触觉提示，以维持膝关节的中立位，避免外翻。

（4）增加屈曲角度，但不建议屈膝超过60°，以避免对膝部韧带产生过大的剪切力，或损伤髌股骨关节。

（5）在半蹲位保持一会儿，再练习先后交替伸直双侧膝关节。

（6）在背部放一个球以提供不稳，再重复练习上述动作。

（7）练习单腿支撑时靠墙滑动。

5. 向前、向后、向两侧上下台阶

（1）患者取站立位，保持躯干直立，膝盖与脚尖保持正确的力线，避免外翻。

（2）练习向前、向后、向两侧上下台阶，着重锻炼股四头肌时，为避免踝跖屈肌代偿，嘱患者始终保持脚跟先着地。

（3）开始练习时选择高5～8 cm的台阶，之后再逐渐增加高度。

（4）向前跨上台阶时，徒手在大腿前外侧施加阻力，可激活臀肌。

（5）利用弹力带或沙袋在髋部施加阻力。

（6）改变台阶的方向，增加躯干的旋转运动。

6. 半箭步或全箭步

（1）患者取站立位。

（2）双脚并拢，患侧向前一步，再回到直立位，避免髋关节内收、内旋，患侧膝盖不要超过脚尖。

（3）练习逐渐增加步长和屈膝角度，加快运动速度。

（4）双脚并拢，患侧向前一步，此时保持躯干直立，练习蹲起。

（5）在腰部或双手提重物时练习。

（6）多方向，在地面上画"米"字练习迈步。

第三节　实 验 案 例

一、案例 1

患者，女，49 岁，是 3 个孩子的母亲。她平素体健，较少生病，但最近右膝关节明显疼痛，尤其是久坐后突然站起，下楼梯过程或逛超市超过 2 h 更加厉害。15 年前她曾有过胫骨近端骨折，并经过近 1 年才恢复到接近正常的活动。

体格检查：无明显的关节畸形或肿胀，膝关节屈曲活动度达到 125°，屈曲末端有僵硬感，加压出现疼痛；伸直活动度可达到 0°，活动末端有僵硬感，加压出现疼痛。髌骨活动度右侧相比左侧减少，右侧胫骨后向的附属运动轻度减少。双侧膝关节的屈肌群和伸肌群的肌力均为 4 级。下蹲过程膝关节屈曲 45° 开始出现疼痛，达到 75° 时疼痛剧烈无法继续下蹲。当她需要从地上取物时主要通过弯腰完成，坐矮凳子的过程中也显得十分困难和小心翼翼。

问题 1：请列出张女士功能障碍和受限的情况，并制定出康复目标。

问题 2：请为该患者制订合适的训练方案。何时开始实施康复训练？每个阶段如何渐进？

问题 3：阐述你将使用的每一项徒手技术或训练技术的操作原理。

二、案例 2

患者，男，25 岁，遭遇了一次严重的交通事故后发生左侧股骨和髌骨的多发骨折。伤后他的左腿曾用长石膏制动 3 个月，紧随着用短石膏制动另 1 个月，短石膏固定期间其可完成患腿的部分负重。现李先生刚卸下石膏，并开始其康复治疗，但在接下来一个月他都不允许做完全负重的活动。李先生描述在屈膝过程中有明显的僵硬和不适感。视诊可发现左侧大腿明显的萎缩，皮肤完好无关节肿胀。体格检查发现关节活动明显受限，活动范围在 20°～25° 之间，胫股关节和髌骨关节未见关节活动。他可完成股四头肌和腘绳肌的等长收缩，但肌力难以测定。

问题 1：回答上一案例中相同的问题。

问题 2：两案例中两位患者均表现出活动僵硬和关节受限，你的治疗策略有何差异？在治疗过程中有何不同的注意事项？如有，请分别阐述。

（王于领　陈可迪）

第十三章　踝　足　部

【实验目的】

（1）掌握增加踝关节活动度的自我牵伸方法。
（2）掌握增加足趾关节活动度的自我牵伸方法。
（3）掌握足底筋膜的自我牵伸方法。
（4）掌握踝关节和足趾关节开链运动的常用操作方法。
（5）掌握踝关节和足趾关节闭链运动的常用操作方法。
（6）熟悉自我牵伸技术在踝足部常见疾患中的应用。
（7）熟悉踝足部常见疾患的功能性运动训练策略。

【实验意义】

　　踝足部的灵活性降低可由多种原因引起，恢复踝足部的正常运动对于矫正步行和奔跑中的力线不良至关重要。增加踝足部的灵活性可通过关节松动术、牵伸技术和神经肌肉抑制技术等方法实现，本次实验内容着重于自我牵伸技术在恢复踝足部柔软度和关节活动度方面的应用。

　　引起踝足部肌力和灵活性失衡的原因包括废用、制动、神经损伤和关节退行性改变等。失衡也可由体重在足部产生的压力导致。下肢是负重结构，足部的多数功能性需求都在负重体位下。来自皮肤、关节和肌肉等感受器的运动觉输入在开链和闭链活动中是不同的，肌肉和关节的应答也不同。因此，对足部功能障碍患者只进行孤立的肌力训练是不够的，一旦条件允许，应尽早让患者进行渐进性负重训练。只有联合肌力训练、认知修正、适当的牵伸、平衡训练和其他必要手段（如矫形器、矫形鞋、贴扎、绷带、手术等）来改善力线，才可保证负重活动在结构上的安全性。

【实验原理】

　　本章节实验操作以踝足的关节学和运动力学为基础，结合各种技术，如牵伸技术、抗阻训练、平衡训练、进阶性功能训练等，全方位地阐述踝足步治疗性运动的要素，并延伸出对踝足常见疾患的临床思考，从而实现将学习从理论向实践拓展的目的。

【实验对象】

（1）能够配合实操训练的踝关节或足部疾病患者。
（2）由学生扮演的踝关节或足部活动受限的标准化患者。

【实验用具】

治疗床、椅子、毛巾、弹力带、弹珠/骰子、网球、盘子/篮子、木棍、平衡板、Rocker。

【学时】

4学时。

【实验内容与方法】

具体见下述。

第一节　增加软组织柔软度及关节活动度的运动

一、踝关节的柔软度训练

（一）增加踝关节背屈

限制踝背屈的肌肉主要是腓肠肌（双关节肌）和比目鱼肌（单关节肌）。为了有效地牵伸腓肠肌，需要在增加踝背屈角度的同时伸直膝关节；牵伸比目鱼肌时，应该在膝关节屈曲位进行，以此降低腓肠肌的张力。以下所有牵伸动作均可分别在伸膝或屈膝位下进行，使腓肠肌和比目鱼肌都能得到充分牵伸。

注意：当患者在负重位下牵伸跖屈肌时，应嘱患者穿着有足弓支撑的鞋子，或在足内侧垫一毛巾卷以减少牵伸动作对足弓的压力。

1. 长坐位自我牵伸（图13-1）
（1）患者取长坐位（膝伸直）或微屈膝关节。

（2）嘱患者用力背屈足部，并尽量放松足趾。

（3）或将一条毛巾绕过前足，嘱患者用毛巾将足部拉至背屈。

2. 端坐位自我牵伸

（1）患者取端坐位，并将足部平放于地面。

（2）嘱患者保持足跟着地，将足部向后滑动至座椅下方，牵伸比目鱼肌。

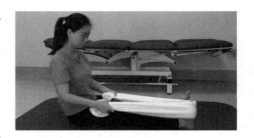

图 13 - 1　长坐位自我牵伸

3. 站位自我牵伸（图 13 - 2）

（1）患者站位，将一足向前迈出，保持后足足跟着地（后足为牵伸足）。

（2）如有必要，可双手扶墙。

（3）嘱患者将后方腿稍向内旋以便稳定踝关节，并将体重前移至前方足。

（4）牵伸腓肠肌时，保持后方腿伸直；牵伸比目鱼肌时，使后方腿屈曲。

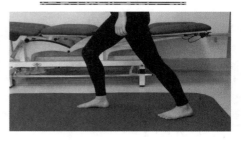

图 13 - 2　站位自我牵伸

4. 利用斜板自我牵伸

（1）患者站于一斜板上，足尖在上方，足跟在下方。

（2）如需增加牵伸强度，可嘱患者身体前倾。

※该方法的优势：①此姿势下重心在足跟，对足纵弓的牵伸小；②姿势省力，易于维持。

5. 利用台阶自我牵伸——足跟坠落（图 13 - 3）

（1）患者前足站于台阶边缘，将足跟置于台阶外。

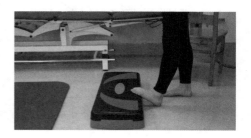

图 13 - 3　利用台阶自我牵伸——足跟坠落

（2）嘱患者缓慢将足跟降低。

※注意：因为该方法牵伸过程跖屈肌进行离心收缩，所以可能会引起肌肉酸痛。

（二）增加足内翻

1. 徒手自我牵伸（图 13 - 4）

（1）患者取坐位，并将牵伸足置于对侧膝上。

（2）嘱患者用对侧手抓住该足的前足及中足，使足内翻。

※应注意将足跟内翻，而非仅仅扭转前足。

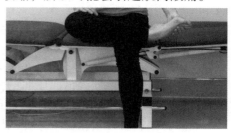

图 13 - 4　徒手自我牵伸

2. 利用毛巾自我牵伸

（1）患者取长坐位，将一毛巾绕过足底。

（2）嘱患者拉动内侧的毛巾，使足跟及足部都转向内侧（注意运动需包含足跟）。

（3）拉动外侧的毛巾，可增加足外翻。

3. 站立位自我牵伸（图13-5）

（1）患者取站立位，足尖朝前。

（2）嘱患者将支撑点转移至足部外侧，使足底向内侧翻起。

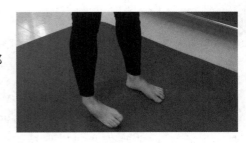

图 13-5　站立位自我牵伸

4. 利用斜板自我牵伸

（1）患者在一斜板上站立或步行，将足外侧置于斜板较低一侧。

（2）若两块斜板以倒"V"形绞合，可同时牵伸双侧足。

（三）增加踝跖屈和足外翻

踝跖屈和外翻受限较少见，因在仰卧位下，重力使踝跖屈；而在站立位下，体重使足外翻。作为足旋前的组成成分，足外翻时关节囊较松弛，且有体重辅助维持姿势，因此其活动受限往往仅见于关节炎引起的关节囊限制模式。若外翻受限源于关节囊，则采用关节松动技术；若为软组织受限，则采用毛巾辅助牵伸（见"增加足内翻"中的"利用毛巾自我牵伸"）。

二、脚趾活动受限的柔软度训练

足趾外在肌紧张可表现为爪状趾和锤状趾，使跖趾关节伸展、趾间关节屈曲，而内在肌往往是薄弱的。牵伸外在肌，应着重于屈曲跖趾关节和伸展趾间关节。

（一）被动跖趾关节屈曲

见图13-6。

（1）患者取坐位，将足部置于对侧膝上。

（2）教导患者用拇指固定跖趾关节的跖骨头，并在近端趾骨处施压使跖趾关节被动屈曲，必要时，可嘱患者尝试主动屈曲跖趾关节。

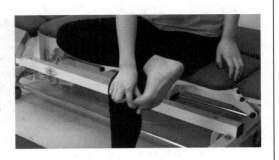

图 13-6　被动跖趾关节屈曲

（二）被动趾间关节伸展

见图13-7。

（1）患者取坐位，将足部置于对侧膝上。

（2）教导患者固定受累足趾的近节趾骨，将远节/中节趾骨背屈以被动牵伸趾长屈肌。

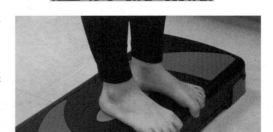

图13-7　被动趾间关节伸展

（三）主动跖趾关节屈曲

见图13-8。

（1）患者用脚趾站于书或小板凳的边缘，并使跖趾关节恰好位于边缘处。

（2）嘱患者尝试主动屈曲跖趾关节。

（3）理想情况下，训练时患者应试着保持趾间关节伸展，但多数人无法完成。

（四）大踇趾伸展

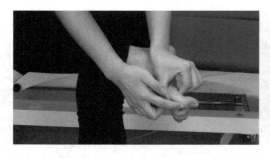

图13-8　主动跖趾关节屈曲

第一跖趾关节的伸展对步态的蹬离期至关重要。增加大踇趾伸展应联合关节松动技术，被动牵伸和自我牵伸技术。

1. **被动牵伸——同"被动趾间关节伸展"**（图13-9）

2. **自我牵伸**（图13-10）

（1）患者取站立位，将受累侧足后退一步，手可扶墙以便维持站姿。

（2）嘱患者保持踇趾着地并向前提起足跟至第一跖趾处有牵伸感。可选择持续牵伸或动态牵伸。

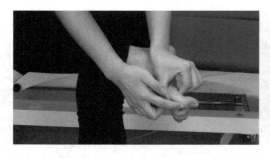

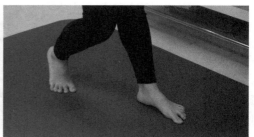

图13-9　被动牵伸——同"被动趾间关节伸展"　　　　图13-10　自我牵伸

三、足底筋膜的牵伸

（一）坐位牵伸

（1）患者取坐位，将足部置于对侧膝上。
（2）教导患者用拇指在足底分别沿长轴和横轴做深层按摩。

（二）利用网球或小滚筒牵伸

见图 13 - 11。
（1）患者取坐位，裸足踩在一网球或小滚筒上。
（2）嘱患者用尽可能舒适的力度压住网球/小滚轴，并使足部在网球/小滚轴上前后滚动。

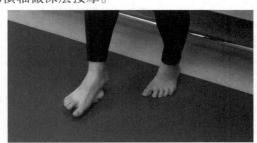

图 13 - 11　利用网球或小滚筒牵伸

（3）可用一手或双手在膝关节处向下施压以增加力度。

第二节　改善肌肉表现及功能性控制的运动

一、改善动态神经肌肉控制的运动训练

（一）肌肉控制训练

见图 13 - 12。
（1）患者取长坐位或微屈膝关节。
（2）嘱患者练习在动作中收缩相应的主动肌，如背屈内翻（胫前肌）、跖屈内翻（胫后肌）、背屈外翻（第三腓骨肌）、跖屈外翻（腓骨长/短肌）。

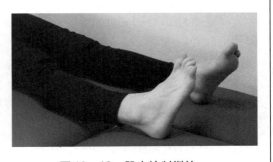

图 13 - 12　肌肉控制训练

（二）"画字母"

见图 13 - 13。

（1）患者取长坐位或微屈膝关节。

（2）嘱患者练习用脚趾凌空"画"字母，但注意活动的是踝关节。

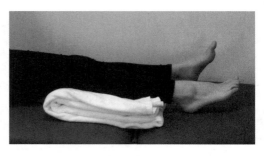

图 13 - 13 "画字母"

（三）"夹骰子"

（1）患者坐在凳子上，足部放在地上。在患侧足的一侧放置一些小东西（如弹珠、骰子等），在另一侧放置一个盘子。

（2）嘱患者通过弯曲足趾，每次夹起一个小东西，并将它放入盘中。

※此训练强化了趾屈肌和足的内翻及外翻。

（四）"卷毛巾"

（1）患者取坐位或站位，踩在毛巾或纸巾上。

（2）嘱患者保持足跟不动，尝试通过足趾卷曲来皱起毛巾/纸巾。

（五）"弓足背"

见图 13 - 14。

（1）患者取坐位，足部置于地面上。

（2）嘱患者尝试保持足跟和前足不离地，拱起足的中部。熟练掌握后可进阶至站立位进行训练。

※进行此训练时，胫骨应出现外旋，但髋部不应外展。

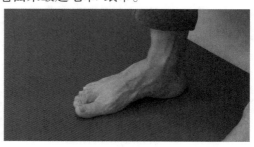

图 13 - 14 "弓足背"

（六）"滚网球"

患者取坐位或站位，足底踩一个网球，练习控制网球沿足跟 - 前足前后滚动。

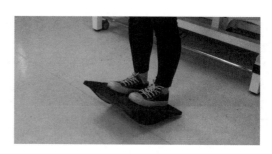

图 13 - 15 平衡板训练

（七）平衡板训练

见图 13 – 15。

（1）患者取坐位，患侧足或双侧足置于板上。

（2）嘱患者控制踝足部跖屈、背屈、内翻、外翻。熟练掌握后可进阶至站立位，进一步提高运动控制和平衡功能。

（八）重心转移训练

通过步行训练，引导患者关注步行中每一步足部位置和重心的转移。患者首先是足跟着地承重，而后沿外侧缘转移至第五跖骨头，再转向第一跖骨头，最后由第一趾蹬离。

二、开链（非负重）运动训练

（一）背屈

见图 13 – 16。

（1）患者取仰卧位或长坐位，用一毛巾卷将足跟稍垫高。将弹力带一端绑在足部，另一端绑在床尾端的固定物上。

（2）嘱患者抵抗弹力带进行背屈。

（二）跖屈

（1）患者取长坐位，将足跟用毛巾卷稍垫高。

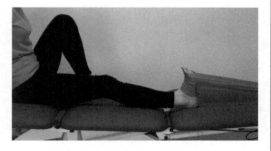

图 13 – 16　背屈

（2）用弹力带绕过足底，拉至末端，嘱患者跖屈足部对抗弹力带。

（三）等长内/外翻

见图 13 – 17。

（1）将双足内侧相贴，用力使双足内侧缘互相对抗，进行内翻等长抗阻。

（2）将双足交叉使外侧缘相对，用力使双足外侧缘互相对抗，进行外翻等长抗阻。

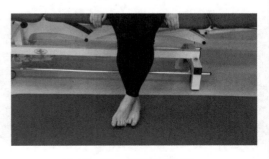

图 13 – 17　等长内/外翻

（四）弹力带抗阻内/外翻

1. 外翻抗阻训练（图 13 – 18）
（1）双足并排，将一弹力带绑成圈束住双足。
（2）嘱患者保持膝关节不动，将足部向外翻。注意：避免腿部的外展和外旋。

2. 内翻抗阻训练（图 13 – 19）
（1）将弹力带一端绑在足部，另一端绑在足外侧的固定物上。
（2）嘱患者保持腿部稳定（避免内收或内旋），抗阻进行内翻。

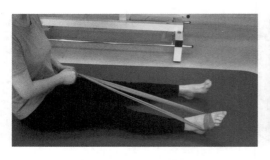

图 13 – 18　外翻抗阻训练

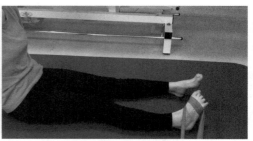

图 13 – 19　内翻抗阻训练

（五）内收伴内翻和外展伴外翻

（1）患者取坐位或站位，踩在毛巾上，并在毛巾的尾端放置一砝码。
（2）嘱患者保持足跟不动，利用前足向内或向外摆动，将毛巾和砝码拖动。

（六）多向运动

准备一盒米/豆子等可提供阻力的材料。患者取坐位或站立位，将足部埋入盒中并做不同方向有控制的运动。

三、闭链（负重）运动训练

这些训练均在站立位下进行。若患者尚未达到无症状全负重，则让患者在平行杠或水池中减重进行。

（一）稳定性训练

见图 13 – 20。

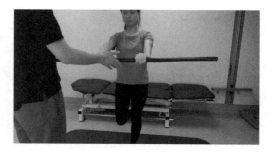

图 13 – 20　稳定性训练

（1）对患者的骨盆施加方向变换的外力，嘱患者尽力保持稳定。一开始用语言提示，而后不再提示，并逐渐加快速度且改变阻力大小。

（2）患者双手握住一木棍平举，治疗师将变换的阻力施加在木棍上，要求患者保持稳定。

（3）逐渐进阶至仅用患足支撑站立。

（二）抗阻步行

（1）用足尖/足跟步行。

（2）将弹力带绑在骨盆处施加阻力，抗阻步行。

（三）平衡训练

见图 13 – 21。

平衡训练首先从部分负重开始，然后进阶至双足全负重，再至单足全负重。接着练习重心转移、伴上肢运动的稳定站立、平地步行、不平坦地面步行。再进阶至利用平衡垫、平衡盘训练。

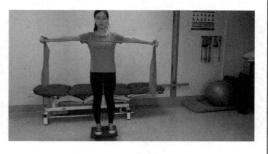

图 13 – 21　闭链平衡训练

1）患者站在 Rocker 上，练习向前、向后、向侧方运动。

2）患者站在半球底平衡板上，练习控制平衡板的边缘不接触地面。

3）进阶方式：

（1）令患者向前后、上下等不同方向活动手臂。

（2）同时利用弹力带进行上肢抗阻运动。

（3）与患者来回抛接球。

（4）嘱患者握住弹力带一端，治疗师在另一端施加变换的阻力。

四、功能性进阶运动训练

（一）功能性运动的激活和练习

应用专项训练的原则，重复练习所需的功能性运动。从控制下的运动模式开始，而后逐渐提高速度，并减少控制。

（二）功能强化

抬、举、拉等动作需要踝、髋、膝、躯干、上肢等不同部位的参与。进行踝足部功能性强化时，应设计全身性的运动以强调全身在安全的模式下运动，如蹲下或箭步蹲举起地上的重物、负重上/下楼梯等。若出现代偿动作，应及时调整训练。

（三）耐力

逐渐增加练习时间。

（四）爆发力

通过超等长训练技巧增加爆发力，如跳跃、单足跳等，可进阶至从不同高度的箱子上跳下再跳上去。

（五）灵敏度和技巧

设置一条布有障碍的通道，让患者练习越过障碍，从步行进阶到跑、跳。需用上向前、向后、向侧边等不同的策略。

第三节 实验案例

一、案例1

患者，男，63岁，类风湿性关节炎病史10年。近期，急性症状用药物控制，能够拄着拐杖走路。主诉：步行15 min后疼痛加剧并伴有关节僵硬、肌肉无力。

步态观察：步幅较小、无离地期。

踝部关节活动度：踝背屈10°、跖屈15°、内翻0°、外翻8°。站立位时呈扁平足，第一趾骨向背侧移位，呈中度锤状趾。在关节活动度范围内，所有肌肉组织均可抗中度阻力。不能用脚趾走路，双侧脚趾不能同时上抬。

问题1：请列出他的损伤和功能受限，并制定阶段性目标。

问题2：请根据目标制订治疗计划，并说明你将从何处着手治疗，采用什么技术，如何进阶。

问题3：训练中有何注意事项？

治疗性运动实验手册

二、案例 2

患者，女，21 岁，大学生，在滑雪时摔倒致右胫骨和腓骨骨折。先打长腿石膏制动 6 周，再打短腿石膏制动 4 周，打短腿石膏时允许部分负重。今天早晨撤了石膏，在试图活动足部的时候她感到严重的僵硬和不适。小腿肌肉有萎缩但没有水肿或关节肿胀。踝和足的关节活动度很小，腓骨在远端和近端胫腓关节均无滑动。患者可以激活所有肌肉，但无法测试肌力。

问题 1：请列出她的损伤和功能受限，并制定阶段性目标。

问题 2：两个案例中的两名患者都存在活动受限及力量减弱，你对他们的干预措施和注意事项有什么不同？

问题 3：如何确定负重训练的进阶标准？

（李　奎　解东风）

第十四章　脊　　柱

【实验目的】

（1）掌握运动感知觉训练的常用技术。
（2）掌握颈椎、胸椎、腰椎的常用牵伸技术。
（3）熟悉运动感知觉训练的原理和原则。
（4）熟悉颈椎、胸椎、腰椎的常用关节松动技术。
（5）掌握脊柱稳定性训练常用方法。
（6）熟悉中轴骨骼肌耐力、肌力训练方法。
（7）掌握功能性活动准备的基础运动技术。
（8）熟悉功能性活动进阶的训练技术。

【实验意义】

（1）患者在寻求物理治疗师时，他们可能有着各种不同的诊断、机能损伤及功能限制，同时处于组织愈合的不同阶段，然而每位患者的治疗计划应由基本的介入开始，以期打好基础，建立有效的运动治疗计。基本介入的定义是所有脊椎机能损伤的患者，无论他们在接受检查时功能程度如何都应学习的运动。介入内容包括基本的运动知觉训练、基本的脊椎稳定训练及基本身体力学功能训练。

（2）若姿势本身可以缓解症状，但由于组织受限或液体潴留使患者不容易采取该姿势，则在受限动作范围内牵伸或执行重复性动作较适宜。

因骨质或脊椎关节炎形成骨刺所造成的急性神经根发炎，是另一种可用牵伸方式缓解的急性症状，通过牵伸的牵引力扩大椎间孔以减轻神经根受压，或让脊椎维持理想的排列姿势以缓解症状。

上肢及下肢活动性不足也会限制正常姿势排列，若所用技术不会造成发炎区域的压力，可执行牵伸或松动。

（3）激活并建立深层椎节及整体脊椎稳定肌肉的神经肌肉控制，以支撑脊椎对抗外在负荷。建立中轴骨骼肌的耐力及肌力，以执行功能性活动。建立在稳定与不稳定状况下的平衡控制。

（4）达到最大程度的独立是所有运动治疗的根本目标，进而提高患者的核心、总体的稳定度、肌耐力及肌力，学会运动及姿势矫正如何缓解压力并提高心肺耐力。功能性活动的训练目的是使患者安全地进展到独立功能。

【实验原理】

本章节实验操作以脊柱的关节学和运动力学为基础，结合各种技术，如牵伸技术、关节松动技术、核心力量训练、功能性活动训练等，全方位地阐述颈、胸、腰椎治疗性运动的要素，并延伸出对脊柱常见疾患的临床思考，从而实现将学习从理论向实践拓展的目的。

【实验对象】

（1）能够配合实训操作的脊柱疾患者。
（2）由学生扮演的脊柱活动受限标准化患者。

【实验用具】

治疗床、小板凳、大毛巾、泡沫轴。

【学时】

6学时。

【实验内容与方法】

具体见下述。

第一节　运动感知觉训练

一、症状缓解的姿势

患者必须学会如何移动脊椎并找到可减轻症状的动作范围或姿势。缓解症状的姿势称为姿势倾向或休息姿势。脊柱中立位为中间范围动作刚开始，患者可能不会觉得在此姿势下最舒适。

（一）颈椎

由仰卧开始，根据患者的耐受程度进阶到坐位及其他功能姿势。

（1）以缓和地点头屈曲、伸展、侧弯及/或旋转动作执行被动头部及颈部的动作，找出患者最舒适的姿势，若有必要可以枕头支撑头部及颈部。

（2）描述治疗师对患者所做动作的力学原理。

（3）让患者在姿势倾向内及姿势倾向外的动作中确认症状的改变。

（4）让患者学习在姿势倾向内及姿势倾向外动作以发展动作控制。

（5）如果患者在坐位及站位下无法维持此姿势，急性期穿戴颈围是适宜的。

（二）腰椎

由仰卧或屈膝仰卧下开始，接着坐位、站位及手膝四点撑位。

1）教导患者在舒适的动作范围内做出骨盆前倾或后倾的动作。

2）一旦患者可以让骨盆与脊椎在安全的关节活动度内活动，就指示他或她找出最能缓解症状的姿势。

3）若患者无法做出主动动作及控制，就采用被动摆位，让患者采取以下各个姿势，并将脊椎姿势及其感觉进行统合：

（1）仰卧时，将下肢摆在仰卧屈膝的姿势并让骨盆后倾，或轻拉伸展的下肢，或在腰椎下方置入小卷毛巾造成骨盆前倾。

（2）坐姿将利于脊椎屈曲，若伸展会比较舒适，表示患者使用腰椎枕作为支撑。

（3）站直通常导致脊椎伸展；若是需要屈曲脊椎，可指示患者站立时将一脚踩在凳子上。

二、运动对脊椎的作用

一旦确定了功能性脊椎姿势，就要让患者感觉并学习什么动作会让症状减轻或加重。一般而言，远离躯干的肢体动作（肩关节屈曲及外展、髋关节伸展及外展）会导致脊椎伸展，肢体向躯干靠近的动作（肩关节伸展及内收、髋关节屈曲及内收）会导致脊椎屈曲。

（1）让患者找到脊椎的正中或功能性姿势（倾向），再做出上肢的动作，接着做下肢的动作，以感觉其对于脊椎的效应。

（2）强调脊椎姿势的控制，让患者练习手臂及下肢的动作并尝试维持控制脊椎姿势。

（3）若患者无法维持姿势或是症状加剧，他/她在开始执行脊椎稳定运动时就需要被动支持或被动摆位。

三、运动觉训练、稳定性训练及基础身体力学的功能训练

患者一旦学会觉察安全的姿势及动作，就教导患者基本脊椎稳定技术，以建立姿势的神经肌肉控制，并教导患者仰卧、翻身到坐起、坐到站及行走的基本身体力学。

1. 运动觉训练

（1）确认脊椎动作及控制：点头及骨盆倾斜。

（2）仰卧、俯卧、坐姿及站姿下脊柱中立位（若有需要，由患者的脊椎动作趋向开始）的感知。

（3）日常生活活动（activities of daily living，ADL）及肢体动作作用于脊椎的效应（见功能训练）的感知。

2. 稳定性训练

（1）核心肌肉激活及持续收缩。

颈椎区域：有控制的中轴伸展合并头颈屈曲及下颈椎/上胸椎伸展。

腰椎区域：腹部收缩以激活多裂肌。

（2）合并肢体负重的总体肌肉对于脊椎姿势控制：若有需要给予脊椎姿势被动支撑，进展到主动控制；激活协调核心肌群以维持脊椎稳定于脊柱中立位（或姿势趋向）及所有手臂及下肢动作。

3. 基础身体力学的功能训练（稳定脊椎的基本身体力学）

（1）木棍式仰卧到仰卧翻身，俯卧到仰卧。

（2）由仰卧到侧卧到坐起再到逆向执行动作转移。

（3）坐到站在逆向执行动作转移。

（4）行走。

四、进阶到主动及习惯性姿势控制训练

姿势的感知与控制，重要的是强调错误姿势及疼痛症状发展的关系并确认是否有使用姿势性支撑物（暂时或长期）的需要。

将姿势的感知与脊椎椎节的控制整合入所有脊椎稳定运动、有氧体能锻炼及功能训练活动中。若患者在执行挑战较大的活动时，要在一旁观察，若有必要需提醒患者找到脊椎正中姿势并在活动前开始稳定肌的收缩。比如，举手过肩时，协助患者注意感知腹肌的收缩，以维持脊柱中立位并且不要让脊椎伸展到疼痛或不稳定的动作范围内，直到脊椎稳定变成一种习惯。此原则也要融入身体力学，例如，拾物品，将此物放在高处的橱柜内或是在体育运动中举手挡球或投球。

第二节 活动度/柔软度

一、颈椎及上胸段的牵伸技术

牵伸是以连续的方式进行，要仔细判断，根据愈合组织邻近区域、完整性及耐受性决定牵伸的力度和时间。若为适应证，可以教患者在长时间处于固定姿势后，做一般缓解压力的动作以减轻液体滞留的情形。

（一）增加胸椎伸展的技术

自我牵伸见图 14 - 1。

方法 1：

（1）屈膝仰卧，将手掌枕在头后方，且肘关节平放治疗床上，可进阶到将两手高举过头同时维持背部平放于治疗床上。

（2）为增加牵伸效果，可将软垫或毛巾卷沿着胸椎纵放于肩胛间，合并呼吸运动来增加胸廓活动性并协助胸椎伸展。

（3）要求患者将双肘在脸前方夹紧开始，然后肘关节往下移动到治疗床面同时吸气，维持在牵伸位置，肘关节夹紧脸部前方时吐气。

方法 2：

（1）仰卧时沿着脊椎下方纵向置入泡沫滚筒，若患者无法平衡于泡沫滚筒上或因压力感到棘突上的压痛感，就将两个泡沫滚筒并在一起。

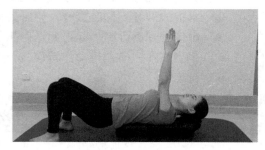

图 14 - 1 胸椎自我牵拉

（2）患者将双手高举过头顶形成触地的姿势并利用重力形成牵伸的力量，患者外展外旋双肩使手掌面对天花板。

（3）此姿势也牵伸到胸大肌及肩胛下肌，也可加入呼吸运动松动肋骨。

（二）增加中轴伸展的技术（颈椎后缩）——斜角肌牵伸

注意：由于前斜角肌附着于上颈椎的横突及上两根肋骨，因此双侧同时收缩时会使颈椎屈曲或是提高上肋骨；单侧收缩时斜角肌会使颈椎侧弯到同侧，旋转到对侧。

1. 徒手牵伸

（1）患者先执行中轴伸展（收下巴，拉直颈椎），接着让颈椎侧弯到对侧并朝紧绷肌肉侧旋转。

（2）治疗师站立于患者后方，将一手放在紧绷侧的胸廓上方固定上肋骨，另一手环绕患者头部及脸部，将患者头部固定于治疗师的躯干上。

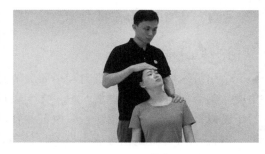

图 14-2　斜角肌徒手牵拉

（3）患者先吸气再吐气；当患者吸气时，固定肋骨的手下压固定肋骨；当患者吐气时，则拉紧肌肉。

（4）重复此过程。这是一种缓和的、固定－放松（hold-relax）牵伸技术，并可以在仰卧时使用（图 14-2）。

2. 自我牵伸

（1）站在桌旁抓住桌缘，患者将头部摆在中轴伸展，侧弯到对侧并旋转到欲牵伸肌肉同侧。

（2）让患者将对侧的手由枕骨后方固定头部。牵伸的时候，他/她向桌子对侧方靠，吸气，再吸气，维持在牵伸的姿势。

（三）增加颈椎屈曲的技术——短枕骨下肌牵伸

1. 徒手牵伸

（1）患者坐位，找出第二颈椎棘突并以治疗师的大拇指或是第二掌指关节固定（大拇指及食指绕过横突）。

（2）让患者缓缓点头并让头部在上颈椎上方做轻微的倾斜动作（图 14-3），另一手绕过患者前额来引导动作。

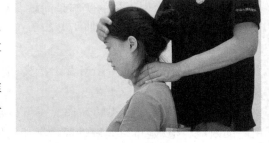

图 14-3　短枕骨下肌徒手牵拉

2. 自我牵伸

（1）仰卧或坐位，患者先缩下巴然后点头，直到枕骨下区域感受到牵伸的力量。

（2）治疗师的手掌在枕骨下方区域给予轻微的压力时患者头部要向前倾以加强动作。

（3）单边牵伸时，指示患者先执行收下巴、稍微向左或向右旋转（顶多45°），然后点头。

（四）牵引作为牵伸技术

1. 徒手牵引——颈椎

牵引技术可用于牵伸肌肉、小面关节囊及扩张椎间孔，徒手牵引的优点在于牵引的角度、头部姿势及力量位置（透过特定的手部放置）都可由治疗师控制，因此力量的给予可以针对特定的区域，不应该牵伸到的区域可以控制在极小的压力下。

（1）患者仰卧于治疗床上，尽可能放松。

（2）治疗师站立在治疗床头，将患者头部的重量支撑于双手上，手部放置位置以患者舒适为主。

（3）建议包括：双手手指放在枕骨下方，一手放置于前额，另一手置于枕骨下方（图14－4）。

（4）食指围绕在欲移动椎体上方的棘突，这样手部的位置是要特别针对手指放置下方部位的椎节，提供牵引的治疗技术，围绕于治疗师髋关节周围的皮带可用于强化手指的力量并增加施行牵引的容易度。

（5）治疗方式：改变患者头部的姿势到屈曲、伸展、侧弯及侧弯合并旋转，直到组织被拉紧，再站稳，以身体躯干有控制地向后靠的方式施行牵引。若有使用皮带，力量

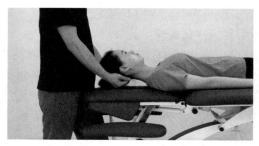

图14－4　徒手颈椎牵引

会经皮带传过。牵引力量的实施是间歇、平顺并逐渐增加然后释放出来的，施行的强度及时间通常受限于治疗师的肌力及耐力。

2. 自我牵引——颈椎

（1）坐位或仰卧位。让患者十指交叉置于颈部后方，手指及手掌的尺侧缘在枕骨及乳突下方。

（2）患者再执行抬头的动作，头可以被摆在屈曲、伸展、侧弯或旋转以达到更为单一的效应，他/她可以间歇性或持续性的方式施行牵引技术。

二、颈椎关节松动技术

徒手操作技术适用于调节疼痛和改善关节活动度，除了颅颈区域外，将会在本段介绍常见的颈椎关节徒手操作技术。

脊椎徒手操作技术可分为Ⅰ级到Ⅴ级，用来调节疼痛和改善关节活动度，除了高速整复技术外，所有脊椎和肋骨的徒手操作技术都执行 1～2 min，然后再次评估动作或疼痛，一旦达到期望结果，或到达患者忍受程度，就会结束介入。

第Ⅰ级是用小幅度震动来调节疼痛，一般会在受伤后急性期使用。

第Ⅱ级使用大幅度震动来调节疼痛，剂量和适应证与第Ⅰ级徒手操作技术相似。

第Ⅲ级在达到关节受限障碍时，使用大幅度振动，改善关节活动度，可在愈合亚急性期或慢性期使用。

第Ⅳ级，在达到关节受限障碍时，使用小幅度震动，这个徒手操作技术可用来改善关节活动度，但只在愈合的慢性期使用。

第Ⅴ级（高速整复），在关节动作的生理限制处，使用高速和小幅度整复，这个徒手操作技术只需执行1次，且仅用于改善关节活动度。

注意：若进行徒手操作技术时造成感觉改变、辐射致肢体远处的疼痛增加、患者报告有头晕或头昏眼花的感觉，不要执行其他徒手操作技术；若患者陈述目前有使用皮质性类固醇的病史或极度疼痛，执行时要非常小心。

禁忌证包括：未愈合的骨折；因为外伤或类风湿性关节炎等系统性疾病，造成关节韧带松弛的病史；椎动脉疾病或阻塞；急性关节发炎/刺激；马尾综合征。

（一）增加颈部屈曲的徒手操作技术

见图14-5。

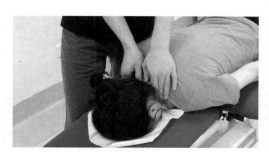

图14-5　颈椎屈曲的徒手操作技术

（1）患者俯卧且手臂舒适地置于身体旁，为了患者舒适，可在锁骨部分放置枕头，提供颈椎胸椎的正中曲线。

（2）治疗师，站在患者侧面，并面对患者头部，利用两个大拇指接触三关节复合体上方受限椎体的棘突。

（3）经由大拇指施加力量，朝头侧-前侧方向滑动上方椎体。

（二）增加颈部伸展的徒手操作技术

见图14-6。

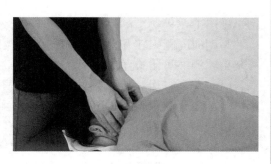

图14-6　颈椎伸直的徒手操作技术

（1）患者俯卧并将手臂舒适地置于身体旁，为了患者舒适，可在锁骨处放置枕头，提供颈椎胸椎的正中曲线。

（2）治疗师站在患者头侧，并面对患者足部，利用两个大拇指接触受限三关节复合体上方受限的椎体棘突。

（3）经由大拇指施加力量，朝尾侧-后侧方向滑动上方椎体。

（三）增加颈部旋转的徒手操作技术

见图14-7。

（1）俯卧并将手臂舒适地置于身体两侧，为了患者舒适，可在锁骨处放置枕头，提供颈椎胸椎的正中曲线。

（2）治疗师站在患者侧边，并将身体面对患者头部，利用两个大拇指接触三关节复合体上方受限的椎体横突，产生往受限方向的转动。

（3）经由大拇指施加力量，朝头侧－前内侧方向滑动上方椎体。

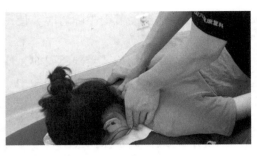

图 14 - 7　颈椎旋转地徒手操作技术

（四）增加颈部旋转与侧弯的徒手操作技术

见图 14 - 8。

如同对侧旋转与侧弯，此技术可增加同侧椎间孔的大小。

（1）患者仰卧。

（2）治疗师站在患者头侧并以一手（相反于受限侧的手）支撑头部，另一手接触要执行徒手操作技术椎体的外侧，且第二个掌趾关节内侧接触小面关节的边缘，并作为执行技术时的支撑，治疗师手的其他部分则放置于患者颈部后外侧，被动将患者头部与颈部移向屈曲、对侧旋转和侧弯，直到拉紧需治疗的椎节。

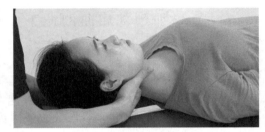

图 14 - 8　颈椎旋转与侧弯的徒手操作技术（增大椎间孔）

（3）经由食指的掌骨关节施加力量，在前－上－内侧方向以 45°角度滑动或向上滑动颈椎小面关节。

（五）增加颈部旋转与侧弯的徒手操作技术、替代技术

见图 14 - 9。

与朝向同侧旋转和侧弯时相同，此技术可减小同侧椎间孔的直径。

（1）患者仰卧，治疗师站在患者头侧以一手（相反于受限侧的手）支撑头部，而另一手接触要执行徒手操作技术椎体的外侧，且第二个掌指关节内侧接触小面关节的边缘，并作为执行技术时的支撑，治疗师手的其他部分则放置于患者颈部后外侧，被动将患者头部与颈部移向伸展、同侧旋转和侧弯，直到拉紧要被治疗的椎节。

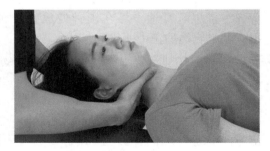

图 14 - 9　颈椎旋转与侧弯的操作技术（减少椎间孔）

（2）徒手操作技术力量，经由食指的掌骨关节施加力量，往以 45°角度下－内侧方

向滑动，或向下滑动颈椎小面关节。

三、增加颅颈椎活动性的肌肉能量技术

肌肉能量利用肌肉次大等长收缩的拉力，造成期望的关节附属运动，而且肌肉能量技术可用来改善关节活动性，患者抵抗治疗师给予的分级阻力，并维持温和地肌肉收缩 3～5 s，然后放松，这个过程会重复 3～5 次。若正确执行，肌肉能量技术非常安全，且适用于因肌肉骨骼疾病产生的大部分关节限制。

注意：若患者在预备执行这些技术时就出现上肢感觉改变，感到头晕头昏眼花，便不该执行肌肉能量技术。

（一）增加颅颈椎屈曲

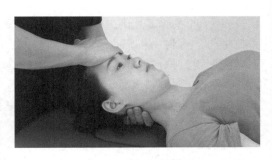

图 14 － 10　肌肉能量技术：颅颈椎屈曲

见图 14 － 10。

（1）患者仰卧且将手舒适地置于身旁。

（2）治疗师站在治疗床头，以一手支撑枕骨而另一手放在额头上。要求患者温和地向上看就像向后点头，并且抵抗施加在患者枕骨的阻力，枕骨下肌温和地等长收缩，当患者放松时，治疗师让患者被动点头到新获得的范围，并将其拉紧。

（3）替代技术：治疗师坐在患者头部方向的凳子上，将前臂置于治疗床，一手用拇指和食指近端抓握横突来固定 C2 椎体，另一手支撑枕骨，并用置于枕骨下方的手被动让患者点头，且拉紧枕骨下肌，然后要求患者眼睛向上看，造成枕骨下肌等长收缩，患者维持向上看 3～5 s 后放松，等放松后再由治疗师被动让患者点头到任何新的范围，将其拉紧，重复这个程序 3～5 次，或直到拉到期望的预期结果。动作应该只发生在枕骨和 C2 之间，肌肉收缩应为温和，而且不会引起多椎节的竖脊肌和上斜方肌共同收缩。

（二）增加颅颈椎旋转

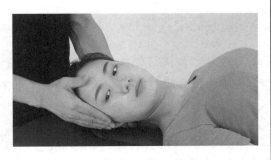

图 14 － 11　肌肉能量技术：颅颈椎旋转

见图 14 － 11。

（1）患者仰卧且将手舒适地置于身旁。

（2）治疗师站于患者头侧，将手环绕患者头部侧边且手指放在枕骨下方，将患者头部置于颈椎屈曲范围的末端，接着将患者头部往受限方向旋转（例如，左侧旋转受限，就将头部置于左侧旋转范围末端），一旦患者达到末端位置，指示患者朝对侧方向看（例如，往右看），同时治疗师在头部侧边施

予温和压力抵抗动作，动作维持 3 ～ 5 s 后，要求患者放松并将头部旋转到更大角度。若需要可重复动作。

四、中及下胸椎及腰椎区域的牵伸技术

（一）增加胸椎屈曲的技术

注意：若脊椎屈曲导致感觉改变或疼痛产生并放射至肢体，因此要再评估患者的状况以确定屈曲是否为禁忌。

自我牵伸：

方法 1：

（1）仰卧屈膝，让患者先将一膝关节屈曲到胸前，再将另一膝关节屈曲到胸前，双手抱住大腿，拉向胸前将尾骨抬离治疗床面（图 14 - 12）。

（2）患者不可抓握胫骨，因为施行牵伸力量时会对膝关节形成压力。

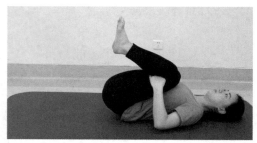

图 14 - 12　腰椎屈曲自我牵伸

方法 2：

（1）手膝四点撑位，患者执行骨盆后倾，胸椎不弯曲（专注于屈曲腰椎，而非胸椎），维持在此姿势下，然后放松（图 14 - 13）。

（2）重复动作，这次将髋关节坐回足部上，维持姿势，然后回到双手和膝关节支撑姿势。

（3）这动作也会牵伸到臀大肌、股四头肌及肩关节伸展肌。

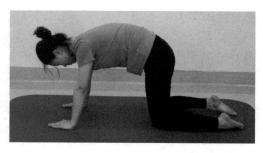

图 14 - 13　腰椎屈曲自我牵伸（四点跪位）

（二）增加腰椎伸展的技术

注意：若执行伸展动作会导致感觉改变或疼痛产生并放射至肢体远端，则不要进行。

自我牵伸：

方法 1：

（1）俯卧，双手置于肩关节下方，让患者伸展肘关节并将胸部抬离治疗床，使骨盆维持在治疗床上是俯卧肘关节支撑（图 14 - 14）。

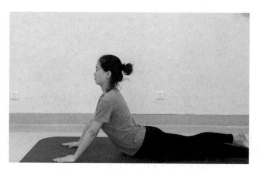

图 14 - 14　腰椎伸直自我牵拉

（2）为增加牵伸力量，可用固定带将骨盆固定于治疗床上，这个动作也会牵伸到

髋关节屈曲肌及髋关节前侧的软组织。

  方法2：站立，双手置于下背区域，指示患者向后仰。

  方法3：手膝四点撑位，指示患者让脊椎下陷，形成腰椎伸展，这也可与骨盆后倾交替进行，教导患者如何控制骨盆动作。

（三）增加脊椎侧向柔韧性技术

  当侧弯的柔韧性显示有不对称以及处理脊椎侧弯时，可用牵伸技术增加侧向柔韧性。这些运动也可用于肌肉或筋膜紧绷合并姿势功能障碍时重获额状面上的组织柔韧性。所有以下运动的设计都可用于牵伸侧向曲线上凹侧活动不足的构造。

  牵伸躯干时，必须要固定曲线上方或下方的脊椎，若患者有双曲线，必须先固定一条曲线同时牵伸另一曲线。

  方法1：俯卧，固定患者凹侧的髂嵴（徒手或使用皮带），患者凸侧伸手朝向膝关节，同时对侧手臂向上伸展过头（图14-15），指示患者吸气并扩张欲牵伸侧的胸廓。

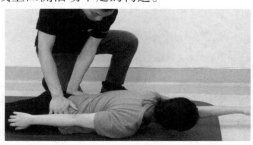

图14-15 脊椎侧向牵伸技术

  方法2：俯卧，让患者双手抓住治疗床缘固定上半身躯干（胸椎曲线），抬起髋关节及下肢并将躯干抬离凹侧（图14-16）。

  方法3：坐于脚跟。让患者向前趴使腹部靠在大腿上，双侧手臂平贴地面向前伸展过肩，再让患者利用手臂爬向曲线凸侧使躯干侧弯离开凹侧，维持在此姿势下做持续牵伸（图14-17）。

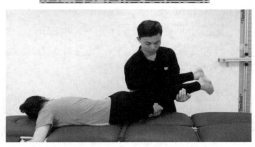

图14-16 脊椎侧向牵伸技术

  方法4：侧卧在曲线凸侧上，在凸点底下塞入一毛巾卷，接着让患者上侧手臂举过肩固定患者髂嵴，在牵伸时不要让患者向前或向后翻，维持在此姿势持续一段时间（图14-18）。

  方法5：侧卧于治疗床缘，塞一毛巾卷于曲线顶点，在上侧手臂伸展过肩，固定髂嵴，维持在此头下的姿势越久越好（图14-19）。

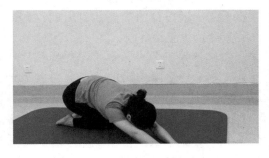

图14-17 脊椎侧向牵伸技术

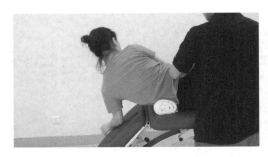

图 14 –18　脊椎侧向牵伸技术

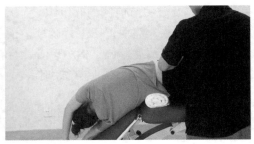

图 14 –19　脊椎侧向牵伸技术方法

（四）牵引作为牵伸技术

腰椎的徒手牵引执行起来不如颈椎容易，因为至少要移动患者的一半体重，再加上必须要克服移动部位的摩擦系数，才能产生脊椎牵张及牵伸，所以让患者躺在分离式牵引治疗床有助于执行脊椎的动作及牵伸。

（1）患者仰卧或俯卧，以皮带或一位助理在治疗床头固定患者的手臂固定胸椎。将患者摆位在活动不足的位置，可产生最大牵拉的姿势。为牵伸成伸展姿势，伸展髋关节。为牵伸成屈曲姿势，屈曲髋关节。为牵伸成侧弯，将下肢移动到一侧。

（2）治疗师采取可有效利用身体力学及体重的姿势。若将下肢伸展，强调脊椎伸展时，可在踝关节处施以拉力。

若将下肢屈曲，强调脊椎屈曲时，将患者的下肢托在治疗师的肩上，利用治疗师的手臂牵伸患者大腿，另一代表性做法是用皮带环绕患者的骨盆固定住，接着徒手拉皮带提供牵伸。

姿势性牵引——腰椎

姿势性牵引的价值在于可以针对症状发生处施以主要的牵引力或针对一个小面关节，因此对于选择性的牵伸是有帮助的。

（1）患者侧卧，且牵伸侧在上方，将一卷好的毛毯置入欲牵伸椎节的下方，这将导致躯干侧弯远离欲治疗侧，也因此这侧的小面关节会产生上滑。

（2）治疗师站立在治疗床侧面对患者，找到要接受最多牵引力的椎节，并触诊此椎节的棘突及其上一节的棘突。

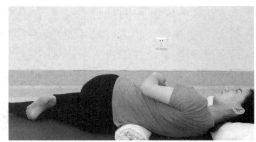

图 14 –20　腰椎的摆位性牵引

（3）患者放松于侧弯姿势下，旋转欲治疗椎节，给予牵张的力量，治疗师用一手缓慢拉动患者下方的手臂造成上半身的旋转，另一手触摸棘突以决定旋转动作是否发生在欲牵张的关节上方，接着，屈曲患者上方的大腿，一样触摸棘突直到欲治疗的椎节产生屈曲，这两个相对的力量相遇的关节现在应产生最大的姿势性牵伸力量（图 14 –20）。

五、胸椎及腰椎松动手法和整复技术

研究已证实胸腰椎松动手法和整复技术对患者有非常小的风险，而且对脊柱疼痛是有效的介入方法。虽然自从 20 世纪 20 年代物理治疗就已经开始应用高速整复技术，但这些技术不应由物理治疗师助理或物理治疗师执行。

如果施加力量时配合患者呼吸，执行高速整复技术可能是较简单的，指示患者深呼吸数次，并在最后一次吐气时施加高速、低幅度的力量。在这些治疗方法中，小心患者不要出现过度换气。

注意事项：

（1）若徒手操作技术造成感觉改变，或产生反射到肢体远端的疼痛，就不应执行。

（2）若患者怀孕、目前有使用皮质类固醇的病史，或非常疼痛的状况，执行这些技术要非常小心。

禁忌证：

（1）未愈合的骨折。

（2）因外伤或系统性疾病造成关节或韧带松弛的病史。

（3）脊椎滑脱。

（4）急性关节发炎/刺激。

（5）马尾束症状。

（6）若患者有骨质疏松或骨折的病史，高速整复技术为禁忌证。

（一）增加胸椎伸展的徒手操作技术

（1）患者俯卧且手臂放在身旁，为了增加患者舒适度，可在患者胸部下方放置枕头，促使颈椎–胸椎为正中曲线。

（2）治疗师站在患者身旁，且将身体面对患者颈部，治疗师将第 2 和第 3 指的远端指节放在要徒手操作椎节的上方椎节横突。

如图 14 –21 所示，这也称为 V 型技术（V-spread technique），并将另一手小鱼际肌置于两手指接触点的上方。

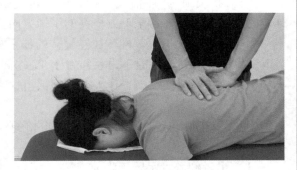

图 14 –21 胸椎伸直徒手技术

（3）徒手操作技术力量，施行向前滑动，将横突接触点作为参考点，而另一手借由小鱼际肌施加向前方向的力量。

（二）增加胸椎屈曲的徒手操作技术

（1）患者俯卧且手臂放在身旁，为了增加患者舒适，可在患者胸部下方放置枕头，促使颈椎－胸椎为正中曲线。

（2）治疗师位置与手部放置位置和胸椎伸展相同，除了 V 型接触要在被松动椎体的下方椎体横突上。

（3）施行向前滑动，将横突接触点作为参考点，而另一手由小鱼际肌施加向前方向的力量，可调整力量以调节疼痛或改善动作。

（三）增加胸椎旋转的徒手操作技术

见图 14 – 22。

（1）患者俯卧且手臂放在身旁，为了增加患者舒适度，可在患者胸部下方放置枕头，促使颈椎－胸椎为正中曲线。

（2）治疗师使用 V 型接触，为了增加患者舒适度，可在患者胸部下方放置枕头，促使颈椎－胸椎为正中曲线。

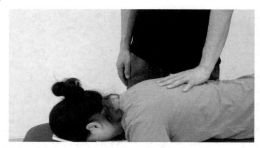

图 14 – 22　胸椎旋转徒手技术

（3）以另一手压住接触的手指，并在横突上施加向前的力量。

【临床提示】

"下方指规则"：评估或执行胸椎旋转徒手操作技术时，使用 V 型接触对侧横突，椎体的旋转会发生在置于下方横突的手指方向。

例如，在执行 T6—7 椎节往左旋转的徒手操作技术时，上方手指放在 T6 的右侧横突上诱发向左旋转，同时下方手指置于 T7 左侧横突诱发右侧旋转的力量（图 14 – 22），下方手指放在左侧横突上，让人更容易记得这是向左侧旋转的徒手操作技术。

（四）增加胸椎活动性的手枪式整复

（1）患者仰卧且手臂于胸前交叉。

（2）治疗师站在患者身旁且面对其头部，患者翻身面对治疗师且治疗师伸手横跨其身体，接着使用（手枪式捉握）接触要执行徒手操作三关节复合体的下方椎体，一旦接触，患者被动移回仰卧姿势。如为了改善旋转的活动度，可使用上述提示说明的"下方指规则"。

（3）治疗师躯干朝向要被徒手操作的椎体，一开始在要被徒手操作椎体处，用患者体重施加头侧牵张力量，然后在患者双手交叉胸前处，朝向治疗床施加高速、向后的力量。

胸椎徒手操作技术：①使用手枪式捉握，将手部置于胸椎；②徒手操作技术力量施加于患者胸前交叉的手臂；③在脊柱模型上的手枪式捉握，大拇指掌指关节于一侧横突上，而屈曲的中间指节则放在对侧横突上（图14-23）。

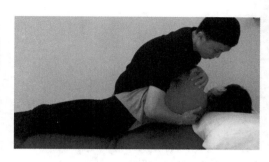

图14-23　胸椎手枪式整复

（五）增加胸椎活动性的手臂交叉整复

见图14-24。

（1）患者俯卧且手臂放在身旁，为增加舒适度，可在患者胸部下方放置枕头，促使颈椎-胸椎为正中曲线。

（2）治疗师站在患者侧边交叉手臂将一手豆状骨（小鱼际肌）置于要被徒手操作椎体的左侧横突，而另一手则放在右侧横突，将豆状骨放于上方、下方或先前提及的横突（下方指规则），调整在横突上的接触点以促进屈曲、伸展或旋转。

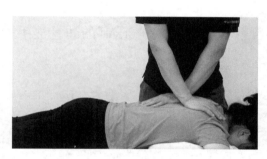

图14-24　胸椎手臂交叉整复

（3）利用小鱼际肌同时施加向前力量，这或许也可作为徒手操作技术或高速整复技术的介入方式。

（六）增加胸椎活动性的落下整复

见图14-25。

（1）患者站姿下双手交叉于胸前。

（2）治疗师站在患者身后，并将手臂围绕患者，在希望施力的特定胸椎椎体上放置松动的楔形物或毛巾卷，抓握患者肘关节。若无法抓握肘关节，治疗师可于患者身体前方将手指交握。

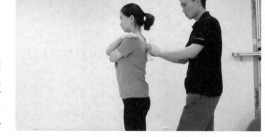

图14-25　胸椎落下整复

（3）治疗师身体后倾且重心置于脚跟，同时对患者脊椎施加伸展的力量，然后快速顺势向下，确保治疗师双脚平放于地面。

（七）处理呼气限制的肋骨徒手操作技术

见图14-26。

（1）患者俯卧且手臂放于身体两侧或举过头顶，为了增加患者舒适度，可在患胸部下方放置枕头，促使颈椎–胸椎为正中曲线。

（2）治疗师站在患者身旁，治疗师将尾端手的小鱼际肌放在活动不足处的肋骨角，手部其他部分放置于患者背部，而另一手则放在对侧肋骨以固定胸廓。

（3）当患者于主动吐气的后半段时，在受限肋骨处朝前、尾端和内侧方向，进行一连串 4～5 次渐进的徒手操作技术，要注意患者不可过度换气。

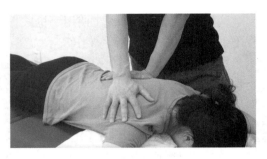

图 14 –26　呼气限制的肋骨徒手操作技术

（八）处理吸气限制的肋骨徒手操作技术

见图 14 –27。

（1）患者俯卧，将肋骨受限侧的肩胛前突，可让患者把手臂垂于治疗床旁边，为了增加患者舒适度，可在患者胸部下方放置枕头，促使颈椎–胸椎为正中曲线。

（2）治疗师站在受限制的对侧，以下方的手横跨患者胸部且以豆状骨或手部小鱼际肌放在要被徒手操作肋骨的下内侧，且上方手放在治疗床上固定治疗师的上半身。

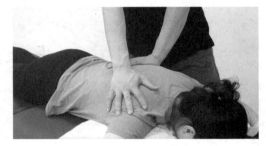

图 14 –27　吸气限制的肋骨徒手操作技术

（3）当患者吐气时，先施力拉紧肋椎关节，然后在吸气期的中途执行 4～5 次渐进振动技术，施力会垂直于肋角，要注意患者不可过度换气。

（九）第一肋骨抬高的徒手操作技术

见图 14 –28。

（1）患者坐位，颈部和颈椎侧弯受限且旋转远离受限，固定小面关节在紧锁位置且放松斜角肌。

（2）替代颈部/颈部位置：颈部和颈椎皆向受限侧旋转，将横突转向后侧，并且将第一肋间关节处于终末端范围的位置牵拉。

（3）治疗师站在患者身后并以胸部固定患者颈部，另一手的第二掌指（MCP）关节放在肋间关节旁边的第一肋骨上。

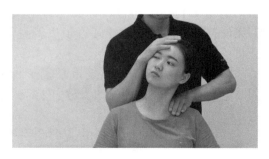

图 14 –28　第一肋骨抬高的徒手操作技术

（4）患者吐气时，对肋骨朝尾端及内侧方向，施加徒手操作的力量或高速整复技术。

（十）增加腰椎伸展的徒手操作技术

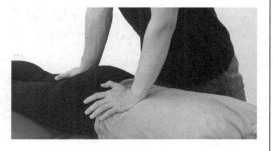

图 14 - 29 增加腰椎伸直的徒手操作技术

见图 14 - 29。

（1）患者俯卧，为了患者舒适可在腹部垫枕头，以提供正中的腰椎曲线。

（2）治疗师将豆状骨（小鱼际肌）放在腰椎棘突上，手部其余部分放置患者背部。

（3）治疗师以小鱼际凸起处施加后向前的松动，保持躯干的直立以保证施力方向垂直。

（十一）增加腰椎旋转的徒手操作技术

见图 14 - 30。

（1）患者仰卧，腹部底下垫枕头，以提供正中腰椎曲线。

（2）治疗师将豆状骨（小鱼际）放在和要诱发动作相反方向那一侧横突上，手部其余部分放松置于患侧背部。

（3）治疗师以小鱼际肌朝前侧和内侧方向推动。

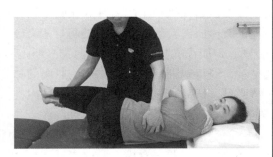

图 14 - 30 增加腰椎旋转的徒手操作技术

（十二）增加腰椎侧弯的徒手操作技术

见图 14 - 31。

（1）患者侧卧且受限侧朝下，让患者尽可能接近床缘且髋关节与膝关节屈曲 90°。

（2）治疗师面对患者站立，将下方手的指尖放在上一节棘突，以监测动作，让患者躯干被动向后旋转拉紧，直到治疗师能感觉椎节移动之前，此时将治疗师上方手的指尖放在上一节棘突以监测动作，屈曲患者两下肢髋关节，直到治疗师能感觉椎节移动，而患者的两下肢，可用床板或治疗师的大腿支撑。

图 14 - 31 增加腰椎侧弯的徒手操作技术

（3）治疗师抬举患者下肢到髋关节旋转，让腰椎朝抬举下肢的相同方向侧弯。

治疗性运动实验手册

（十三）增加腰椎旋转的高速整复腰椎滚动

见图 14 - 32。

（1）治疗师站立前面对患者，将上方手的指尖放在下一节棘突监测动作，屈曲患者上方的髋关节，直到治疗师能感觉下一节椎体的移动，可借由固定下肢在治疗师身体与治疗床之间维持患者髋关节屈曲，并移动上方手到上一节棘突以监测动作。

（2）被动将患者躯干向后旋转，直到治疗师能感觉上一节椎节移动，并将前臂置于患者躯干，而治疗师躯干应朝向要执行技术的椎节。

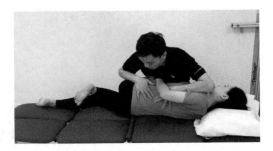

图 14 -32　增加腰椎旋转的高速整复腰椎滚动

（3）治疗师以上方前臂朝向治疗床，施行向下旋转整复，并借由拉力使患者下方躯干朝向治疗师身体，用下方前臂施加旋转力量。

（4）替代方法是利用下方前臂经由患者髋骨施加旋转力量，若要增加第 5 腰椎至第 1 尾椎的旋转，这个技术特别有效。

第三节　肌肉表现：稳定性、肌肉耐力及力量训练

一、稳定性训练（局部及整体稳定肌激活及训练）

"远端活动的前提是近端稳定"这句名言是运动治疗介入的根本原则，躯干肌肉的主要功能是提供稳定的力量好让躯干在各种平衡被干扰的情况下得以维持直立姿势，并提供肢体肌肉有效执行功能的稳定基础。许多研究已发现有下背痛的个体其腰椎深层（核心）肌肉在执行主动动作时神经肌肉募集模式的变化或延迟现象。其他研究结果还显示，经特定训练后的个体这些肌肉的募集能力的改善与成果的改善都较未经训练的个体明显。研究也显示，颈椎疼痛及颈因性头痛的患者颈椎深层稳定肌群连同整体躯干稳定度等预后效果上有改善。

深层（核心）椎节间肌群及表层（总体）脊椎肌群对于脊椎的稳定度及功能而言是必要的。因此，脊椎问题的康复重点之一为募集核心肌肉并训练核心肌肉连同总体肌肉共同应对各种加诸脊椎的力量及挑战，以改善其整体功能的协调性，接着，在整个康复过程中，进行肌耐力及肌力训练时，执行有氧运动及练习功能活动时要强化整体肌群的活化，以使个体在执行所有日常生活活动及接受功能挑战时能够自动产生肌肉活化的稳定功能。

脊椎稳定训练要遵循动作控制学习的基本原则，也就是先进行对肌肉收缩及脊椎姿势的察觉，接者进行简单动作模式及运动的控制，然后再进行复杂运动，最后要能展现出由简单的功能活动到复杂功能活动中，维持脊椎稳定及控制的自发性能力。许多运动可不只达到一种目的，且运动知觉训练及功能训练也有一定重叠的部分。在每一部分所描述的运动选择及实施是根据临床上患者的反应所做的临床判断及目标的达成，而非根据严格的时间为基础或受伤后的天数。对所有运动而言，患者将脊椎控制在正中姿势或非压力性姿势的能力是很重要的。

（一）稳定训练须知：原则与进展

（1）开始训练对安全的脊椎动作及脊柱中立位或倾向的觉察。

（2）让患者学会在正中姿势活化深层稳定肌群。

（3）加上肢体动作给予总体肌群负荷同时维持稳定脊柱中立位。

（4）增加重复次数以改善稳定肌群维持姿势的能力（耐力），增加负重（改变力臂或加上阻力）以改善维持正中脊椎稳定姿势的肌力。

（5）使用交替等长收缩及节律性稳定技术强化负重变化不定情况下的稳定与平衡。

（6）进展到由一姿势转换到另一姿势合并肢体的动作同时维持稳定正中脊椎稳定。

（7）使用不稳定的表面改善稳定反应并改善平衡。

（二）稳定性训练

1. 颈部肌群

在颈椎区域，目标是要活化并控制轴向伸展（颈椎后缩）的肌肉，这需要头部屈曲、颈椎前凸稍微变平及上胸椎后凹减少来完成。

2. 深层颈屈曲肌激活及训练

（1）仰卧，对于头颈屈曲及缓和的轴向伸展，教导患者执行缓慢且有控制的头部相对颈椎的点头动作。

（2）一旦有能力执行此动作，就可使用 Stabilizer 监测颈椎压平的程度并测量维持此姿势的肌肉收缩的耐力。

3. 下颈椎及上胸椎伸展肌的活化及训练

（1）俯卧，前额贴于治疗床上，双手臂在侧（图 14 - 33）。让患者将前额离开床面，缩下巴，双眼注视床面维持脊椎于正中姿势（加强在仰卧姿势习得的头颈屈曲动作）。小幅抬举头部。

（2）进阶，一旦患者学会活化颈椎核心肌群并采正中姿势时就要鼓励患者尽可能一整天下来都要练，接着要将核心肌群活化，

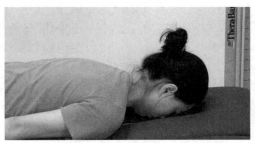

图 14 - 33　颈椎轴向伸直运动

利用总体肌群及上肢负重的方式协调达到脊椎稳定训练，加入肢体动作的目的是要激发耐力，同时强化脊椎稳定肌群的肌力。

4. 腰椎肌群

临床上所使用并经描述的腹肌活化的三种技术有：缩肚脐、腹部紧绷及骨盆后倾（图14-34）。研究显示每一种腹肌和多裂肌的稳定活动都不尽相同，研究显示缩小腹运动较腹部紧绷及骨盆后倾运动可以选择性地共同活化腹横肌及多裂肌，缩肚脐运动也可借腹壁向内收的作用增加腹内压，因此，建议以缩肚脐运动执行脊椎稳定训练。另外两种方式也做描述，目的是让读者了解其差异。

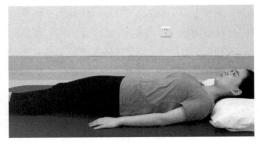

图14-34 腰椎肌群活化方式

5. 活化横腹肌的缩肚脐运动（凹腹运动）

（1）在手膝四点撑位的姿势下利用重力作用于腹壁的效应，训练较容易。若为患者更舒适，则可以仰卧屈膝（膝关节屈曲70°～90°双足平踩于治疗床面），俯卧或半倾斜姿势对患者较舒适的，重要的是要尽快进展到坐姿及站姿下的功能活动训练。

（2）以动作示范教导患者，口语提示及触觉诱发，对患者解释肌肉包裹住躯干，而且肌肉被活化时，腰线会向内缩（图14-34）。

（3）可在髂前上嵴远端及腹直肌外侧触摸到腹横肌，腹内斜肌收缩时可以感到肌肉鼓起，腹横肌收缩时可感到扁平的张力，目标是要在腹内斜肌收缩极小或没有收缩的情形下活化腹横肌。

（4）让患者采取脊椎正中姿势并尝试在缓慢地缩小腹及内凹腹肌的方式下维持此姿势。指示患者吸气、吐气再缓慢地将肚脐向内向脊椎缩入使腹部凹进，正确执行时不会有代偿动作模式，也就是很小或几乎没有骨盆动作（骨盆后倾），下肋骨外翻或下压，肋廓没有吸入或抬举的动作，腹壁没有鼓起，足部的压力也没增加。

（5）若患者活化腹横肌有困难，文献记录显示以下两种回馈技术有助于学习：①压力性生物回馈作为临床测试及视觉回馈；②表面电极的生物反馈。

6. 腹肌紧绷（abdominal bracing）

（1）相对于缩小腹运动，腹肌紧绷的运动是让腹肌做定位收缩及在腰部周围主动执行外翻，没有头部或躯干屈曲，没有下肋骨的抬举，腹部没有前凸且足部没有压力。

（2）患者应能在放松呼吸的情况下维持腹肌紧绷的姿势。此教导脊椎稳定的技术已被使用多年，也显示可以激活腹斜肌这类总体稳定肌的功能。

7. 骨盆后倾

骨盆后倾运动主要活化腹直肌，主要负责躯干的动态屈曲活动，因为腹直肌不被认为是一条核心脊椎稳定肌肉，因此，在脊椎稳定运动中并不强调，大部分情况适用于教导患者对骨盆及腰椎动作的感知。当患者利用骨盆倾斜动作探索腰椎关节活动度以找出正中姿势或功能脊椎动作范围就会激活这块肌肉。

8. 多裂肌的激活及训练

（1）俯卧或侧卧，将治疗师触诊用的手指（大拇指或食指）放在腰椎棘突侧边

（图 14 – 35）。触摸每一椎节以比较每一椎节
间及其两侧之多裂肌的激活。

（2）指示患者鼓起肌肉对抗治疗师的手
指，触摸每一椎节肌肉收缩是否一致。

（3）诱发技术包括使用缩肚脐运动及缓
慢的收缩骨盆底肌。

（4）在侧卧的姿势下，对胸椎或骨盆施
以徒手阻力以诱发活化多裂肌的旋转功能。

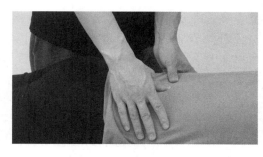

图 14 – 35　多裂肌触诊

（5）进阶：一旦患者学会激活核心肌
群，要鼓励一整天的练习，接着核心肌群的激活再与总体肌群及肢体负重执行协调的脊
椎稳定训练，加入肢体动作刺激肌耐力并强化躯干肌肉。

（三）总体肌肉稳定运动

虽然这部分是将颈椎及腰椎分开讨论，但是由于整条中轴骨骼的功能关系，许多相
同的运动可用于任何区域的机能损伤。

1. 颈椎区域的脊椎稳定运动
渐进肢体负重的脊椎稳定。

一般而言，脊椎稳定运动是由斜躺姿势
下开始，接着进展到坐姿，坐在大的治疗球
上，背靠墙站立，最后在无支撑下站立。

（1）所有运动都以缓慢地点头运动及中
轴伸展到脊柱中立位开始，在训练早期，若
患者维持正中姿势有困难，可将小毛巾卷置
入颈部下方做支撑。

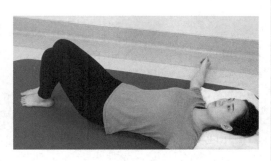

图 14 – 36　仰卧姿势下运动进阶

（2）刚开始阻力负荷只来自简单的上肢
动作，当患者可以执行多重复次数的上肢动
作时，可以加上手持重物或弹性阻力给予动
作阻力（图 14 – 36）。

（3）俯卧下基本运动，这些运动并不是
单独训练屈曲肌或伸展肌，而是强调重力的
影响（图 14 – 37）。

2. 腰椎稳定运动
腰方肌：稳定运动（图 14 – 38）。

腰方肌被认为是额状面及横断面上脊椎
的重要稳定肌，这条肌肉在侧卧姿势支撑下

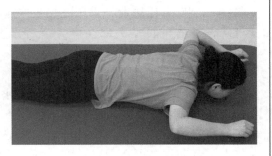

图 14 – 37　俯卧姿势下运动进阶

有最大的激活，而腹外斜肌也会在此姿势下被激活。从侧卧开始要求患者，以手肘支
撑，接着将骨盆抬离治疗床面，以下方膝关节外侧支撑下半身，可等长收缩或间歇性维

持姿势，进展方式是让患者以手掌支撑上半身，肘关节伸展，及用下方足部外侧支撑，可再加上手臂和下肢动作（先无重量后加上重量），增加挑战性。

3. 整合脊椎稳定运动及姿势训练

颈部好的姿势排列由骨盆及腰椎开始，往上到肩胛及胸椎区域。胸椎必须由骨盆举起，肩胛必须后缩在舒适的姿势，让颈椎可以采取中轴伸展这样有效率的姿势（颈椎后

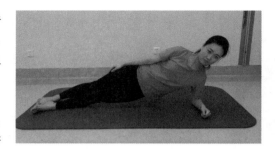

图 14-38　腰方肌稳定运动

缩）。因此，如果有必要由腰椎骨盆控制开始并发展胸椎伸展、肩胛后缩。当患者在执行肢体动作发展稳定度时，应强调好的肩胛肱骨排列，重要的是要记得单单靠强化肌力是无法矫正错误姿势的，因此要利用强化技术及环境调整。

二、等长及动态训练（颈区及胸腰区）

（一）颈椎区域的运动

1. 等长运动：自我阻力

（1）坐姿。

（2）屈曲：要求患者将两手掌放在前额，以点头的方式将前额下压但不移动（图14-39）。

（3）侧弯：让患者将一手放在头部侧边并试着侧弯，就像尝试将耳朵靠近肩关节，但不允许动作发生。

（4）轴向伸展：要求患者将头部后压到放在头部后侧上方的双手内。

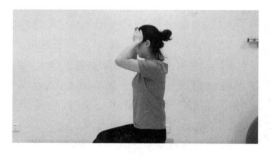

图 14-39　颈椎自我阻力训练

（5）旋转：让患者一手压在接近眼睛的上外缘，并尝试转动头部往肩关节后方看，但不产生动作。

2. 等长阻力活动

站立时，将一篮球大小可充气治疗球放在前额与墙面之间，要求患者缩下巴但不呈现头部前置的姿势，患者维持功能性姿势同时加上手臂动作，可在手臂动作时加上重量进阶。

3. 动态颈部屈曲（图14-40）

仰卧时，若患者无法收下巴及蜷曲颈部

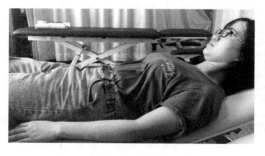

图 14-40　动态颈部屈曲

将头抬离治疗床面，让患者头部及胸部置于斜板或大的楔形垫上开始，减轻重力影响，让患者练习收下巴并将头部蜷曲抬高，可协助直到患者学习了正确模式。若患者不再以胸锁乳突肌代偿，则可逐渐减少斜板或楔形垫的角度，接着再加上徒手阻力进阶。

4. 徒手阻力：颈部肌肉

（1）仰卧，治疗师站在治疗床头，并在每一个运动时支撑患者头部。

（2）将手放在患者头部给予相反动作上的阻力，不要给予下巴阻力，否则力量会传到颞颌关节，阻力只在单独的肌肉活动下或是整体关节活动度施予，无论哪一种方式都可以获得肌肉平衡及功能。

（3）在给予阻力前，等长阻力的给予可在头部在任何姿势下执行，在给予及释放阻力时避免猛然移动颈部，以逐渐增加强度并告知患者对抗治疗师施加的阻力大小，维持姿势，接着再逐渐放松并要患者也放松。

5. 中度及进阶的训练

患者在恢复过程中，要更加强调稳定肌控制肌群的挑战性，特别是对于需回到对颈椎有较大挑战需求的工作及运动或休息活动的个体而言。

颈椎及上胸椎的姿势转换稳定：

（1）站立，将篮球大小、可充气的治疗球置于患者的头与墙之间，要患者以头部将球沿着墙面滚动，随着走动，他/她必须转动身躯。

（2）坐在大的治疗球上，要求患者以双脚向前走，球就会滚上背，胸部就会躺在球上（图 14 –41），头及颈部维持在正中姿势，重点在颈部屈肌，让患者多走几步，球就会在头下方，现在强调的是伸展肌。患者向前

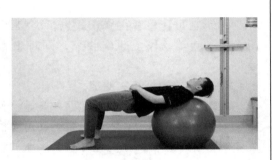

图 14 –41　中度及进阶的训练

后走，交替训练屈肌及伸肌的稳定，接着在每个姿势下加上手臂动作，及手臂加上重物执行动作。

注意：此活动的颈椎伸展肌需要相当的肌力以支撑体重，因此应该只在患者已正确进展到可以耐受阻力时才执行进阶的训练。

6. 功能性运动

设计模拟患者特定功能需求的运动，指出哪些活动会造成个体的颈椎压力，并让患者练习调整这些活动且让脊椎维持在正中姿势，包括推、拉、伸手及物及抬举（见本章后面的功能训练部分），以增加重复次数与重量，以及模拟功能需求的动作模式来挑战患者。

（二）胸椎及腰椎区域的运动

1. 交替等长收缩及节律性稳定

（1）由患者在仰卧姿势下开始，进展到坐在平稳的表面，坐在不平稳的表面，如大的治疗球。坐、跪及站需要下肢髋关节、膝关节和踝关节及脊椎肌肉的个别稳定活

动，透过患者手执的木棍或患者伸展的手臂直接给予患者肩关节及骨盆阻力（图14-42）。

（2）让患者找到脊柱中立位并在给予阻力前，以缩肚脐的方式活化稳定肌，指示患者"抵抗我给治疗师的阻力大小"，同时，施以力度刺激等长收缩，在交替方向上以有控制的速度施以阻力，同时患者学习维持稳定的姿势。

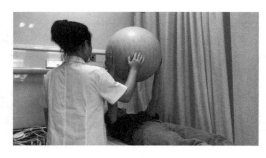

图14-42　躯干稳定肌训练

（3）刚开始，提供口语提示，如"对抗我的阻力，但不要把我推倒，感觉腹肌的收缩，现在我要往相反方向推。只要对抗我的阻力大小并感觉背肌的收缩"。

（4）进展到不给予口语提示下改变阻力的方向，接着增加阻力的速度和方向。

（5）从矢状面上交替性阻力开始，进展到侧向，接着给予横断面上的阻力，给予躯干旋转的等长阻力提示是最有效，可以刺激腹斜肌、腹横肌及深层脊椎伸展肌的方式。

（6）也可让患者在修正式拱桥姿势下，给予骨盆旋转交替的阻力。直接给予骨盆阻力刺激旋转动作上肌肉收缩，同时患者执行等长肌收缩维持骨盆及脊椎处于稳定姿势。

2. 动态肌力训练：腹肌

动态运动一直要到康复晚期才开始，且要到患者学会主动完成缩肚脐，在所有功能活动中稳定下来。没有一种腹肌运动可以挑战所有的腹肌运动，因此，患者的运动计划必须包括各种运动，才能包含整个区域的训练。

3. 躯干屈曲（腹部）：仰卧

腰椎在正中姿势下仰卧或屈膝仰卧。McGill建议以手支撑下背以维持轻微的前凸，运动时脊椎前凸不应增加以显示腹肌无力，结果造成躯干抬起的动作是髋屈曲肌的活动。训练腹肌时，蜷曲运动的执行应在缓慢、控制的速度下，以激活腹肌的稳定功能。

注意：若患者有椎间盘损伤或骨质疏松，则不应执行动态躯干屈曲运动，因为腹压增加及脊髓受到压力的增加。同样，如果患者在躯干屈曲时感到疼痛，就不应执行这些运动。利用脊椎稳定运动，脊椎维持在正中姿势（轻微的腰椎前凸）。

1）蜷曲（curl-up）。

（1）指示患者执行缩肚脐造成腹肌的稳定收缩（见稳定训练-核心肌肉活化的段落），接着抬起头。进展的方式是将肩关节抬起直到肩胛及胸部离开床面，维持手臂于水平（图14-43）。没有必要执行完全的仰卧起坐，因为一旦胸部离开床面其他接下来的动作角度都是由髋关节屈曲肌执行。

（2）借着让患者改变手臂的姿势，由水

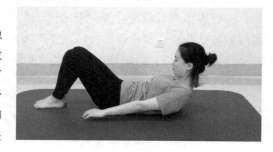

图14-43　蜷曲

平到交叉抱于胸前接着放在头后，进一步进阶到蜷曲动作的难度。

（3）在执行这些活动时，下背不可弓起，若下背弓起时，进阶速度就要变慢直到腹肌强到可以维持腰椎屈曲。

2）蜷曲向下（curl-down）。

（1）若患者无法执行向上蜷曲（curl-up），就执行向下蜷曲。让患者在屈膝坐姿或长坐姿下，从躯干开始，降低到他/她可维持扁平的下背再回到坐姿。

（2）一旦患者可以执行完全角度的向下蜷曲，就反向执行向上蜷曲。

（3）蜷曲向上时让患者将一手伸向对侧膝关节外侧，接着交替，可将一膝关节向上朝对侧肩关节抬，逆转肌肉的作用，再以另一膝关节重复动作，对角线运动可强调腹斜肌。

3）双膝抱于胸前。

强调下腹直肌及腹斜肌，让患者固定于骨盆后倾的姿势，再将双膝抱于胸前再回复动作，减小髋关节及膝关节屈曲的角度和进展动作的困难度。

4）骨盆提举。

患者在髋关节屈曲90°膝关节伸展的姿势下开始，将臀部抬离床面（小动作），双足向上朝天花板踢（图14-44），患者不应以手推床面。

5）双侧直腿抬高（bilateral straight-leg range）（图14-45）。

（1）让患者在双脚伸展下开始，再执行膝关节伸展下的髋关节屈曲使骨盆后倾，若是骨盆与脊椎无法稳定，应让膝关节屈曲到可控制的程度。

（2）若在开始执行此运动时髋关节外展，腹斜肌就会承受更大的压力。

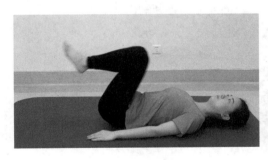

图14-44　骨盆提举

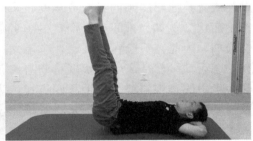

图14-45　双侧直腿抬高

6）双侧直腿下降。

若执行双侧直腿抬举有困难就可以执行双侧直腿下降，让患者在髋关节屈曲90°膝关节伸展的姿势下开始，接着，在维持腰椎稳定的情况下尽可能降低肢体（腰椎前凸不应增加），接下来将下肢举回90°。

4. 躯干屈曲（腹肌）——坐姿或站姿

（1）坐或站，将滑轮或弹性阻力固定于患者后方肩高处，患者腹肌肌力进步时就可进展阻力强度。

（2）让患者抓住弹性物的把手或一端，重点在于将胸廓向下靠近耻骨并执行骨盆后倾而非屈曲髋关节。

（3）让患者将一手臂向对侧膝关节向下伸，强调肋廓靠近对侧骨盆执行对角线动作，可往相反方向执行对角线动作。

5. 躯干屈曲（腹肌）——不稳定表面

文献显示有慢性、单侧下背痛的患者的平衡机能会有损伤的现象，文献也显示利用不稳定的表面，如治疗球或平衡板执行腹肌蜷曲运动可以增加腹内斜肌、腹外斜肌及腹直肌的活动。其理论假设是这些肌肉活动的增加是为维持在不稳定平面上的平衡，其他运动方面的建议还包括在海绵滚筒上平衡或使用生物力学踝关节力板系统（biomechanical ankle platform system，BAPS），同时执行手臂及下肢的活动或蜷曲运动（图16-46）。

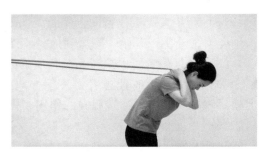

图14-46　躯干屈曲（腹肌）

（三）动态肌力训练——竖脊肌及多裂肌

1. 俯卧伸展运动（图14-47）

这是在俯卧姿势下在脊椎伸展动作活动度末端执行的伸展运动，因此这类运动对于有关节炎或神经根受压迫症状的患者、椎关节粘连或有其他屈曲倾向状况或承受负重时会产生症状（例如，椎间盘损伤）的患者症状会增加，因此，不应在伸展动作末端角度执行动态运动。若是产生症状就将姿势修正到较为正中的脊椎姿势，如手膝四点撑位姿势及强调以等长收缩稳定而不是将脊椎完全伸展。

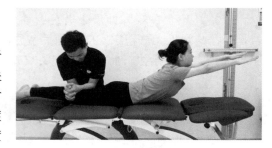

图14-47　俯卧伸直运动

（1）胸椎抬举。由手臂在体侧开始，当肌力进步再进展到手臂在头后或举手过肩，要患者收下巴，抬起头部和胸椎，必须固定下肢。

（2）下肢抬举。刚开始让患者只抬一只脚，与另一脚交替，最后两脚一起抬举并将脊椎伸展，让患者抓住治疗床的边缘固定胸椎。

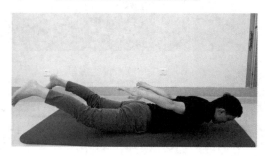

图14-48　超人运动

（3）超人运动。让患者同时抬举双上肢及下肢进展伸展运动（图14-48）。

2. 坐姿或站姿下的伸展运动

1）弹性阻力训练（图14－49）或重力滑轮训练。固定滑轮或弹性阻力在患者面前，与肩同高，让他或她抓握并伸展脊椎，对于躯干旋转，使用滑轮或将弹性阻力固定于足下或在运动肢体对侧的固定物上，让患者对抗阻力拉动并伸展，旋转背部，改变拉动阻力的角度以制造针对患者需要的功能模式。

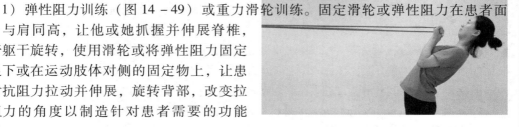

图14－49 弹性阻力伸展训练

2）躯干侧弯（侧腹肌、竖脊肌、腰方肌）（图14－50）。躯干侧弯运动用于训练侧弯躯干肌肉整体的肌力训练，也用于脊椎侧弯的情形，虽然仅运动并无法停止或改变结构性脊椎侧弯的进展，但结合运动及其他矫正方式，例如，最常用的套具则常被使用。当有侧曲线存在时，凸侧的肌肉通常都会被牵拉而无力，以下运动就是作为凸侧的肌力训练运动，虽然它们也可作为双侧的对称性肌力训练。

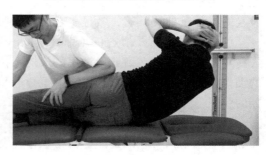

图14－50 躯干侧弯训练

（1）站立，将弹性阻力固定于足部下方或让患者侧弯曲线凸侧的手握重物，接着让他或她往相反方向侧弯躯干。

（2）侧卧于曲线凹侧，顶点在治疗床或垫缘，好让胸椎垂下。如果有一端可降下的分离式治疗床，曲线顶点就要在治疗床弯折处。让患者下方的手臂弯曲于胸前，在上侧的手臂沿着躯干放，躯干对抗重力侧弯起来，让患者两手交叉于头后方（图14－50），但一定要固定骨盆及下肢。

3）心肺耐力（cardiopulmonary endurance）。

目标：发展心肺适能以建立整体耐力及健康。

有氧体能锻炼运动提供给有脊椎症状患者许多好处，活动本身不仅可改善心肺耐力，也可刺激出健全的感觉及缓解症状。心肺锻炼原则及程序对于由脊椎受伤、手术或姿势功能障碍中恢复的患者，一旦发炎的表征不再存在就可以开始执行有氧运动。从低到中强度的运动开始，和患者共同选择不会增加恢复中的脊椎构造压力的活动，若找出特定的脊椎动作倾向就选择强调此倾向的有氧运动。

4）常见有氧运动及其对脊椎的效应。有些有氧运动是在脊椎处于动作角度末端下执行的，在此将进行探讨以解释为什么有些活动可能不适于一些特定状况的患者。若可做调整，就要考虑做调整。

（1）脚踏车（cycling）。一般形式的脚踏车会使胸腰椎产生屈曲及上颈椎过度伸展。只要没有上颈椎症状，腰椎有屈曲倾向的患者就可以执行此运动，调整的方式包括使用可让身体处于较直立姿势的脚踏车，如越野脚踏车或混合型脚踏车，许多静态脚踏车也可以让个体处于直立姿势，因此不太可能造成颈椎问题。

（2）行走及跑步（walking and running）。直立的姿势强调正确的脊椎曲线，走路及跑步强调腰椎伸展的姿势（站立终期），强调行走或跑步时找出脊柱中立位，活化缩肚脐的运动及稳定脊椎，因为在整个运动期间有意识地控制是不可能的，教导患者时常检查他或她的姿势，例如，在跨越十字路口时或经过他人时或脊椎产生症状时，行走或跑步的时将颈椎维持在后缩姿势（中轴伸展），肩胛舒适地向内收，跟着节奏摆动手臂可强化颈椎的稳定，使用跑步机、田径跑道或道路及跑道可使这些活动更普及，跑步是高冲击的活动，有椎间盘损伤或退化性关节问题的个体无法承受这种活动。

（3）爬楼梯（stair climbing）。商业上模拟在各种阻力下爬阶梯的仪器设计是为了达到肌力训练及有氧、体能锻炼的目的。规范化的一般阶梯也可用于有氧训练，此活动需要交替活动的下肢和骨盆控制，因为抬举一侧的下肢会造成脊椎屈曲，同时对侧的下肢及脊椎处于伸展状态，教导患者以稳定肌对抗旋转力，维持脊椎在正中姿势。

（4）越野滑雪及滑雪机（cross-country skiing and ski machines）。越野滑雪无论是冷天在户外执行还是在商业设计用的仪器上执行都属高强度的有氧运动，伴随下肢向后踢的动作，此运动将强调脊椎伸展，重要的是教导患者维持在脊柱中立位并收缩有稳定功能的腹肌。

（5）游泳（swimming）。以游泳而言，蛙泳换气时强调颈椎及腰椎区域的伸展，教导患者要以颈胸为一个整体，勿将颈椎完全伸展但维持在正中姿势，让嘴巴刚好离开水面换气。

自由式：可能加剧颈椎问题，因为换气动作中重复的颈椎旋转，这种游泳姿势也因下肢的踢水动作强调腰椎的伸展，教导患者以木棍式转体的技术使整个身体向一侧转并换气，再转回面向下的姿势游，这必须有好的脊椎稳定度。

仰式：透过下肢的踢水动作及手臂的滑动强调脊椎伸展。

蝶式：让整条脊椎做出完整的关节活动度，重点在于稳定肌控制动作范围。

（6）上半身肌力训练仪（upper body ergometry machines）。上肢肌力训练仪提供上肢阻力也可用于有氧训练，向前的动作会强调脊椎屈曲及肩带前突，向后的动作强调脊椎伸展及肩带后缩，教导患者在正中姿势下，使用肌力训练仪前，先以稳定肌活动加强姿势反应，若是仪器可于站立使用，可进展到站姿刺激整体躯干的反应。

（7）阶梯有氧及有氧舞蹈（step aerobics and aerobic dancing）。使用阶梯或登阶机执行登阶是类似的，除了在进阶的阶梯有氧计划中会加入跳跃及弹跳。

舞蹈的舞步形态百种，舞蹈教室的课程也都将许多种类的体适能活动根据年龄分组融入课程中。若可行，确保患者在安全的动作模式，并协助患者了解他或她脊椎的安全动作范围及动作能力。

（8）流行风潮（latest popular craze）。大家都喜欢新的运动技术及例行运动的人物或新式运动仪器，分析生物力学及加诸脊椎力度的知识及技术应可用于提供有关运动的安全性建议，动作范围末端的姿势及高速压力（例如，激烈的踢腿及快速弹动的动作）对于脊椎易受伤的组织会有伤害性，因此不适于脊椎问题恢复中的患者尝试执行。

第四节 功能性活动

一、为功能性活动准备的基础运动技术

一旦患者学会处理其症状，同时发炎的症状也消失，就可以开始执行肢体及躯干的活动，例如，抬举、携带、推、拉及往各个方向的伸手及物等功能活动。在亚急性或康复的动作控制期，重点在于以功能动作模式强化肢体的肌力，同时维持稳定的脊椎，患者在此阶段可执行器具性日常生活活动及有限制的职场活动，评估患者的表现并调整其正进行中的活动，调整内容包括安全的脊椎姿势及正确的稳定。

对于姿势问题及由背部或颈部受伤恢复中的情形，重要的是在整体躯干运动前或执行中强调正中（功能性）脊椎姿势。许多本章前述的稳定及动作模式也可在强度、重复次数、速度及协调性下进展以恢复功能活动。

（一）承重运动（weight-bearing exercises）

1. 修正式拱桥运动（modified bridging exercises）

修正式拱桥运动需要躯干屈曲及伸展肌的稳定，并结合臀大肌及骨四头肌的肌力训练以备于抬举活动的执行，腹肌与臀大肌共同作用控制骨盆倾斜，而腰椎伸展肌则对抗臀大肌的拉力稳定脊椎。

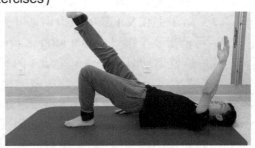

图 14-51 修正式拱桥运动

（1）由患者在屈膝仰卧姿势下开始，让患者在抬起与放下骨盆的过程中专注于维持正中的脊椎姿势（髋关节屈曲及伸展），维持在拱桥姿势下做等长控制。

（2）交替手臂动作，在手上加重物进展。

（3）以在空中踏步的方式，两足交替抬起（图14-51），进展的方式是将抬举下肢的膝关节伸展。当患者可以承受较大的阻力时，可以在踝关节上加上重物并与手臂动作协调。

（4）外展及内收大腿而不让骨盆垂下，可将双足放在小凳子上、座椅上或大的治疗球上，并重复拱桥活动方式，或将肩关节、颈部区域置于大治疗球上且双脚着地方式进展动作。

2. 躯干稳定的伏地挺身

伏地挺身是利用体重训练肱三头及肩带肌群以备于执行推的活动。躯干肌群必须对

抗肩带肌群的拉力而稳定，同时在躯干上升下降时控制脊椎于正中姿势。

（1）面对墙壁站立或俯卧时双手在肩关节前方置于墙上或地面，提醒患者执行运动时要找到并维持脊椎正中姿势。

（2）如果患者不够强壮，无法由地面推起，这些运动可由墙面做伏地挺身开始。

（3）俯卧在地面，患者可以双膝关节为轴推起或可以双足为轴将全身推起。

（4）欲在不平稳的表面上挑战的患者，可由俯卧于大的治疗球上开始，让患者用手向前爬，直到只剩大腿是由球支撑着，在此姿势下维持稳定的脊椎姿势并以手臂执行伏地挺身动作。

3. 靠墙滑动训练

滑墙运动可发展髋关节及膝关节伸展肌肌力让下肢利于执行蹲的活动并训练安全的身体力学。

（1）背靠墙站立，脊椎维持于正中姿势，背部后方置入毛巾卷，如此靠墙滑动较容易进行，若是将大的治疗球置于背部后方与墙壁间，此运动变得更有挑战性（图14－52），要求患者背靠墙向下滑到半蹲的姿势

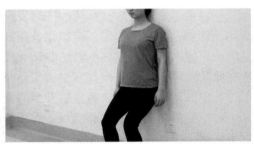

图14－52　靠墙滑动训练

并维持此姿势做髋关节及膝关节伸展肌的等长肌力训练，或上下移动执行向心/离心肌力训练。

（2）加上手臂动作，例如，交替式或双侧肩关节同时屈曲/伸展。

（3）对于上肢及下肢的肌力训练可使用手握重物加阻力。

4. 弓箭步及半蹲（partial lunges and partial squats）

（1）这些运动对于整体躯干动作的肌力训练不仅有益更有助于学习良好的身体力学，若有必要可让患者撑于治疗床或其他稳定物开始练平衡，再进展到以单侧练平衡，一旦患者可以在无支撑下执行多次重复动作，就可以在上肢加上重量提供阻力。

（2）加入上下肢同步的动作，例如，向前及向下伸手，发展协调性及控制性。

5. 抵抗阻力行走（walking against resistance）

以皮带将重力滑轮或弹性阻力围绕住患者的骨盆或患者可抓着扶手，让患者向前、向后或斜向对抗阻力行走，重点在于脊椎控制。让患者推或拉重物来进展动作，例如，推车或桌上的盒子，重点是在上肢受重力负荷时维持稳定的脊椎姿势。

（二）转换中的脊椎稳定运动（transitional stabilization exercises）

导致脊椎屈曲然后伸展动作的运动，会挑战患者控制脊柱中立位，患者应学习抵抗躯干和肢体交替动作并稳定脊椎。

1. 手膝四点撑位向前/后移动（quadruped forward/backward shifting）

（1）手膝四点撑位，让患者向后移到臀部置于足跟上，再将身体向前移动到以手支撑的位置。

（2）向脚跟移动时，患者专注于将骨盆控制在正中姿势，而不允许发生完全的脊椎屈曲，或在向手部移动时不允许完全的脊椎伸展发生。

2. 蹲下且伸手（squatting and reaching）

（1）从站姿下开始，让患者在半蹲姿势下伸手，这会让脊椎倾向屈曲，因此要让患者专注于以脊椎伸展肌，维持脊椎于正中姿势。

（2）患者再站起并举手过肩，这会导致脊椎伸展，因此让患者专注于使用躯干屈曲肌稳定脊椎于正中姿势，可以进展到抬举与伸手动作加上重量，同时控制脊椎于正中位置。

3. 转移重量及转身（shifting weight and turning）

（1）让患者练习在向前/后及侧向位移的同时，维持脊柱中立位并练习以髋关节、膝关节周围肌群吸收力量。

（2）练习以小步伐转身并以髋关节转动，而非用背部旋转，教导患者想象两个肩关节及髋关节分别由两根坚硬的木棍穿过以致脊椎无法扭转，虽然脊椎会发生一些动作，此活动仍能协助患者将注意力放在脊椎的稳定，而不将脊椎做完全幅度的旋转，利用重物让患者抬起，转身再将重物放于新的位置上来进展动作。

二、身体力学及环境的适应性调整

（一）身体力学的原则：教导与训练（principles of body mechanics-instruction training）

教导安全的身体力学时，尽可能不要以过多的指示干扰患者，大部分人都知道要用下肢的力量执行抬举的动作而非背部，但仍会出现错误姿势。训练一开始就建议患者先找到其脊椎正中姿势，执行缩肚脐技术再抬举物品，观察患者使用的技术，如有需要给予修正，通常教导用蹲的方式，但并非所有的患者都能够蹲，比如，他们有类似膝关节疼痛或无力的机能损伤时，在某些状况下，以弓箭步技术抬举会比使用蹲的技术要稳定。

1. 腰椎姿势（lumbar spine position）

腰椎的姿势，无论是屈曲、伸展或在中间动作范围都引发许多讨论议题。在 3 种姿势中以正中的脊椎姿势执行抬举，可以提供脊椎最大稳定度，并且同时使用韧带与肌肉系统提供稳定与控制，背部受伤后，使用抬举姿势会根据受伤的种类及组织受压时的反应而有所调整。

（1）脊椎屈曲：以屈曲的腰椎（骨盆后倾）执行抬举时，脊椎的支撑主要来自非收缩性组织（韧带、腰背筋膜、后侧环状韧带及小面关节），而肌肉活动极少。在弯腰时会产生脊柱屈曲。有些学者认为，背部肌肉受伤后，因为脊椎在屈曲姿势下肌肉活动几乎是静止的，所以就要选择此姿势。

以腰椎屈曲姿势抬举会产生一些问题，若在脊椎屈曲姿势下缓慢抬举，是韧带承受负荷，非收缩性组织发生蠕变，如果组织本身早已无力会增加受伤的概率。此外，在肌肉伸长并放松的姿势下，会处于不利的长度－张力关系，将无法快速反应产生适当力量对抗突然的负荷改变，当个人以屈曲的脊椎执行抬举时，产生韧带拉伤的机会也较大。

（2）脊椎伸展：当以伸展的腰椎执行抬举时，支撑脊椎的肌肉活动比在脊椎屈曲时更活跃，对椎间盘所产生的压迫力会增加，同样的小面关节也会迫近（紧锁姿势），此姿势可缓解韧带受压，但对于背肌状况不佳且容易疲劳的个体，在执行重复抬举动作时，会因韧带不提供支撑而危及脊椎。

2. 负荷的姿势（load position）

加强抬举及携带物品要尽可能接近身体重心的观念，让患者练习携带物品时靠近其身体重心并将注意力放在平衡和控制的感觉上，以及尽可能降低颈部与背部压力，且与携带物品有较多压力的姿势比较，并指出在抬举时物品越接近身体重心，对于支撑结构造成的压力会越小。

（1）让患者练习将重物由一侧摆放到另一侧并加上旋转动作。要求患者练习转身时，以髋关节旋转与最少的躯干旋转达成旋转动作，动作应由下肢主导，同时脊椎保持稳定。

（2）模拟患者工作场所环境的力学并练习安全力学。

（二）环境调整（environmental adaptations）

评量与调整居家及工作环境的人体力学，对矫正压力及预防未来症状再发是有必要的。

1. 居家、工作及驾车的考量（home，work，and driving consideration）

（1）座椅及汽车椅座需有腰椎支撑物，以维持轻微的腰椎前凸，若有必要可使用毛巾卷或腰枕。

（2）椅座的高度应允许膝关节屈曲以减轻腘绳肌的张力、支撑大腿并允许双足舒适地平放于地面。

（3）若需要长时间采取坐姿应使用扶手，以减经肩关节与颈椎的压力。

（4）书桌或者桌面高度应适当，避免个人必须伏在桌面上工作。

（5）工作及驾驶时应时常改变姿势，若通常为静态的，患者应每小时起来走动一次。

2. 睡眠环境（sleeping environment）

（1）床垫必须能够提供坚固的支撑以避免任何过度的压力，若床垫太软，患者的身躯会陷下，且韧带受到压力；若床垫太硬，有些患者会无法放松。

（2）枕头应有舒适的高度及密度以促进放松，但不应使关节处于极端姿势，海绵橡胶枕因为会提供持续的阻力，而倾向使肌肉张力增加。

（3）无论患者应俯卧、侧卧或仰卧睡，都必须针对个体做个别分析。理想上，舒适的姿势为中间动作范围并对任何支撑构造不会造成压力，早晨起床感到的疼痛通常都与睡姿有关。若是如此，要仔细听患者描述睡姿判断是否与疼痛的产生相关，接着就要据此尝试修正睡姿，并提醒患者会需要许多个星期改变习惯。

三、中阶到高阶的功能性活动的训练技术

当患者学会在执行运动时的脊椎控制，就可增加重复次数以发展肌耐力，增加阻力以发展肌力。若需要协调性、灵敏度与平衡，就要强调该部分。到这个阶段，个体应该了解基本的脊椎稳定技术且已经有采取脊椎正中姿势的习惯，以及激活缩肚脐的技术。在执行以下运动时应强调前述技术的重要性，同样地，患者应能够控制脊椎更大的关节活动度而不产生症状，调整运动内容以恢复工作或运动相关的活动内容。举例如下：

（一）重复性抬举（repetitive lifting）

对于许多工作，拥有一整天重复抬举的能力是有必要的，这也可能导致症状再发。因此，为准备回到工作，要逐渐增加患者必须执行的重复抬举的活动以改善肌耐力，Marras 及 Grantas 的研究显示，受测者在执行重复抬举动作时（为时 5 h）抬举的动作模式及肌肉征召的模式都会变，因此脊椎的稳定变差（压迫减小），腰椎前、后向剪力增加。为减少下背疾病再发的风险，患者需要学会检测这些症状的改变并刻意矫正错误模式。治疗师协助患者开始在基本技术中修正及调整，并学习稳定脊椎的身体力学，以及模拟其居家或工作场所执行的抬举动作种类，包括抬举任务的变化以备以外的状况。

（二）重复伸手及物（repetitive reaching）

在执行重复伸手及物的动作中，患者必须学会采取舒适的跨步，然后接着练习用下肢将重心向前和向后移动，而非以脊椎做出前后弯曲的动作。预备性的运动应包括向前、向侧边及向后方的半弓箭步。练习时，让患者使用实际生活状况会使用的重量执行动作，并专注于脊椎控制，只有在无法控制时才休息。

（三）重复性推及拉（repetitive pushing and pulling）

重复性的推和拉需要有强壮的上肢及稳定的脊椎。预备活动须包括抵抗模拟工作环境高度的弹性阻力及滑轮阻力，执行推和拉动作，并进展到推及拉有重量的推车或桌上有重量的盒子横跨桌面，并强调激活脊椎稳定肌的重要性。

（四）旋转或转身（rotation or turning）

负重下转身是大部分工作活动的一部分，一个人可能会以旋转脊椎转向后方，取得或放置侧边或后方的负荷，但旋转会导致不稳定的状况或可能对脊椎构造产生伤害。因此，重要的是转身动作中排除旋转，让患者学习稳定的脊椎转动，也就是利用髋关节动作及控制，或朝欲转的方向跨步而非扭转及旋转背部。

（五）转换动作（transitional movements）

大部分功能活动都需要转换动作，例如，伸手拾起某物（脊椎屈曲），接着伸手过头将物品放到高的橱柜上（脊椎伸展），而在体育活动中，可能需要快速地由前弯姿势转换到伸展姿势合并手臂高举，过头（例如，运球，接着投球），设计模拟预期结果中的动作速度及动作训练，让患者尝试维持控制功能性脊椎姿势下练习变换所有的动作模式。

（六）训练的转移（transfer of training）

理想上，每一个患者在康复过程中能够学会转移的技术，提供多样化的学习技术，由简单到复杂，接着协助患者分析对于每样新的环境做出合适的调整。

（七）预防教育（education for prevention）

教育是以持续的方式为基准。结束治疗出院前，与患者共同回顾姿势与疼痛之间的关系。

（1）当感到疼痛或症状再发时，检视姿势，避免长时间维持任何一个姿势。

（2）若有必要维持姿势，中间要经常休息，并于每半小时执行适合关节活动的运动，以平衡极佳的姿势完成所有运动。

（3）避免过度伸展颈椎或长时间头部向前的姿势或前弯的姿势。

（4）找出调整修正执行工作的方式使得工作可以在与视觉水平线同高或有合适的腰椎支撑下完成。

（5）在引发精神压力增加的状况下，应执行有意识的放松运动。

（6）运用常识并遵循好的安全习惯，发展并进阶安全的居家运动计划。

（7）教导适合患者的肌耐力及肌力训练运动以维持关节活动度。

（8）提出任何患者可能有关运动方面错误的观念。

第五节 实验案例

一、案例 1

一位 51 岁的汽车修理工因为左臀部和大腿后部的疼痛症状被转介到物理治疗。患者诉当站立或者手举过头顶超过 15 min 时，症状会加重，而这是他在车架上工作时的姿势。此外，当携带重物超过 50 磅时、站立和行走超过半小时也会加重症状。过去的一年里没有出现明显的诱发因素，但是症状却反反复复出现。参加的休闲活动如果需要背包，也会加重疼痛的症状。而躺在摇杆椅上或蜷膝在沙发上（膝盖抱在胸前），症状就会缓解。

体格检查提示：患者站着时是驼背的姿势；在下背部、臀大肌、腘绳肌（直腿提高到 60°）和上腹部有明显的柔韧性下降。下腹部的肌力是 3 级。他现在最多能够完成 20 s弓箭步和半蹲动作。

问题1：是什么引起了患者的症状和体征？患者的功能受限是什么？预后如何？

问题2：指出患者的损伤和功能恢复目标。

问题3：针对设立的目标制订治疗方案。应当如何进阶训练计划以帮助患者实现功能独立？

二、案例 2

患者，男，45 岁，在一次汽车追尾事件中受伤。事故发生在 4 天前，当时他正在路口的交通灯下等待，后面的轿车以 45 km/h 的速度撞上来。他当时有系安全带，但是，由于汽车比较旧，没有安全气囊也没有合适的头枕。因此当后车追尾时，他的颈椎快速后伸，脖子中段撞上硬后座，然后因为惯性又快速地向前弯曲（没有向前撞到物体）。现患者已经排查了颈椎骨折或者不稳定的情况。既往病史并无特殊，有饮酒史，5 年前已经戒烟。他是一名会计，通常在电脑旁工作很长时间，但事故发生后一直无法工作。他必须佩戴颈围，常常出现痛苦面容。他也常抱怨睡眠质量差，因为每当他活动颈椎时就会被痛醒。

疼痛特性：后颈部持续疼痛，伴有头痛，且疼痛会放射到双侧肩膀区域；右侧的大拇指、食指和中指会间断出现针刺感；在休息时疼痛的程度有 VAS 8 分，当他尝试活动时 VAS 10 分。

阳性结果：患者表现为僵硬的头前倾姿势。患者不愿配合进行超过 10° 的颈椎前屈或者后伸，侧屈的角度可以达到 25°，颈椎旋转的幅度十分有限。

轻度的颈椎牵引可以缓解患者的神经症状。触诊发现上斜方肌和喉部前后的肌群都十分紧张。在 C4/5，C5/6，C6/7 的上下关节突关节也发现僵硬，右侧为甚。

问题1：基于患者的损伤和功能受限制订阶段性目标和治疗计划。介绍你将运用的技术并进行操作演示。

问题2：预期患者多长时间能够缓解症状，达到短期目标？在什么时间点你将重设治疗目标和计划？

（林科宇　王伟铭）

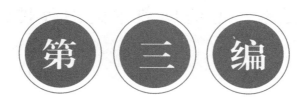

特定疾患的治疗性运动技巧

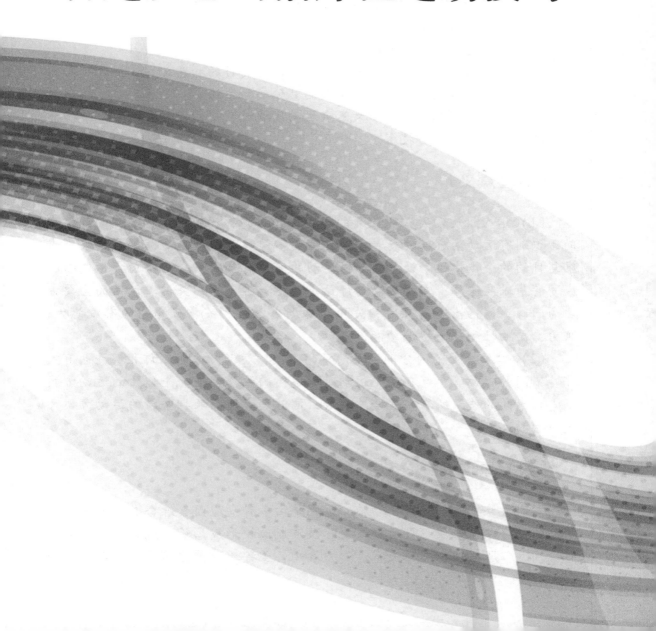

第十五章　心脏康复中的治疗性运动

【实验目的】

（1）掌握心血管病患者的一般性评估方法。

（2）掌握心血管病患者的运动能力评估方法。

（3）掌握心血管病患者运动危险性分层。

（4）熟悉运动平板心电图和运动心肺功能检测。

（5）掌握心脏康复不同分期运动处方制订的目的和意义。

（6）掌握心脏康复不同分期运动的具体实施方法。

（7）掌握冠心病和慢性心衰患者运动实施过程中的监护方法。

（8）掌握心肺复苏技术。

【实验意义】

（1）治疗性运动是心脏康复的核心干预措施，治疗前详尽准确的评估有助于识别有运动禁忌证的患者，区分运动不同危险程度患者，制订切合患者康复目的的个体化运动处方，确保运动的安全有效实施。治疗前评估是心脏康复的基础及保障，掌握运动前评估是实施心脏康复的关键。评估的主要方法为问诊、体格检查、采用相关的问卷调查以及相关章节介绍的有氧能力、肌力、柔韧性和平衡协调功能检查。

（2）心脏康复不同分期运动的目的不同，运动处方的制订和实施也有差异。不同的心血管疾病在实施运动时有不同的注意要点。个体化的运动方案是心脏康复的关键所在。安全、有效，同时患者能够长期坚持的运动方案才是成功的。

【实验原理】

心血管疾病尤其是冠状动脉心脏病是由多种危险因素综合长期作用下冠状动脉粥样硬化斑块形成所致。冠脉狭窄或血栓形成影响心脏血流供应导致心绞痛、心肌梗塞、心律失常、心力衰竭甚至猝死等严重事件。这些事件均

治疗性运动实验手册

218

可能由运动诱发。但是，运动和体力活动不足，本身就是动脉硬化的独立危险因素，同时也增加其他心血管危险因素如高血压、糖尿病、血脂异常、肥胖等的发生风险。增加运动和体力活动可纠正心血管危险因素，延缓甚至逆转动脉硬化，是心脏康复的重要干预措施。运动前的详尽评估，不仅有助于评估诸多危险因素的严重程度和调控情况，了解疾病对患者运动能力的影响，也有助于预测运动相关的心血管事件发生的风险以制订精确、安全和个体化的运动处方。

【实验对象】

（1）能够配合实训操作的心血管疾病患者。
（2）学生扮演的心血管疾病患者。

【实验用具】

体重秤、体脂分析仪、听诊器、血压计、指脉氧饱和度计、尺子、秒表、圆锥状标记物、运动平板心电图、运动血压计、运动心肺功能测试系统、运动平板、功率自行车、哑铃、沙包、弹力带。

【学时】

2 学时。

【实验内容与方法】

具体见下述。

第一节 心脏康复中运动治疗前评估

一、一般性评估

（一）病史问诊

1）患者坐位或卧位，治疗师面对患者，坐位或站立位。
2）询问及查阅以下内容：

（1）现病史，包括：

a. 主要症状如心绞痛、呼吸困难、水肿、心悸、晕厥、疲劳等的评估，进行心绞痛、呼吸困难和心功能评估。

b. 排除运动禁忌证（表 15 – 1）。

表 15 – 1　心脏康复运动禁忌证

不稳定性心绞痛；

静息心电图显示显著缺血性改变；

休息时收缩压不低于 200 mmHg 或舒张压不低于 110 mmHg；

有症状的直立性低血压，血压降低超过 10 mmHg；

严重的主动脉狭窄；

急性全身性疾病或发热；

没有控制的房性和室性心律失常；

没有控制的窦性心动过速（＞120 bpm）

失代偿的充血性心力衰竭；

未装起搏器的三度房室传导阻滞；

急性心包炎和心肌炎；

近期的血栓形成；

血栓性静脉炎；

未控制的糖尿病（空腹血糖＞400 mg/dL）；

严重的骨关节疾病；

其他代谢性疾病，如急性甲状腺炎、高钾和低钾血症、血容量减少等

c. 并发的疾病如肺部感染、糖尿病、脑血管疾病等。

d. 曾接受的干预措施，如冠脉搭桥手术、冠脉成形术、瓣膜置换术、起搏器植入术等。

e. 使用的药物情况：β 受体阻滞剂、抗凝抗血小板药物、降压药、利尿药、降糖药尤其是胰岛素、降脂药（尤其是他汀类）、抗心律失常药物以及治疗心力衰竭的药物的使用情况。

f. 目前对疾病的认识及心理。

（2）既往史，识别心血管疾病相关的疾病危险因素。

a. 高血压病发病时间、使用的药物及血压控制情况。

b. 糖尿病发病时间、使用的药物及血糖控制情况。

c. 血脂异常病发病时间、使用的药物及血脂控制情况。

d. 肥胖及超重情况。

e. 其他疾病尤其是慢性呼吸系统疾病、肝肾疾病和骨关节疾病。

（3）个人史，尤其是吸烟史、酒精依赖、久坐生活方式、运动习惯、饮食习惯、睡眠情况。填写体力活动问卷。

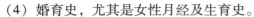

（4）婚育史，尤其是女性月经及生育史。

（5）家庭和家族史，包括家庭支持、直系家属心血管疾病史。

（二）体格检查评估

1）心率测量。

（1）患者坐位或卧位。

（2）治疗师用听诊器，于患者心前区听诊，并注意心律情况。如心律整齐，可读取 15 s 或 30 s 心跳次数，如为房颤律或有其他心律失常情况，需读取 1 min 心跳次数。

2）血压测量。

（1）患者卧位、坐位和站立位。

（2）治疗师使用水银血压计或电子血压计，于患者右上臂测量不同体位的血压。血压如不在正常值范围，重复测量共 3 次，取平均值。

3）采用体重和身高计测量患者体重身高，计算体重指数［BMI＝体重（kg）／身高的平方（m²）］。

4）采用体脂比测量仪测量患者体脂比。

5）腰围及腰臀比。

（1）患者双足分开站立，平静呼吸。

（2）治疗师用软尺于受试者脐平面，呼气末时测量腰的围度（cm），男性腰围不少于 85 cm，女性腰围不少于 80 cm，即可考虑存在中心性肥胖。

（3）治疗师用软尺测量受试者臀部向后最突出处测量围度（cm）。

（4）计算腰臀比（腰围/臀围），男性的大于 0.9，女性的大于 0.8，即考虑存在中心性肥胖。

6）颈静脉视诊。

（1）患者取半卧位，呈 30°～45°。

（2）治疗师观察颈外静脉充盈情况，如充盈超过锁骨上缘至下颌角间距的 2/3 可称之为颈静脉怒张，为右心房压力增高的表现。

7）脉搏触诊。

（1）患者卧位或坐位。

（2）治疗师用右手 2 指、3 指、4 指尖触诊患者手腕横线上桡动脉搏动处，评估搏动次数、搏动节律，与心率比较有无脉搏短绌。如脉率整齐也可用脉率替代心率。

8）下肢触诊。

（1）患者卧位。

（2）治疗师用手指触诊患者双侧足背动脉搏动处，比较搏动强度，同时触诊双足皮温。若足背动脉搏动减弱，同侧足部皮温降低，则意味着该侧下肢外周动脉硬化。

（3）观察下肢尤其足背、踝、胫前是否水肿，按压皮肤是否深陷。如为对称水肿提示可能存在右心室功能不全，如为单侧水肿需注意有无深静脉血栓形成。

9）外周血管灌注情况。

（1）患者卧位、坐位或站立位。

（2）观察患者嘴唇、甲床，是否有紫绀和苍白。触诊肢端皮肤是否湿冷。正常黏膜和甲床应为淡粉色，肢端皮肤温暖，润而湿冷。

（三）检查检验结果回顾

参考《诊断学》相关章节。

（1）血液检查（血色素、肝肾功能、电解质、动脉血气、心肌酶、肌钙蛋白、BNP）。

（2）胸部 X 线检查。

（3）心电图。

（4）超声心动图。

（5）冠状动脉 CT。

（6）冠状动脉造影。

二、危险性分层

根据患者病史及检查将患者运动心血管事件危险程度分为低、中、高三层（参见表15－2）。

表15－2　心血管疾病患者运动诱发心血管并发症危险性分层标准

低度运动危险性（必须具备所有下列条目才能认为该患者运动危险为低度）
· 运动试验中及恢复期没有复杂的室性心律失常
· 运动试验中及恢复期没有心绞痛和其他明显的症状（异常的气短、头晕、眩晕等）
· 运动试验中及恢复期血液动力学反应正常（即随着运动负荷的增加、心率的减少和收缩压的出现而相应地升高和降低）
· 运动耐量≥7 MET
· 静息 EF≥50%
· 无心梗并发症或血运重建术
· 休息时无复杂的室性心律失常
· 无充血性心力衰竭
· 无事件后和手术后心肌缺血的症状和体征
· 无临床抑郁
中度运动危险（具有一项或数项以下条目可认为该患者运动危险为中度）
· 在高水平运动负荷（≥7 MET）时出现心绞痛和其他明显的症状（异常的气短、头晕、眩晕等）
· 运动试验中及恢复期出现无症状的轻至中度心肌缺血表现（ST 段较基线水平压低小于2 mm）

（续上表）

- ·运动耐量小于 5 MET
- ·静息 EF 为 40%～49%

高度运动危险（具有一项或数项以下条目可认为该患者运动危险为高度）

- ·运动试验中及恢复期出现复杂性心律失常
- ·运动试验中及恢复期在低负荷水平（<5 MET）时出现心绞痛和其他明显的症状（异常的气短、头晕、眩晕等）
- ·运动试验中及恢复期出现无症状的严重心肌缺血表现（ST 段较基线水平压不低于 2 mm）
- ·运动试验中及恢复期血液动力学反应异常（变时性功能不全或随着运动负荷的增加收缩压不升或下降以及严重的运动后低血压）
- ·静息 EF <40%
- ·心跳骤停病史
- ·休息时有复杂的心律失常
- ·有心梗并发症或血运重建术
- ·有充血性心力衰竭表现
- ·有事件后和手术后心肌缺血的症状和体征
- ·有临床抑郁

三、运动能力测试

1）有氧能力测试。
（1）次极量运动能力测试：六分钟步行。
（2）极量运动能力测试：①运动心电图；②运动心肺功能。
2）肢体主要肌群肌力。
3）柔韧性测试。
4）关节活动度评估。
5）平衡和协调能力评估。

第二节　心脏康复中运动处方的制订与实施

一、Ⅰ期（住院期）心脏康复运动处方的制订与实施

（一）明确Ⅰ期（住院期）心脏康复运动实施的主要对象

（1）急性心肌梗死恢复期。

（2）不稳定性心绞痛恢复期。

（3）稳定性心绞痛。

（4）猝死存活者。

（5）各种心脏疾病导致的慢性心力衰竭病情稳定者。

（6）冠状动脉成形术后。

（7）冠状动脉脉搭桥术后。

（8）心脏移植术后。

（9）心脏瓣膜术后。

（10）永久起搏器、埋藏式心律转复除颤器植入，心脏再同步化治疗术后、左心室辅助装置植入术后的患者。

（二）明确Ⅰ期（住院期）心脏康复运动实施的目的

为避免绝对卧床导致的并发症，通过活动促进全身氧合，改善机体氧的运输和利用，维持机体的有氧能力以及促进患者自我照护能力的恢复。

（三）实施Ⅰ期心脏康复计划按以下流程

需明确早期活动和早期运动的差异。对于心脏重症患者，应从早期活动计划开始，即患者能床上坐起、床边坐位、床边站立和步行。至患者能在室内独立步行再开始运动训练计划。

（四）Ⅰ期（住院期）心脏康复运动训练内容

1. Ⅰ期（住院期）心脏康复有氧运动训练
选择其中一项或两项，适当增减频率。

1）步行运动训练。

（1）频率：每日2～3次。

（2）强度：靶心率较休息心率增加20次。BORG评分为11～12分。

（3）时间：每次5～10 min，持续完成或间歇完成。

（4）运动方式：室内空地步行；运动平板，设定坡度为0°，速度为2～2.5 km/h。

2）功率自行车训练。

（1）频率：每日2～3次。

（2）强度：靶心率较休息心率增加20次。BORG评分为11～12分。

（3）时间：每次5～10 min，持续完成或间歇完成。

（4）运动方式：室内固定功率自行车，功率设定为0～25 W，转速40～60 r/min。

3）上下阶梯训练。

（1）频率：每日2～3次。

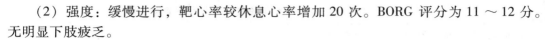

（2）强度：缓慢进行，靶心率较休息心率增加 20 次。BORG 评分为 11 ～ 12 分。无明显下肢疲乏。

（3）时间：每次 5 ～ 10 min，持续完成或间歇完成。

（4）运动方式：室内训练阶梯、阶梯机、一段楼梯。

2. Ⅰ期（住院期）心脏康复抗阻运动训练

可选择其中一种。

1）重物抗阻训练。

（1）频率：每周 3 次，隔天进行。

（2）强度：上肢抗阻力 0.45 ～ 1.36 kg，下肢抗阻力 2.27 ～ 4.54 kg。每个动作重复次数需达到20 ～ 25 次/回合。每次训练每个动作 1 ～ 2 回合。

（3）时间：每次训练总时间 10 ～ 20 min。

（4）运动方式：肢体的主要肌群（参考抗阻训练章节）。

2）治疗师徒手抗阻训练。

（1）频率：每周 3 次，隔天进行。

（2）强度：治疗师给予阻力。每个动作重复 20 ～ 25 次。

（3）时间：每次训练总时间 10 ～ 20 min。

（4）运动方式：肢体的主要肌群（参考抗阻训练章节）。

3. Ⅰ期（住院期）心脏康复呼吸肌训练

1）使用阻力呼吸训练器（训练前需测定最大吸气压力 PImax）。

（1）频率：每天 1 次。

（2）强度：30% PImax。

（3）时间：每分钟 5 次抗阻呼吸，总共 10 ～ 20 min。

（4）运动方式：阻力呼吸训练器。

2）治疗师徒手吸气抗阻训练。

3）重物抗阻吸气训练。

（五）一单元运动课的实施流程

见表 15 - 3。

治
疗
性
运
动
实
验
手
册

表 15 - 3　Ⅰ期（住院期）心脏康复——单元运动课流程

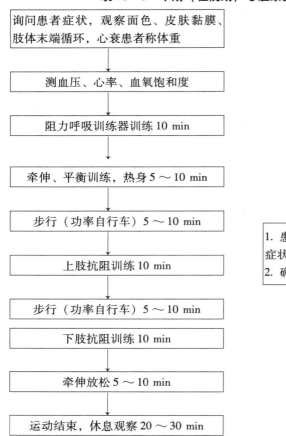

询问患者症状，观察面色、皮肤黏膜、肢体末端循环，心衰患者称体重

↓

测血压、心率、血氧饱和度

阻力呼吸训练器训练 10 min

↓

牵伸、平衡训练，热身 5 ～ 10 min

↓

步行（功率自行车）5 ～ 10 min

↓

上肢抗阻训练 10 min

↓

步行（功率自行车）5 ～ 10 min

下肢抗阻训练 10 min

↓

牵伸放松 5 ～ 10 min

↓

运动结束，休息观察 20 ～ 30 min

1. 患者全程监控心率、血压、血氧饱和度、症状。
2. 确保除颤器功能正常

（六）Ⅰ期（住院期）心脏康复运动训练过程心血管紧急事件发作处理流程

见表 15 - 4。

226

表 15 - 4 Ⅰ期（住院期）心脏康复运动训练过程心血管紧急事件发作处理流程

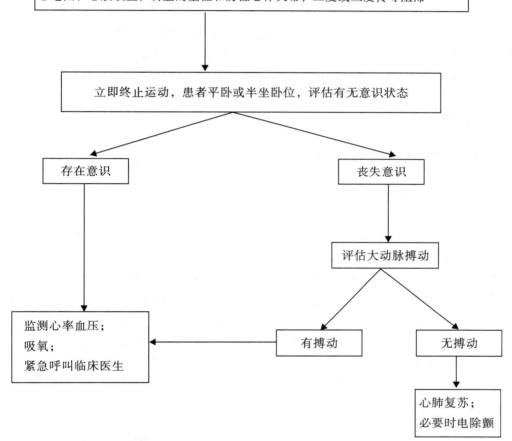

患者运动过程中出现以下情况：

症状：心绞痛，明显的呼吸困难，显著乏力，头晕，出汗过多，皮肤苍白，意识不清

监护参数：呼吸大于40次/分，心率下降大于10次/分，血压下降大于10 mmHg；平均肺动脉压增加大于10 mmHg，血氧饱和度（SPO_2小于90%）

心电图：心肌缺血，明显的室性和房性心律失常，二度或三度传导阻滞

立即终止运动，患者平卧或半坐卧位，评估有无意识状态

存在意识   丧失意识

评估大动脉搏动

监测心率血压；
吸氧；
紧急呼叫临床医生

有搏动   无搏动

心肺复苏；
必要时电除颤

二、Ⅱ期心脏康复运动处方制订与实施

（一）明确Ⅱ期心脏康复运动实施的主要对象

同Ⅰ期（住院期）。

（二）明确运动目的

Ⅱ期心脏康复运动实施的目的是促进并维持患者起病前的体能状态，减轻患者运动的焦虑和顾虑，通过运动提高体力活动水平，促进健康生活方式的形成。

（三）运动前评估

每位患者在开始Ⅱ期及Ⅲ期前都必须进行第一节所述的详尽评估并进行运动心血管事件发生危险分层。如为中高危患者，运动训练全程心电血压监护；如为低危患者，前6次运动需要全程心电血压监护，之后如患者适应运动训练可间断心电血压监护。

（四）Ⅱ期心脏康复运动训练内容

1. Ⅱ期心脏康复有氧运动训练

选择其中一项或两项。

1）中等强度快速步行运动训练。

（1）频率：每周3～5次，平均分配。

（2）强度：①靶心率从休息心率+50%储备心率开始，两个月内逐渐递增至休息心率+60%储备心率；②或摄氧量从50%峰值摄氧量开始，两个月内逐渐递增至60%峰值摄氧量；③慢性心衰患者全程运动强度控制在无氧阈值心率10次以下；④心绞痛患者全程运动强度控制在心肌缺血阈值心率10次以下。BORG（6～20分）评分为12～13分；呼吸困难（0～10分）评分：1～3分；谈话指数（TT1～3）：TT2。

（3）时间：初期20 min，两个月内增加至30 min。持续完成或间歇完成。

（4）运动方式：运动平板，设定坡度为0度，速度为3.0～5.5 km/h。

2）中等强度功率自行车训练。

（1）频率：每周3～5次，平均分配。

（2）强度：同上。

（3）时间：同上。

（4）运动方式：室内固定功率自行车，功率设定为50～100 W，转速为40～60 r/min。

2. Ⅱ期心脏康复抗阻运动训练（可选择其中一种）

1）重物抗阻训练。

（1）频率：每周3次，隔天进行。

（2）强度：初始上肢抗阻力1～3磅，下肢抗阻力2.27～4.54 kg，每个动作需重复20～25次/回合。每次训练2～3回合。患者耐受后逐渐增加至2.27～4.54 kg，下肢4.54～9.08 kg，重复12～15次/回合。每次训练2～3回合。

（3）时间：每次训练总时间20～30 min。

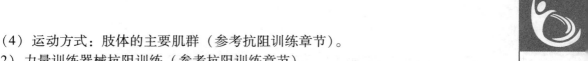

（4）运动方式：肢体的主要肌群（参考抗阻训练章节）。

2）力量训练器械抗阻训练（参考抗阻训练章节）。

3）弹力带训练（参考抗阻训练章节）。

4）自身重量训练（参考抗阻训练章节）。

（五）一单元运动课的实施流程

见表15-5。

表15-5 Ⅱ期心脏康复一单元运动课流程

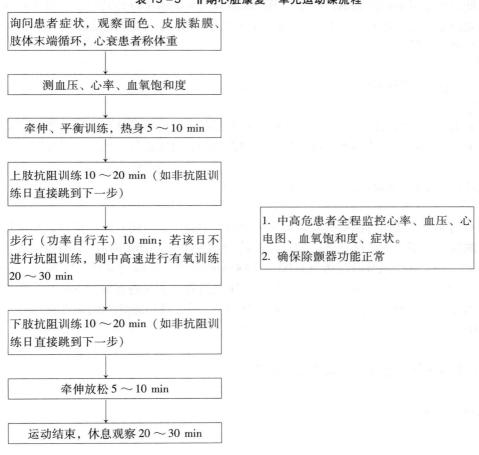

（六）Ⅱ期心脏康复运动训练过程心血管紧急事件发作处理流程

同上。

三、Ⅲ期心脏康复运动处方制订与实施

（一）明确Ⅲ期心脏康复运动实施的主要对象

同Ⅰ期（住院期）。

（二）明确运动目的

Ⅲ期心脏康复运动实施的目的是逐渐提高患者的体能水平以达到最佳；帮助控制心血管危险因素包括降低血压、控制血糖、调节血脂和减重；通过运动提高体力活动水平；维持健康生活方式。

（三）运动前评估

同Ⅱ期。建议再次进行症状限制性运动心电图或运动心肺功能评估以获得患者运动最大心率、心肌缺血阈值心率、峰值摄氧量和无氧阈。再次进行运动危险性分层。

（四）Ⅲ期心脏康复运动训练

内容同Ⅱ期，此期可渐增有氧运动和抗阻训练的强度、时间和总运动量，根据患者运动目的的调整，使中等强度有氧运动每周总时间达到 150 ～ 300 min，或高强度有氧运动达到 75 min，总的热量消耗达到 1500 ～ 2000 kcal。抗阻训练达到可完成 60% ～ 80% 1RM，8 ～ 10 次重复的运动。另外，本期心脏康复患者可在院内有监护下进行高强度间歇运动训练（high intensity interval training，HIIT）。不建议心血管疾病患者在院外自行进行 HIIT。

（五）高强度间歇运动课实施流程

见表 15 – 6。

表15-6 Ⅲ心脏康复高强度间歇运动课流程

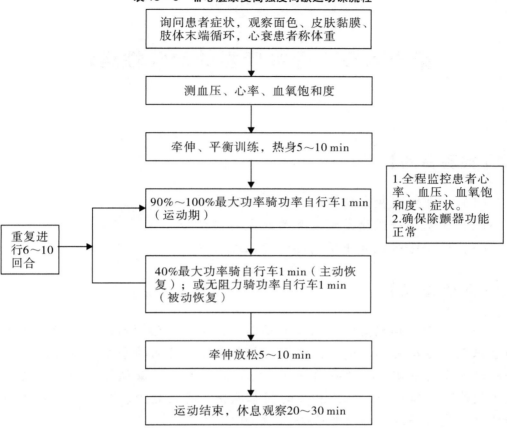

询问患者症状，观察面色、皮肤黏膜、肢体末端循环，心衰患者称体重

↓

测血压、心率、血氧饱和度

↓

牵伸、平衡训练，热身5~10 min

↓

90%~100%最大功率骑功率自行车1 min（运动期）

↓

40%最大功率骑自行车1 min（主动恢复）；或无阻力骑功率自行车1 min（被动恢复）

↓

牵伸放松5~10 min

↓

运动结束，休息观察20~30 min

重复进行6~10回合

1.全程监控患者心率、血压、血氧饱和度、症状。
2.确保除颤器功能正常

（六）Ⅲ期心脏康复运动训练过程心血管紧急事件发作处理流程

同上。

（梁　崎）

第十六章　呼吸康复的治疗性运动

【实验目的】

（1）掌握呼吸康复所需的评估和测试方法。

（2）掌握与呼吸康复运动相关的主要内容。

（3）掌握呼吸康复中所需的治疗性运动方法。

【实验意义】

（1）治疗性运动是呼吸康复的核心干预措施，治疗前详尽准确的评估有助于识别有运动禁忌证患者，制订切合患者康复目的的个体化运动处方，确保运动安全有效实施。治疗前评估是呼吸康复的基础及保障。评估的主要方法为问诊、体格检查、采用相关的问卷调查、有氧能力、肌力、柔韧性和平衡协调功能检查以及肺功能检查。

（2）主要的运动方法包括呼吸运动、松动胸腔的运动、有氧运动和耐力训练。对慢性阻塞性肺疾病患者，慢性呼吸衰竭患者、胸腹部术后的患者以及其他导致限制性肺通气功能障碍的患者，经过评估发现患者存在的通气功能、呼吸道廓清功能、骨关节功能和运动耐量问题后，需结合患者康复不同阶段的目的，制订切合患者需要的个体化康复方案。该方案应包括治疗师对患者实施的物理治疗技术，更需要包括患者主动参与的治疗性运动。恰当的治疗性运动可改善患者的临床症状，提高患者的运动能力、提高患者的生活质量。

【实验原理】

呼吸疾病患者最常见的症状为呼吸困难，尤其是和体力活动相关的呼吸困难。除此以外，还有咳嗽、咯痰、虚弱、水肿等症状。通过呼吸康复前的评估，可量化呼吸困难及其他症状的程度、判别原因，有助于选择适合的干预措施。

【实验对象】

（1）能够配合实训操作的呼吸疾病患者。

（2）学生扮演的呼吸疾病患者。

【实验用具】

体重秤、体脂分析仪、听诊器、血压计、指脉氧饱和度计、尺子、秒表、圆锥状标记物、静态肺功能测试仪、运动心肺功能测试系统、激励式呼吸训练器、抗阻呼吸训练器、跑台、功率自行车、弹力带、哑铃。

【学时】

2 学时。

【实验内容与方法】

具体见下述。

第一节　呼吸康复评估

一、一般性评估

病史问诊：

1）患者坐位或卧位，治疗师面对患者，坐位或站立位。

2）询问及查阅以下内容：

（1）现病史，包括：

a. 主要症状（如呼吸困难、咳嗽、咯痰、咯血、喘息、水肿、疲劳等）的评估，进行呼吸困难严重程度、痰液评估（表 16-1）、呼吸道廓清能力的评估。

表 16 - 1 痰液的评估

痰 液	描 述	原 因
唾液	清澈水样	
黏液痰	白色	慢性支气管炎不合并感染，哮喘
黏液脓痰及脓痰	黏稠，黏液混合脓液，黄色、绿色、茶色、铁锈色等	各种细菌导致的肺部感染，支气管炎扩张合并感染
泡沫痰	粉红色或白色	肺水肿
咯血	新鲜的红色、陈旧的褐色	肺部感染（结核），支气管扩张；肺梗死；肿瘤；外伤；凝血障碍；心衰
黑痰	黏液伴黑色块状物	吸入烟雾

b. 术后的患者需评估头颈部、肩部、胸背部、腹部疼痛，如有疼痛，采用 VAS 评分记录；还须评估颈椎和肩关节活动度以及上肢力量。

c. 排除运动禁忌证。

d. 并发症（如肺心病），并发疾病（如冠心病、糖尿病、骨质疏松、脊柱侧弯和后凸、肿瘤、神经系统等）的评估。

e. 使用的药物情况，尤其是 β 受体兴奋剂、激素、抗菌素等药物的使用情况。

f. 目前对疾病的认识及心理。

（2）既往史，包括：

a. 胸部和腹部的手术病史。

b. 神经系统疾病病史，尤其是中风、脊髓损伤、神经退行性疾病、重症肌无力病史。

c. 脊柱、关节肌肉疾病病史。

d. 肥胖及超重情况。

e. 心血管疾病及心血管相关危险疾病，如高血压、糖尿病等病史。

（3）个人史，尤其是吸烟史、酒精依赖、久坐生活方式、运动习惯、饮食习惯、睡眠情况。填写体力活动问卷。

（4）婚育史，尤其是女性月经及生育史。

（5）家庭和家族史，包括家庭支持、直系家属疾病史。

二、体格检查评估

1）心率、血压、体重身高、颈静脉、外周血管情况等测量（见第十五章）。

2）呼吸频率。

（1）患者卧位或坐位。

（2）治疗师观察患者胸廓或腹部的一起一伏，每次起伏为一次呼吸。或使用听诊

治疗性运动实验手册

器听诊，一吸一呼为一次呼吸。

（3）正常成年人呼吸频率为 12～16 次/分，超过 20 次/分为呼吸急促，少于 10 次/分为呼吸缓慢。

3）呼吸模式评估。

（1）患者卧位或坐位。

（2）治疗师观察患者胸廓或腹部的一起一伏，注意呼吸频率、吸气和呼气的时长及呼吸的深度。

（3）正常呼吸模式吸气和呼气比率约为 1:1.5 或 1:2。

（4）若吸气和呼气比率为 1:1，通常伴呼吸深度不足以及呼吸频率加快（大于 20 次/分），则可考虑存在呼吸急促（tachypnoea）。

（5）若吸呼比为 1:3 或 1:4，则提示存在呼气气道阻塞，称为呼气延长（prolonged expiration）见于 COPD 患者。

（6）若呼吸停止超过 10 s，则存在呼吸暂停（apnoea）。

（7）若呼吸频率少于 10 次/分且呼吸深度加深，则为深长呼吸（kussmaul's respiration）。

（8）若呼吸既深且快同时伴动脉二氧化碳降低，则为换气过度（hyperventilation）。

（9）如存在深浅呼吸无规律杂乱出现，则为共济失调呼吸（ataxic breathing），见于小脑疾病。

4）胸廓活动度评估。

（1）患者卧位或坐位，暴露胸腹部。

（2）治疗师观察患者胸廓或腹部的起伏和双肩的活动，必要时需触诊胸壁或腹壁。

（3）正常情况，平静呼吸时仅能观察到胸廓前后径和左右径的变化，垂直径的变化反应在腹壁于吸气时隆起，呼气时回复原先的位置，肩部保持不动。若双肩于吸气时明显耸起，则提示存在辅助吸气肌群的收缩，为呼吸困难的一种表现。

（4）吸气时出现胸骨上窝、锁骨上窝和肋间隙的凹陷，即"三凹征"，提示存在吸气呼吸困难，见于窒息和呼吸窘迫综合征。

（5）呼吸时双侧胸壁活动应是对称的。若存在单侧胸廓活动度降低，则提示该侧的吸气肌群无力，如膈肌瘫痪或单侧胸壁扩张困难，最常见的原因为胸壁伤口疼痛。

（6）局部反常呼吸（paradoxical breathing）。吸气时局部胸壁内陷，呼气时该处胸壁膨胀，见于肋骨骨折。

（7）胸壁矛盾运动（paradoxical movement）。吸气时全部胸壁内陷，呼气时全部胸壁膨胀，见于脊髓损伤导致肋间肌完全瘫痪失去绷紧维持肋间隙的作用。若矛盾运动仅见于下胸壁，则常见于严重的 COPD 患者。由于存在显著的肺过度充气，膈肌于收缩时无法再下降，但仍能将下部肋骨往里拉，故表现为吸气时下部胸廓内陷。

（8）在采用触诊法评估胸廓扩张情况时，患者按指示缓慢呼吸，检查者于患者呼气末将双手放置于背部的肺底部，指尖接触位于中线上，指导患者缓慢吸气，观察两拇指间距离的变化。一般在肺底部指尖距离变化可达到 3～5 cm。若小于该距离，则提示存在胸廓扩张不足。

（9）测量胸壁活动度。分别用软尺在胸骨角水平、剑突水平以及剑突和脐之间的中点水平测量胸廓围度于吸气末和呼气末的差值改变，分别代表上、中和下胸廓的活动度。

5）呼吸音评估。

（1）患者坐位或卧位，平静呼吸或按指令进行深呼吸。

（2）治疗师使用听诊器，按顺序听诊前壁双侧上、中、下肺和背部上、中、下肺，比较双侧的呼吸音强度，识别异常呼吸音。

（3）双侧呼吸音减弱见于肺气肿，单侧呼吸音减弱见于胸腔积液、气道阻塞、肺不张等。

（4）异常呼吸音包括干啰音、痰鸣音、湿啰音和胸膜摩擦音。

6）咳嗽和咯痰的评估。咳嗽咯痰的评估目的在于判断患者能否进行有效的咳嗽，将呼吸道的分泌物自主排出体外。

（1）患者坐位或卧位，治疗师观察患者咳嗽，或示范咳嗽让患者进行一次咳嗽。

（2）有效的咳嗽：患者咳嗽前常先深吸气，然后用力呼气，腹肌收缩，气流快速从声门经过的声音是爆破状、尖锐、深，如有痰液可伴随咳嗽咯出。

（3）无效的咳嗽：患者咳嗽前缺乏深吸气过程，无法做快速用力呼气，腹肌常不收缩，咳嗽的声音以表浅、微弱、喉音为主，痰液无法有效排出。

（4）咯出的痰液需评估其量、颜色（白、浅黄、绿、粉、铁锈色等）、是否含血丝或血块、质地（稀薄、浓稠、泡沫状等）。

三、肺通气功能评估

1）肺量计评估肺通气功能操作流程：

（1）询问患者病史，确定适应证，排除禁忌证（表16-2）。

（2）准确测量身高和体重。

（3）患者取坐位，测试时应挺胸坐直不靠椅背，双脚着地不跷腿，头保持自然水平或稍微上仰，勿低头弯腰俯身。正确的坐姿有助于受试者获得最大的呼吸量，也可采用站位或卧位，应在报告中说明。

（4）使用校准后的静态肺量计进行测试。

（5）检查前应先向受试者介绍及示范检查动作，并指导受试者进行练习。正确动作为：鼻夹夹住鼻翼，口含通气管道，经口平静呼吸数次，进行一次尽力地深吸气至不能再吸入气体后用力经口呼气，呼气时长持续6 s后经口快速再吸气至最大吸气位。

表16-2　肺量计检查的适应证和禁忌证

适应证
诊断
鉴别呼吸困难的原因
鉴别慢性咳嗽的原因

（续上表）

适应证	
诊断	诊断支气管哮喘、慢性阻塞性肺疾病等
	胸腹部手术的术前评估
监测	
	监测药物及其他干预性治疗的反应
	评估胸部手术后肺功能的变化
	评估心肺疾病康复治疗的效果
损害/致残评价	
	公共卫生流行病学调查
	运动、高原、航天及潜水等医学研究
	评价肺功能损害的性质和类型
	评价肺功能损害的严重程度，判断预后
	职业性肺疾病劳动力鉴定

禁忌证	
绝对禁忌证	
	近 3 个月患心肌梗死、脑卒中、休克
	近 4 周严重心功能不全、严重心律失常、不稳定性心绞痛
	近 4 周大咯血
	癫痫发作需要药物治疗
	未控制的高血压病（收缩压大于 200 mmHg、舒张压大于 100 mmHg）
	主动脉瘤
	严重甲状腺功能亢进

适应证	
相对禁忌证	
	心率大于 120 次/分
	气胸、巨大肺大疱且不准备手术治疗者
	孕妇
	鼓膜穿孔（需先堵塞患侧耳道后测定）
	近 4 周呼吸道感染
	免疫力低下易受感染者
	其他：呼吸道传染性疾病（如结核病、流感等）

1. 中等强度快速步行运动训练

（1）频率：每周 3 ～ 5 次，平均分配。

（2）强度：①靶心率从休息心率＋50％储备心率开始，两个月内逐渐递增至休息心率＋60％储备心率；②或摄氧量从50％峰值摄氧量开始，两个月内逐渐递增至80％峰值摄氧量；③呼吸困难（0～10分）评分：1～3分。谈话指数（TT1－3）：TT2。

（3）时间：初期20 min，两个月内增加至30 min。持续完成或间歇完成。

（4）运动方式：运动平板，设定坡度为0度，速度为3.0～5.5 km/h。

2. 中等强度功率自行车训练

（1）频率：每周3～5次，平均分配。

（2）强度：同步行运动训练。

（3）时间：同步行运动训练。

（4）运动方式：室内固定功率自行车，功率设定为50～100 W，转速40～60 r/min。

注意事项：如患者出现表16－5所列情况，需终止训练。

表16－5　肺疾病患者运动需终止运动的情况

运动时出现血 CO_2 潴留

运动血氧明显降低

运动心律不齐

肺动脉高压

肺心病

心力衰竭

体重下降

运动中出现胸腹部动作不协调

（6）患者在指导下练习1～2次后稍做休息开始测试。

（7）重复测试3次。取3次检测的最佳值为检查结果。

2）肺通气指标。

（1）用力肺活量（forced vital capacity，FVC）：FVC是指最大吸气至肺总量（total lung capacity，TLC）位后，做最大努力最快速度地呼气，直至残气量为所呼出的气量。用力呼气时单位时间内所呼出的气量又称为时间肺活量。

（2）1 s用力呼气容积（FEV1）：指完全吸气至TLC位后在1 s以内的快速用力呼气量。

（3）一秒率（FEV1/FVC）：是FEV1与FVC的比值，常用百分数（％）表示，是判断气流阻塞的主要指标。气流阻塞时，给予充足的呼气时间，受试者可充分呼出气体，FVC可基本正常或轻度下降，但呼气速度减慢，FEV1/FVC下降；随着阻塞程度的加重，FEV1/FVC进一步下降；当严重气流阻塞时，受试者难以完成充分呼气，FVC也明显下降，FEV1/FVC反而有所升高。

（4）呼气峰值流量（peak expiratory flow，PEF）：是指用力呼气时的最高气体流量，

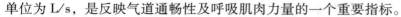

单位为 L/s，是反映气道通畅性及呼吸肌肉力量的一个重要指标。

3）肺通气指标正常值。肺功能的参考值受多种因素影响，如年龄、身高、体重、性别、种族、体力活动或工种、生存环境、吸烟等，一般选取相似人群的参考值方程正常范围为肺功能参考方程的 95% 可信限。FVC、FEV1、PEF 等指标直接以参考值的 80% 为正常值下限。FEV1/FVC 原则上应结合病史和其他肺功能指标、检查图形进行诊断，推荐以 FEV1/FVC > 92% 预计值为正常。慢阻肺的诊断标准 FEV1/FVC < 0.7。

4）鉴别阻塞性肺通气障碍和限制性肺通气障碍（表 16 – 3）。

表 16 –3　不同通气障碍类型的鉴别

障碍类型	FVC	FVE1	FVE1/FVC	RV	TLC
阻塞性	正常/降低	降低	降低	上升	上升
限制性	降低	降低/正常	正常/上升	降低/正常	降低
混合性	降低	明显降低	降低	？	？

5）评估通气障碍的严重程度（表 16 –4）。

表 16 –4　通气障碍严重程度的评估

严重程度	FEV1 占预计值%
轻度	大于70% ，小于正常值下限
中度	60%～69%
中重度	50%～59%
重度	35%～49%
极重度	不足35%

四、呼吸困难评估

1）英国内科协会改良呼吸困难指数法。

（1）询问患者进行以下活动时的气喘情况：非常用力地活动；快步走或上坡；平地缓慢步行；是否能平地缓慢步行超过 90 m；日常活动以及是否能出门。

（2）按照不同活动等级出现气喘予以呼吸困难评分。

（3）0 级：很用力地运动时出现气喘；1 级：在快步走或上坡时出现气喘；2 级：平地行走较正常缓慢；3 级：平地行走 90 m 即可因气喘需停下休息；4 级：因气喘无法出门，日常生活即可出现气喘。

2）谈话测试法。

（1）患者坐位，治疗师坐在患者对面。

（2）指导患者大声数数，从 1 数到 15，治疗师采用秒表计时。

（3）根据患者数数耗时的时间将呼吸困难分级。

（4）正常耗时 8 秒。按数数的情况将呼吸困难分为 5 个级别：1 级大声数到 15 无困难；2 级中间需换气 1 次；3 级中间需换气 2 次；4 级中间需换气 3 次；5 级为因为气喘不能大声数到 15。

（5）对应的临床分级：1 级为无呼吸困难；2 级为轻微呼吸困难，仅患者自己察觉；3 级为有些困难，可被旁人观察到；4 级为中度困难，但患者可继续当时的活动；5 级为严重困难，患者不能继续当时的活动。

3）Borg 刻度尺评分（0～10 分）。此工具用于评估患者在从事某一强度活动时的呼吸困难的严重程度，通常用于活动强度的控制。

（1）患者进行某种活动，如进行平地步行训练。

（2）治疗师监测患者活动，同时采 Borg 刻度尺（自制）询问患者从事该活动时的呼吸费力程度，让患者自行根据其费力程度进行评分。

（3）按以下标准进行评分：①0：毫不费力；②0.5：极其轻微费力（刚刚能感觉到）；③1：非常轻微；④2：很轻微；⑤3：介于轻微和费力之间；⑥4：有点费力；⑦5，6：费力；⑧7，8，9：非常费力；⑨10：极其费力，达到极限。

五、检查检验结果回顾

参考《诊断学》相关章节。

（1）血液检查（血气分析、血常规、肝肾功能、电解质、动脉血气、心肌酶、肌钙蛋白、BNP）。

（2）痰培养。

（3）胸部 X 线检查及其他影像学检查。

（4）肺功能检查。

（5）运动心肺功能。

（6）6 min 步行距离。

第二节　呼吸康复的治疗性运动

一、气道廓清技术

实施对象：存在肺内分泌物过量的患者。

目的：促进肺内分泌物排出体外，改善通气功能，改善机体氧合状态。

方法：具体见下述。

1. 主动循环呼吸技术（active cycle of breathing technique，ACBT）

此技术中包括呼吸控制（breath control，BC）、胸廓扩张运动（thoracic expansion exercise，TEE）和用力呼气技术（forced expiration technique，FET）。在 ACBT 治疗中，从呼吸控制开始，接着进行胸廓扩张运动，再进行呼吸控制，最后采用以呵气为主的用力呼气技术进行排痰，或直接从胸廓扩张运动过渡到用力呼气。三者可活穿插进行。可参考图 16 - 1 的循环。

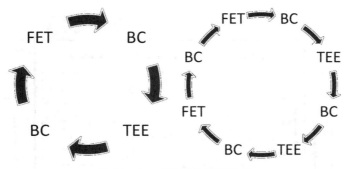

图 16 - 1　主动循环呼吸技术

（1）患者取半坐卧位或坐位，治疗师坐在患者对面。

（2）从呼吸控制（BC）开始，治疗师示范并嘱咐患者放松上胸部和肩部，利用膈肌呼吸模式，按其自身的频率和深度进行潮式呼吸，进行数次。

（3）治疗师示范并嘱咐患者进行主动深吸气，并在吸气末屏气 3 s，然后放松呼气，不需要用力呼气，通常进行 3 次即可进入下一环节。注意：如果为胸腹部术后的患者，需要更多的动力以增加肺容积，此时可鼓励患者在深吸气末采用嗅气动作（短暂快速用力吸气，类似嗅味道的动作）。如患者存在局部胸廓活动度减低的情况，治疗师可将手置于该处，通过感觉刺激患者吸气时有意识地扩张该处胸廓。

（4）治疗师示范并带动患者再进行数次呼吸控制。

（5）治疗师示范并带动患者中等深吸气 1 次，于吸气末约中肺容量时开始做 1 ～ 2 次用力呵气（呼气时保持口腔和声门开放，利用胸壁和腹部的肌肉同时收缩将肺内的空气挤出的过程）。接着再数次呼吸控制（如有气道痉挛或疲劳或虚弱，呼吸控制时间可延长至 10 ～ 20 s，如无则可进行 2 ～ 3 次呼吸控制后即可），再重复呵气，直至分泌物达到上气道时，用较短的呵气或咳嗽将分泌物排出。这一过程称为用力呼气技术。注意：如胸腹部术后的患者局部伤口疼痛可在咳嗽或呵气时用手支撑着伤口部位。

（6）重复数个循环至呵气音变干或无痰液排出时可终止该治疗，或患者出现显著疲劳时也需终止。

2. 自主引流技术

该技术为患者自主在不同肺容积位进行平静呼吸，最大限度地增加气道内气流以改善通气和松解、移除和清除分泌物。

（1）患者取卧位、半坐卧位或放松坐位，治疗师坐在患者对面。

（2）示范并指导患者进行平静呼吸数次，按图 16 - 2 指导患者在不同的肺容积位进行平静呼吸。吸气时经鼻，呼气时可经鼻或经口，经口呼气时可类似叹气的动作。呼气时不需要用力。全程控制，直至最后才咳嗽。

（3）每次吸气末均屏住呼吸 2～3 s 再开始呼气。

（4）从低位肺容积位开始，进行 5～6 次呼吸，这一阶段为痰液松动阶段；后过渡到中位肺容积位进行 5～6 次呼吸，这一阶段为痰液集聚阶段；然后在高位肺容积进行 5～6 次呼吸，此为痰液排出阶段。最后咳嗽将痰液排出。

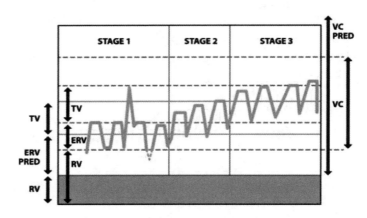

图 16 - 2　不同肺容积位呼吸训练示意

3. 胸廓叩拍、摇动和振动技术

该技术的机制在于治疗师的手施加在患者的胸廓上产生的压力和振动促进痰液的松动并向大的支气管集聚，从而促进痰液排出。

（1）患者卧位、侧卧位、半坐卧位或坐位，胸背部隔一层衣服。治疗师位于患者一侧。

（2）实施叩拍技术时，治疗师的手掌微屈凹陷呈杯状，以双腕关节交替屈伸完成有节奏、快速的叩拍胸壁动作。叩击部位一般从下胸廓至上胸廓，从胸廓外围至中央。应避免叩拍女性乳房部位及骨突部位。叩击需持续数分钟或患者需要咳嗽时。

（3）胸廓振动时，治疗师将双手置于患者胸廓，紧压胸壁，于患者呼气末双手缓慢增加并快速振动胸壁。

（4）胸廓摇动是一种较激烈、幅度较大的振动，治疗师将双手置于患者胸廓，紧压胸壁，于患者呼气末双手以较大幅度的动作做出间歇性的弹跳手法。

（5）存在以下情况时均谨慎选用叩击、振动和摇动手法：胸壁骨折、严重骨质疏松、胸壁肿瘤、肺栓塞、出血倾向、咯血、不稳定性心绞痛、胸壁疼痛。

4. 气道内振荡呼气正压排痰技术

此技术的机制在于使用便携式装置，通过该装置呼气时，会在气道内产生间歇性的正压，使气道内气体振荡，起到松动痰液的作用。

（1）可使用的装置包括 Flutter，Shaker，R～C Cornet，Acapella。

（2）治疗师示范并指导患者将装置放在口内，通过鼻子缓慢深吸气，屏气 3～5 s 后，通过装置以稍快的速度呼气。完成 4～8 次。此为痰液松动和移除阶段。

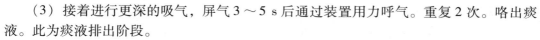

（3）接着进行更深的吸气，屏气 $3 \sim 5$ s 后通过装置用力呼气。重复 2 次。咯出痰液。此为痰液排出阶段。

（4）暂停使用装置进行呼吸控制数分钟。

（5）重复以上步骤数次直至痰液完全排出。

5. 正压呼气排痰技术

此技术的作用机制在于使用一个连接呼气阻力器单向活瓣的面罩进行呼吸，在呼气时由阻力器产生 $10 \sim 20$ cmH$_2$O 的压力，此压力使呼气时气道保持开放，促进气道旁流的生成，有助于气道内的分泌物向更中心的气道移动从而得以排出体外。

（1）患者坐位，身体前倾，双肘部支撑于桌面。治疗师在一侧或对面指导。

（2）患者将面罩紧扣鼻子和口腔进行潮式呼吸数次，然后轻轻地主动呼气 $6 \sim 10$ 次。

（3）接着采用用力呼气技术将分泌物清除。

（4）重复以上过程 $10 \sim 15$ min，每天 2 次。

二、增加肺通气的技术

1. 重力辅助体位改变

该技术的机制在于通过体位改变使重力对血流和分泌物起作用，改变通气/灌注比，优化氧合以及促进分泌物排出。但是，对于痰液黏稠的患者，体位改变对痰液的清除效用有限，应配合选用以上廓清技术。如为支气管扩张或囊性纤维化的患者，可结合分泌物的部位选择适合的体位进行引流。而对于心衰、显著高血压、脑水肿、主动脉和脑动脉瘤患者、咯血、腹胀、胃食管返流、近期手术或头颈部外伤的患者，禁止采用头低倾斜位。

（1）患者卧位，治疗师在一侧进行病情评估。

（2）如患者意识清醒，能配合并具有主动活动能力，治疗师协助患者坐起。

（3）首先直坐于床上，患者如无不适可协助其移动至床边，双下肢于床边垂下直坐至疲劳。每日数次直至患者体能恢复可过渡至坐床边座椅及轮椅。接着过渡至站立及步行。

（4）坐起时可配合进行呼吸训练。

2. 激励式肺量计深吸气训练技术

作用机制为采用视觉反馈的激励方法，鼓励患者进行深吸气以增加肺通气，预防术后肺不张。

（1）患者手持激励式肺量计，治疗师在对面进行示范和指导，并预设吸气目标。

（2）患者含住训练器口件，确保密闭不漏气。

（3）采用深慢吸气方式，鼓励采用膈肌呼吸模式，吸气达到预设的目标值。

（4）在最大吸气位保持屏气 $2 \sim 3$ s，随后自然呼气。

（5）重复 5 次。

3. 舌咽呼吸技术

该技术是针对呼吸肌无力导致肺活量减少的患者的治疗技术，患者通过吞咽动作将空气气团压入气道内从而增加通气量。

（1）患者坐位或半坐卧位，治疗师在患者对面指导并示范。

（2）患者吸气，张嘴，压低舌头，抬高悬雍垂（治疗师此时可用手电观察患者是否抬高悬雍垂）。

（3）保持 3～5 s，闭嘴，用舌头将口腔内的气团压进咽部。

（4）如上进行数次。

4. 徒手过度通气

该技术用于气管切开的患者，通过徒手挤压复苏气囊帮助患者增加肺通气，配合使用胸壁摇动和振动技术，帮助患者排出痰液。

（1）患者摆放于适合痰液引流的位置（半坐卧位或侧卧位）。

（2）一位治疗师将复苏气囊与气切套管口连接，在患者吸气时挤压气囊。

（3）维持 3 s，迅速释放气囊，诱发气体快速呼出。

（4）另一位治疗师在呼气开始时摇动或振动胸壁帮助松动痰液。

三、吸气肌训练

该技术用于吸气肌力量和耐力降低的患者（最大吸气压小于 60 cmH$_2$O）通过在吸气时施加阻力进行吸气肌抗阻训练从而提高力量和耐力。

（1）患者舒适坐位或站立位，治疗师在旁指导。

（2）患者手持压力阈值呼吸训练器（Power Breathe K5），口含接口处，首先测试最大吸气压（PImax）。

（3）根据最大吸气压调节压力阻力，起始阻力为 30% PImax，根据患者训练目的调整。如训练力量，压力目标值调为 80%～90% PImax；如训练力量 – 耐力，压力调为 60%～80% PImax；如训练耐力，压力调为 60% PImax。

（4）患者含住接口进行深呼吸训练，每一回合训练 2 min，休息 1 min 再继续训练 2 min，如此训练 5～7 回合。时间约为 20 min。

（5）每天训练 1～2 次，每周训练 3～5 天。

四、姿势矫正和运动控制训练技术

1. 姿势矫正

参考相关章节。

2. 胸廓松动

该技术主要用于改善胸廓扩张和旋转的范围和治疗，增加肋骨的灵活性。

（1）患者取椅子坐位，治疗师站立一旁指导协助患者运动。

（2）如患者主动旋转颈椎和胸椎能力不足，治疗师徒手辅助患者进行颈椎和胸椎的旋转，同时患者进行深吸气和深呼气配合。

（3）患者具有主动训练能力时，可按顺序完成以下动作：旋转颈椎和胸椎、伸展

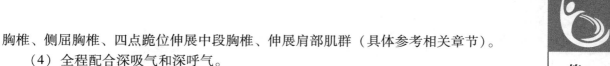

胸椎、侧屈胸椎、四点跪位伸展中段胸椎、伸展肩部肌群（具体参考相关章节）。

（4）全程配合深吸气和深呼气。

3. 肌肉延长

自我牵伸肩部和胸背部肌群，具体参考相关章节。

4. 肌肉再训练

上肢及肩背部肌群的力量和耐力训练，具体参考相关章节。

五、有氧运动训练

有氧训练是肺康复方案中重要及主要的组成部分，是最好的提高慢性阻塞性肺疾病（COPD）患者的运动耐量的可行性措施，训练应基于患者的评估情况，结合训练的短期和长期目的，制订个体化的训练方案。推荐每周训练 5 次，每次 20 ～ 60 min。运动训练内容示例见下述。

（梁 崎）

第十七章　孕期产后功能障碍的治疗性运动

☑【实验目的】

（1）掌握孕期产后运动的基本原则和注意事项。
（2）掌握孕期产后常见功能障碍的运动训练方法。
（3）熟悉孕期产后运动工具的使用方法。

☑【实验意义】

　　我国社会经济快速发展，育龄女性承担的社会职务与责任越来越大。随着社会经济及人文环境的发展、国家二胎政策的放开，越来越多的女性生产年龄偏大。孕期及产后女性日常活动量及活动方式简单，加上营养过剩、体重增加等原因而致孕期产后女性出现诸多功能障碍，严重的甚至影响日常活动及自我料理的能力。临床中孕期产后的女性不能随便用药，而运动是有效且安全的治疗手段，是改善及治疗该类人群功能状况并提高其生活质量的有效途径。

☑【实验原理】

　　一、孕期运动治疗的原理

　　针对孕期生理特征及妊娠期各大系统的改变，孕期运动治疗的原理见下述。
　　1. 运动对心肺、消化系统的作用
　　（1）提高有氧能力。
　　（2）提高心肺储备，降低高血压的风险。
　　（3）改善消化和排泄能力。
　　（4）改善睡眠质量。
　　2. 运动对骨骼肌肉的作用
　　（1）增强肌肉力量和耐力，从而提高分娩时的肌肉效率。

（2）提高平衡稳定性和协调性。

（3）提高肌肉反应能力以增加对关节的支撑保护。

（4）提高盆底肌力对骨盆器官的支撑。

3. 运动对心理和社会的益处

（1）降低紧张、忧虑和疲劳。

（2）增强自我感觉。

（3）改善自我形象。

4. 运动为分娩做准备

（1）孕晚期对心肺体适能的需求最大，骨骼肌训练为分娩做准备，提高生产能力、有氧能力，同时减少疲倦。

（2）分娩高消耗能量的过程提高的有氧能力，降低分娩时无氧运动产生的乳酸中毒。

（3）运动训练促进身体本体感觉的提高，可以提高在分娩时确认紧张区的能力，增强了在不可控制的状态下的自信心。

（4）深层放松练习，帮助减轻分娩的不适。

（5）通过孕期凯格尔运动，可提高会阴的血液循环，从而加快分娩时外阴切开和破口的恢复。

二、产后运动治疗的原理

产后多为孕期身体机能状况及分娩时的损伤遗留下来的问题，针对子宫、乳房、盆底、骨盆、腹部状态、核心、体能的恢复，产后运动治疗的原理见下述。

1. 运动对子宫复旧的作用

产后早期介入适度的运动训练，通过肌肉泵的作用促进血液循环，腹部呼吸动作促进子宫收缩、恶露排出，促进子宫内膜修复。

2. 运动对骨骼肌肉的作用

（1）增强肌肉力量和耐力，增加心肺能力，提高自我身体的控制能力。

（2）提高稳定性和灵活性，减轻对关节的负担。

（3）提高对盆腔器官的支撑。

3. 运动对姿势的作用

（1）改善肩颈的紧张，胸部舒展，预防乳腺管堵塞及乳腺炎的发生。

（2）改善腰椎前凸、骨盆前倾，预防由于核心肌群的失衡造成的腰痛、骶髂关节疼痛。

4. 运动可提高骨盆稳定、预防盆底功能性疾病

（1）核心肌群的增强运动训练，对稳定骨盆位置、预防盆腹动力失衡出现的各种疼痛。

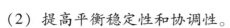

（2）盆底肌的运动训练，改善产后盆底组织的松弛，促进会阴伤口的愈合，预防盆底功能性疾病。

5. 运动训练促进产后体能恢复、体形修复

（1）增强自信、改善自我形象。

（2）增加女性产后的社会工作机会。

6. 运动对心理和社会的益处

（1）降低产后一过性抑郁症，提升照顾婴儿的能力和自信心。

（2）运动宣泄负面情绪，有利于建立融洽的家庭氛围。

7. 对于剖腹产的运动益处

（1）使骨骼肌和心肺系统做好准备，从而加速术后恢复。

（2）股四头肌和臀部的肌肉强化，可以减小从椅子和从床上起身时对腹部切口的压力。

（3）强化的腹部肌肉，使血液循环增加，从而加速腹部切口的恢复。

【实验对象】

（1）孕期和产后女性。

（2）备孕期女性。

（3）一般女性。

【实验用具】

治疗床、弹力带、瑞士球、瑜伽垫、瑜伽砖、墙面。

【学时】

4 学时。

【实验内容与方法】

具体见下述。

第一节　孕　期　运　动

一、孕期运动原则

（一）孕期常见功能障碍

（1）呼吸急促、体能下降。

（2）不良姿势、肩颈疲劳。

（3）腹直肌分离、核心肌力下降。

（4）腰椎生理曲度增加、腰背疼痛、骶髂关节疼痛。

（5）下肢水肿、小腿抽筋等。

（6）圆韧带综合征。

（7）盆底肌松弛、压力性尿失禁、便秘。

（8）关节韧带松弛、骨盆不稳。

（9）缺乏生产时的肌力、耐力。

（10）睡眠差。

（二）孕期运动原则

孕期运动首先要关注孕妇的血压是否正常以及血糖情况，其次是在不引起子宫不正常收缩及宫内胎儿缺氧的情况下进行运动。①孕中期开始，仰卧位不得超过 5 min，以免子宫压迫下腔静脉；在仰卧姿势下运动可在右侧髋关节下垫一块小毛巾。②避免姿势性低血压的影响，由卧位向坐位转移时动作要缓慢。③运动前膀胱排空，运动时要保持不憋气、不剧烈、不压腹、不扭转的原则。④适当的热身运动和冷却运动，同时根据身体状况牵伸紧张的肌肉，增强薄弱的肌肉。⑤不过度牵伸腘绳肌和内收肌，注意关节稳定，避免单腿负重下的动态运动。⑥运动以每周 3 次，每次不超过 30 min，心率不超140 次/分，以自觉运动强度在 RPE 为 12 ~ 14 即可；中途可补充水分，衣着舒适不紧绷，环境透气安全。⑦运动过程随时关注反馈信息，如有不适即刻停止运动训练。

二、孕期运动的注意事项与禁忌

（一）注意事项

孕期运动前需排除运动禁忌证，有必要做相应的功能评估。做足够的热身与运动后的整理放松，在运动过程中出现的以下现象即是停止运动的信号：①阴道出血；②在用力之前呼吸困难，或运动中出现持续性呼吸短促；③眩晕或头痛；④不规律的心跳或心跳过度；⑤持续性疼痛，尤其是胸部闷痛、骨盆带疼痛或下腰背部疼痛；⑥肌肉无力；⑦小腿疼痛或肿胀（排除血栓性静脉炎的可能）；⑧子宫收缩持续超过运动治疗时间；⑨胎动减少；⑩羊水渗漏；⑪行走困难。

（二）禁忌

1. 绝对禁忌

①明显的心脏病、甲状腺疾病、严重的呼吸障碍性疾病；②肺部疾病；③子宫颈功能不足，尤其是子宫颈关闭不全；④多胎怀孕且有早产儿的危险；⑤孕中晚期持续流血；⑥前置胎盘；⑦有过早产、习惯流产史；⑧羊膜破裂；⑨怀孕引发高血压；⑩子痫前症（妊娠期高血压）。

2. 相对禁忌

①严重贫血；②母体心律失常；③慢性支气管炎；④控制不良的一型糖尿病；⑤极端病理肥胖（BMI > 39）；⑥极端重量不足（BMI < 12）；⑦严重的惯于坐着的生活习惯；⑧孕期子宫内增长限制；⑨控制不良的高血压；⑩外科整容的限制；⑪控制不良的甲状腺机能亢进；⑫大量吸烟者。

三、孕期功能障碍的治疗性运动

孕期运动顺序的建议：①以一般的节律进行热身活动；②缓和的牵张；③适度的有氧运动（15 min 左右）；④上下肢肌力训练；⑤腹肌运动训练；⑥盆底肌肉训练；⑦放松技巧；⑧教育宣传。以下为临床常用的重要部位治疗性运动技巧。

（一）孕期姿势

1. 卧姿

目的：强调左侧卧是为避免右旋的子宫过分旋转并对下腔静脉的压迫及影响心输出量，保持脊柱中立位的辅助睡姿可减缓孕晚期的腰背疼痛，改善因身体笨重及腰背疼痛而出现的睡眠差的问题。所有姿势的合理排序都有助于缓解腰背疼痛和促进脊椎及骨盆的稳定。

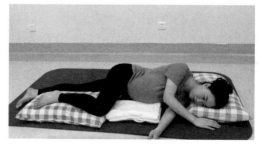

图 17-1　左侧卧

动作：左侧卧（图 17-1），右侧在下，右腿伸直，左腿自然屈曲，两腿之间搁置枕头，隆起的腹部下垫一块毛巾，双手臂自然摆放，以保持骨盆不旋转及尽可能地脊椎功能位。

2. 站姿

目的：由于腰椎曲度增大、骨盆前倾、臀肌拉长无力，该体姿会造成孕中晚期腰痛的频繁出现。该姿势减小腰椎前凸曲度，缓解腰痛并锻炼盆底肌和下肢肌力。

动作：贴墙站立（图 17－2），背贴墙要求双膝关节微屈，双脚分开与肩同宽，双手臂自然置于体侧或抱于胸前，臀部靠墙的同

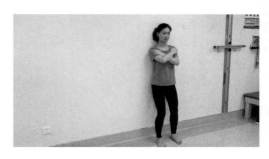

图 17－2　贴墙站立

时要求腰椎紧贴墙面，肩胛骨、后枕部同时贴墙；同时，可在该姿势下配合呼吸进行盆底肌的收缩放松训练。

3. 坐姿

目的：因孕期骨盆松弛、骨盆过度前倾、体重增加等对腹股沟的挤压在坐位下比较明显，过分下沉的低坐位也是造成妊娠期乃至产后耻骨联合分离的危险因素之一。正确坐姿可预防下肢水肿及保护耻骨联合的稳定。

动作：两坐骨结节均接触到支撑物上的骨盆中立位坐姿（图 17－3），坐位高度不低于膝关节，双脚可平放于地面，背后可辅助垫枕头或靠垫。

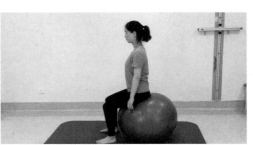

图 17－3　骨盆中立位坐

（二）呼吸训练

1. 站位呼吸训练

目的：改善孕期呼吸急促、舒展胸廓、牵伸腰背肌促进全身血液循环，增加体能以预防体位性低血压。

动作：站位呼吸（图 17－4），要求双脚分开与髋平齐，骨盆中立位，膝伸直不过伸，双手置于体侧，双肩下沉向后打开。吸气时双手同时向上举，掌心相对，呼气时掌心向下缓慢还原至体两侧。

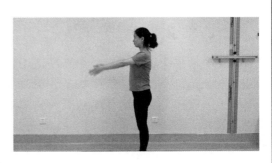

图 17－4　站位呼吸

2. 坐位扩胸呼吸训练

目的：改善孕期呼吸急促、舒展胸廓、缓解肩颈及背部肌群的疲劳。坐位下可保持呼吸训练时骨盆不做前后倾的代偿。

动作：坐位扩胸呼吸（图 17－5），孕期

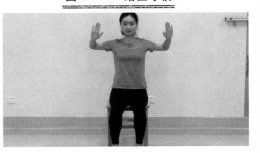

图 17－5　坐位扩胸呼吸

中立位坐姿，两脚分开与髋平齐，双手体两侧打开至平肩，屈肘屈腕掌心相对，保持呼吸运动中骨盆不能前后倾。吸气两手臂向后打开，掌心距离拉开，呼气两手臂还原至初始位置。

（三）骨盆运动

目的：骨盆运动可缓解姿势性腰背疼痛，促进躯干和盆底本体感觉，促进骨盆区域循环、梳理并激活附着于骨盆的肌肉筋膜群、对腰椎、骨盆和髋关节的灵活与稳定有促进作用并有利于分娩。

动作：

（1）四足跪姿骨盆运动（猫式）：双膝与双手臂平行并与肩同宽跪于垫子上，做腰椎的后伸和骨盆的前倾动作（图17－6），腰椎前弯并骨盆后倾（17－7）。注意：手、膝在运动过程均不能有前后左右的晃动。

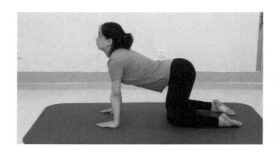 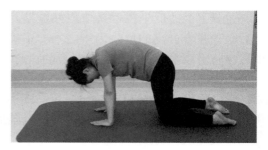

图17－6　猫式骨盆前倾　　　　　　　　图17－7　猫式骨盆后倾

（2）球上骨盆运动：球的高度适中以坐位下不低于膝关节，双脚分开，屈膝足够平稳与地面，双手交叉抱于胸前，做球上骨盆前倾（图17－8）、球上骨盆后倾（图17－9）、球上骨盆右倾（图17－10）、球上骨盆左倾（图17－11）。

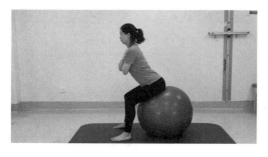 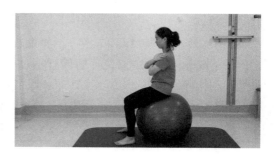

图17－8　球上骨盆前倾　　　　　　　　图17－9　球上骨盆后倾

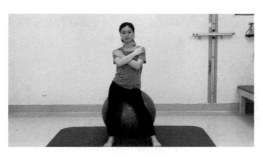

图 17 - 10　球上骨盆右倾

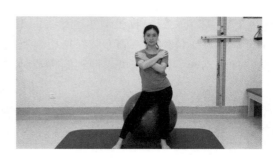

图 17 - 11　球上骨盆左倾

（四）上下肢强化肌力训练

目的：整个孕期都应该强化上下肢肌力，以保持肌肉机能与体能，为分娩及产后恢复做准备。随着腹部隆起增大，通常采用站姿或不超过 5 min 的仰卧位下的上下肢训练。

动作：

（1）推球运动（图 17 - 12）：面墙站立，孕妇弓步朝前，屈肘抱瑜伽球顶于墙面，配合呼吸做伸直手臂的抗体重运动。

（2）仰卧位球上抬臀运动（图 17 - 13）：仰卧，双脚并拢置于瑜伽球上，伸直双膝髋关节，配合呼吸抬起臀部至与地面平行。

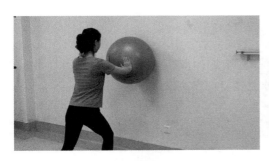

图 17 - 12　推球运动

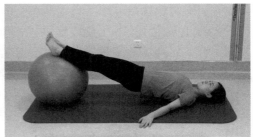

图 17 - 13　仰卧位球上抬臀运动

（五）侧腰牵伸与内收肌牵伸运动

目的：身体的牵伸可以促进循环、激活肌筋膜机能并起到缓解疲劳的作用。孕中晚期，对于腰背疼痛及圆韧带综合征，可通过适当的侧腰牵伸及内收肌的牵伸来起到放松和激活的作用。

动作：

（1）跪位推球运动（图 17 - 14）：在垫上，臀部坐于两过踝关节之间，双膝分开不致顶住隆起的腹部，跪在瑜伽球前，配合呼吸做左右推球至侧腰有牵拉感。注意：在做该动作时，如果孕妇膝关节僵硬，可以在其大小腿之间置一适中的枕头。

（2）球上大腿内收肌牵伸运动（图17-15）：坐于瑜伽球上，一侧下肢伸膝并髋关节外展外旋于体侧，一侧下肢保持屈髋屈膝稳定于地面，配合呼吸做腰部侧弯向伸直腿侧的伸展动作。该动作可牵伸到侧腰及对侧大腿内收肌。

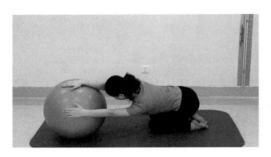

图17-14　跪位推球运动

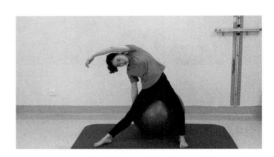

图17-15　球上大腿内收肌牵伸运动

（六）核心肌群运动

目的：孕期骨盆的稳定依赖核心肌群的强壮，同时增强核心肌力可预防治疗孕期腰部疼痛、骶髂关节紊乱、耻骨联合分离症，有利于分娩及产后恢复。

动作：

（1）球上核心稳定运动（图17-16）：坐姿中立位坐于瑜伽球上，双脚分开与髋平齐，屈膝足够平稳置于地面（或不平稳训练物上），配合呼吸缓慢单腿抬起并保持稳定，左右腿交替训练。

（2）球上抗阻动态核心稳定运动（图17-17）：坐姿中立位坐于瑜伽球上，双脚分开与髋平齐，屈膝足够平稳置于地面，治疗师在孕妇体侧，给予一定的拉力（前后左右）。孕妇在对抗弹力带拉力的情况下保持球上坐姿稳定。

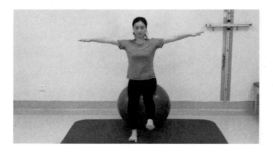

图17-16　球上核心稳定运动

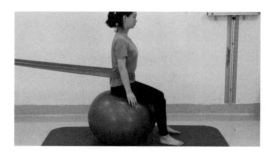

图17-17　球上抗阻动态核心稳定运动

（七）踝泵运动

目的：孕中晚期，由于孕妇体形及体内生理环境，往往会出现下肢特别是足末梢血压回流缓慢甚至受阻，常表现为孕期下肢水肿、缺血缺氧性小腿抽筋。通过踝泵及下肢静态肌肉收缩放松来达到促进下肢血液循环及保持肌肉机能的作用。

动作：踝泵（图17-18），平卧或坐于稳定支撑物上，伸直髋膝关节，绷紧大小腿肌肉，做踝关节的屈伸运动。注意：踝关节屈伸要做到末端并配合一呼一吸来完成。

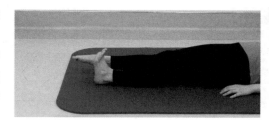

图17-18 踝泵

第二节 产后运动

一、产后运动原则

（一）产后常见功能障碍

产后常见功能障碍如下：①哺乳期乳房胀痛；②子宫复旧缓慢；③腹直肌分离、腹部松弛；④腰椎骨盆不稳、骶髂关节紊乱；⑤盆底功能障碍性疾病；⑥耻骨联合分离；⑦体形改变体能下降；⑧产后抑郁；⑨剖宫产后术后肺炎；⑩剖宫产术后疤痕疼痛及疤痕形成。

（二）产后运动原则

产妇在产后适当的运动有利于产后的恢复。经阴道自然分娩的产妇在产后6～12 h即可起床做轻微活动，产后第二日可在室内随意走动。有会阴切开或剖宫产的产妇也应尽早离床活动，有助于产妇体力恢复，促进排尿、排便，以及盆底和腹部肌肉张力的恢复，避免或减少静脉血栓形成。①产后早期以促进恶露排出和子宫复旧为主，因此早期的运动以不憋气、不扭转、不压腹、静态肌肉收缩、四肢关节运动、保持身体基本体能活动为主。②产褥期因腹部松弛、盆底组织松弛、骨盆不稳等问题，在运动时要保持不增加腹压和盆底肌的负荷为主。③由于产后关节韧带尚处于不稳和松弛状态，避免任何关节超过正常范围的牵伸和活动。④由于产后盆底组织松弛、骨盆不稳，应避免提重物和单腿负重及过多地爬楼梯。

二、产后运动的注意事项与禁忌

（一）注意事项

（1）如果出血增加或转鲜红色，运动就要延迟。
（2）关节松弛可能在产后会存在一段时间，特别是哺乳，应采取预防措施以保护关节。

（3）足够的热身运动和放松运动时间是非常重要的。

（4）由于产后空气栓塞的风险，至少在产后 6 周内避免俯卧膝胸位。

（二）禁忌

（1）产后有重要脏器疾病、内分泌及代谢疾病。

（2）有出血倾向、传染病、高烧、血栓形成。

（3）严重皮肤病。

（4）严重产伤、产后大出血。

（5）产后贫血、严重产后体弱者不宜进行产后运动。

三、产后功能障碍的治疗性运动

产后运动应循序渐进，产后 1 周内以恢复身体生理机能为主；产后 42 天内以增强体能和核心稳定为主；产后 42 天后即恢复期可进行减重和以修复体形为主。以下为临床常用治疗性运动技巧。

（一）产褥操

目的：产后 1 周内产妇通常还在住院期间，极早期的介入运动治疗有利于舒缓乳房胀痛、促进恶露排出、子宫复旧、盆底肌本体感觉恢复、激活肌肉机能并改善静态心肺能力，增强体质。顺产后的健康产妇在 12 h 后即可进行训练；剖宫产后无合并症的产妇 24 h 后即可进行训练。仰卧位下进行。

动作：

（1）双手臂上举呼吸运动（图 17 - 19）：平卧，双腿并拢髋膝关节伸直，双手置于体两侧。吸气双手掌心相对上举至头顶，呼气还原至体两侧。

（2）腹式呼吸运动（下个动作有专门的介绍）：平卧，屈髋屈膝脚可以平置于垫上，双膝分开平髋，双手置于体两侧。吸气肚子鼓起，呼气肚子收回并下沉。

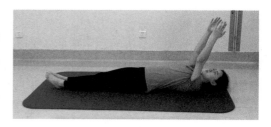

图 17 - 19　双手臂上举呼吸运动

（3）踝泵运动：平卧，双腿并拢髋膝关节伸直，双手置于体两侧。配合呼吸做踝关节的跖屈背伸。

（4）双下肢交替屈伸（图 17 - 20）：平卧，双腿并拢髋膝关节伸直，双手置于体两侧。配合呼吸做膝关节的交替屈伸。

（5）夹臀抬起运动（图 17 - 21）：平卧，屈髋屈膝，脚可以平置于垫上，双膝分开

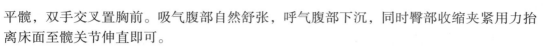

平髋，双手交叉置胸前。吸气腹部自然舒张，呼气腹部下沉，同时臀部收缩夹紧用力抬离床面至髋关节伸直即可。

该套操要求：每个动作 5～10 次/组，2～3 组/天，RPE 在 13 以内。

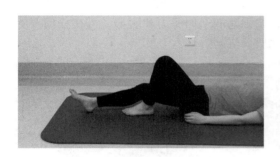

图 17－20　双下肢交替屈伸

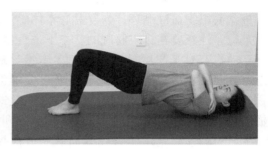

图 17－21　夹臀抬起运动

（二）腹式呼吸

目的：经历孕期及分娩，产妇腹部筋膜与肌肉形态均处于松弛状态，婴儿及胎盘娩出后，腹部盆腔脏器因突然的空间压力消失而出现脏器筋膜本体感觉下降。通过腹式呼吸收紧腹壁及腹壁脏器筋膜，激活腹部肌肉和盆底肌肉，恢复腹部及盆底组织的本体感觉。

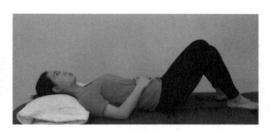

图 17－22　腹式呼吸

动作：平卧，屈髋屈膝脚平放于床面，双膝分开平髋。深吸气腹部自然舒张鼓起（图 17－22），呼气腹部下沉、腹部肌肉内收并向腰壁收紧、肋骨下降，挤压和激活腹部组织。

（三）骨盆倾斜运动

目的：产后骨盆自主控制减弱，僵硬或不稳，通过骨盆前后倾及钟摆运动可以激活骨盆区域的肌肉机能、灵活骨盆控制、增强骨盆稳定性，同时对盆底肌有一定的促进作用。

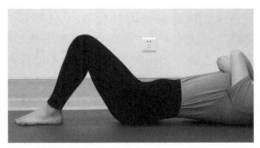

图 17－23　骨盆倾斜运动

动作：平卧，屈髋屈膝脚平放于床面，双膝分开平髋。吸气骨盆前倾、腰椎前挺离开床面（图 17－23），呼气骨盆后倾、腰椎紧贴床面。该运动可以在坐姿或站姿位进行。

第十七章　孕期产后功能障碍的治疗性运动

（四）盆底肌强化运动

目的：盆底肌强化运动即为盆底肌的收缩放松运动，也叫凯格尔运动。其目的在于促进盆底组织血液循环，恢复盆底本体感觉，增强盆底肌肉肌力和耐力。可在任何姿势下进行，注意要在排空膀胱的状态下进行盆底肌锻炼。

动作：对于产后早期，盆底本体感觉缺乏、盆底肌极度松弛的情况下可通过夹辅助物收缩盆底肌以期找到盆底肌收缩的感觉即辅助盆底肌强化运动（图17-24）。①收缩-放松：盆底组织闭合收紧向肚脐方向提拉，持续3～5 s，然后放松到至少同样长度时间，重复10次。②升降机运动：想象盆底肌的收缩放松过程，像乘坐升降机一样，随盆底肌的收缩控制逐渐由升降机的一层开始

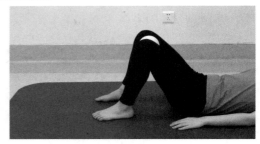

图17-24　辅助盆底肌强化运动

逐层提升，放松时又由顶层逐级放下。这个过程需要产妇集中注意力去感受肌肉的收缩放松的控制。③快速收缩或变奏收缩，当盆底肌越来越强壮时可以随意控制盆底肌收缩放松的速度和节奏。整个盆底肌锻炼过程务必配合呼吸，重复足够的次数。

（五）腹直肌分离纠正运动

目的：由于妊娠及激素的作用，腹直肌在白线中线处分开，左右腹直肌间距在2 cm以上即为腹直肌分离。腹直肌作为腹部前外侧肌群的一部分，对姿势、躯干和骨盆的稳定、躯干的移动和腹部脏器的支撑有重要意义。通过有保护的腹部收缩运动可促进腹直肌分离的恢复。

动作：

（1）腹直肌分离的检查（图17-25）：仰卧位，屈髋45°，屈膝90°，脚平放于垫子上，双手交叉于胸前；治疗师站于患者体侧，测试位置于脐中、脐下1 cm、脐上1 cm；测试动作要求静卧状态测量和头抬起至肩胛骨下缘时测量的两种状态下的腹直肌间距。一般以软尺测量或手指置入腹直肌间裂口处，以大于2指或2 cm以上者判断为腹直肌分离。腹直肌分离患者应避免做增加腹压的动作。

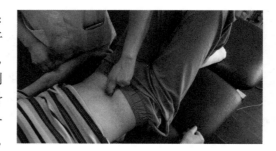

图17-25　腹直肌分离检查

（2）辅助抬头运动，仰卧位，屈髋屈膝，脚平放于床面，腹直肌纠正训练带交叉固定于腹部，随吸气腹部自然鼓起，呼气训练带交叉拉紧并固定腹肌位置的同时，眼睛

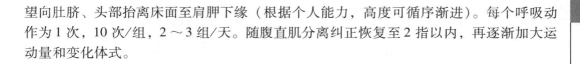

望向肚脐、头部抬离床面至肩胛下缘（根据个人能力，高度可循序渐进）。每个呼吸动作为 1 次，10 次/组，2～3 组/天。随腹直肌分离纠正恢复至 2 指以内，再逐渐加大运动量和变化体式。

（六）臀部肌肉运动

目的：因妊娠期体姿的特征，骨盆过度前倾，臀部肌肉被拉长，靠膝关节过伸来维持平衡和步行，产后表现出臀中肌、臀大肌的肌力下降，同时也是骨盆不稳定而致骶髂关节疼痛的原因之一。通过增强臀部肌肉肌力耐力可改善骨盆和腰椎的不稳，缓解疼痛。

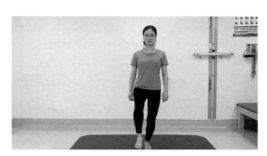

图 17-26　单腿站立下蹲实验

动作：

（1）臀中肌、臀大肌的检查：单腿站立实验，单腿站立下蹲实验（图 17-26），单腿不能站稳，或下蹲过程出现膝关节内收代偿的现象即为阳性。

（2）臀中肌的训练：贝壳外展运动（图 17-27），侧卧位下进行髋关节外展的训练。

（3）臀大肌的训练：站立位抗阻后伸髋关节训练，或不稳定平面抬臀训练（图 17-28）。

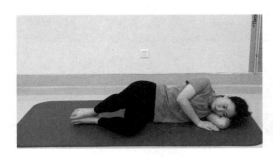

图 17-27　贝壳外展运动

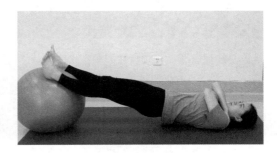

图 17-28　不稳定平面抬臀训练

（七）耻骨联合分离运动训练

目的：临床上常出现在孕晚期及在经历阴道分娩过程后耻骨联合分离会加重。若耻骨联合间距 >10 mm 时可诊断为耻骨联合分离。症状表现为：耻骨联合区域疼痛、腹股沟韧带及内收肌紧张、骨盆不稳、翻身困难、不能单腿站立及步行，对如厕等日常活动能力有影响。通过针对性的治疗性运动可促进骨盆稳定、缓解疼痛，提高生活自理能力及照顾婴儿的能力。

动作：

（1）耻骨联合分离评估：①MRI 结果（耻骨联合间距 >10 mm 时可诊断为耻骨联合分离）；②骨盆分离实验（图 17 -29），若出现耻骨联合处疼痛即为阳性；③单腿站立实验，若不能完成或单腿站立时出现耻骨区域疼痛即为阳性；④床上翻身及转移困难均为阳性。

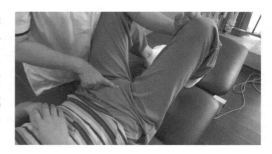

图 17 -29　骨盆分离实验

（2）耻骨联合分离治疗性运动：①单边骨盆固定内收抗阻训练（图 17 -30），患者平卧，屈髋屈膝脚平放于床上，治疗师站于患者体侧，一手固定对侧骨盆耻骨支，一手置于对侧外展后的膝关节内侧，在无痛的范围内嘱患者抗阻内收髋关节；②夹臀抬起，患者平卧，屈髋屈膝脚平放于床上，双膝分开与髋平齐，吸气腹部鼓起，呼气腹部下沉并夹臀内收抬离床面至髋关节伸直位；③抗阻外展运动（图 17 -31），患者平卧，屈髋屈膝脚平放于床上，双膝分开与髋平齐，于膝关节处绑弹力带（根据患者的力量设定弹力带阻力），呼气缓慢双腿抗阻外展，吸气有控制地还原至初始位置。

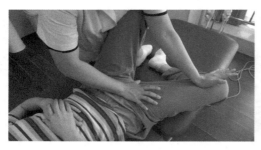

图 17 -30　单边骨盆固定内收抗阻

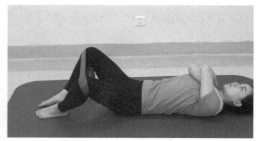

图 17 -31　抗阻外展运动

（八）核心肌群运动训练

目的：经历妊娠和分娩后，产后女性的骨盆松弛不稳，核心肌群肌力及耐力均有所减弱。为恢复骨盆及腰椎的稳定，需增强核心肌群的肌力和耐力。所有附着于骨盆和腰椎的肌肉统称为核心肌群，这里主要以维持骨盆稳定的肌群训练为主。

动作：该章节上面提到的腹式呼吸、骨盆倾斜运动、夹臀抬起、贝壳外展、不稳定平面夹臀抬起、球上核心稳定运动、球上抗阻动态核心稳定运动等均为核心训练部分内容。关于核心肌群的运动不胜枚举，以下是一些临床常用的核心肌群运动动作：

（1）四点跪位平衡训练（图 17 -32），屈髋屈膝，上下肢左右分开与髋平齐，双膝双手均垂直置于床面，腹部内收，保持脊椎与地面平行。可在保持该姿势下进行腹式呼吸。

（2）两点跪位平衡训练（图 17 -33），在四点跪位平衡的基础上，对侧下肢和上肢抬起与床面平行，保持脊椎与地面平行，保持平衡。

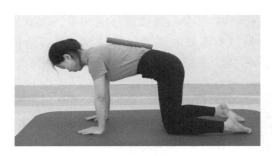

图 17 – 32　四点跪位平衡

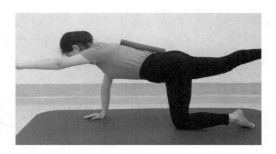

图 17 – 33　两点跪位平衡

（3）死虫运动（图 17 – 34），平卧，头顶墙面，平肩宽前举屈肘 90°，指尖朝下掌心压在墙面上，下肢屈髋屈膝 90°。吸气腹部鼓起，呼气腹部下沉同时双腿伸直指向天花板。

（4）抬头震动杆运动（图 17 – 35），在抬头运动的基础上配合震动杆运动，注意配合呼吸并尽可能减少腹压的增加。

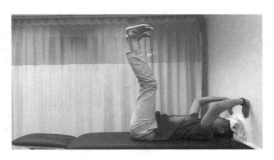

图 17 – 34　死虫运动

（5）侧平板震动杆运动（图 17 – 36），侧卧，髋关节伸直与躯体保持一个平面，屈膝向后，下面的上肢屈肘 90°支撑与床面和肩平齐，上面的手臂外展握震动杆与躯体平行。呼气时撑起躯体成一条直线，在该体位下进行震动杆的运动。注意配合呼吸及腹部收紧。

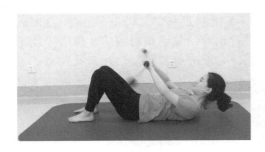

图 17 – 35　抬头震动杆运动

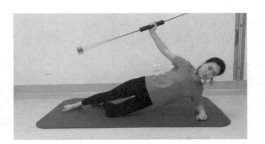

图 17 – 36　侧平板震动杆运动

第三节　实 验 案 例

一、案例 1

患者，女，B 超科医务人员，30 岁，孕 1 产 0，孕 12 周。诉在怀孕前已有腰骶部疼痛 3 年余，但尚可行动自如并可自愈，既往无手术、无妇科疾病、无胃肠消化道疾病，生命体征正常，无其他基础性疾病及代谢性疾病。怀孕后腰骶部疼痛加重，咳嗽及打喷嚏时疼痛明显，平躺翻身移动过程疼痛明显，为康复治疗来我院就诊。患者精神可，对答流畅，日常步行可，无胸闷气促，二便正常，饮食正常、无妊娠呕吐症状，睡眠可，体重自孕期增长 5 kg。

主诉：孕早期，腰骶部疼痛加重 1 个月余，咳嗽或打喷嚏时疼痛明显，不敢行走。

客观检查：①体温：36.8 ℃；血压：120/80 mmHg；脉搏：85 分/次；呼吸：20 次/分；BMI：50.4/1.62 = 19.7。②腹部微隆，无疤痕，柔软如鼻，子宫区域较结实，B 超显示孕 12 周声像。③体格检查：弯腰试验（ - ）、侧弯试验（ - ）、单腿站立双侧（ + ）、单腿站立下蹲双侧（ + ）、SLR 右侧（ - ）左侧抬起 30°时引发右侧骶髂关节疼痛 VAS 2 分、4 字试验（ - ）、骨盆分离（ - ）、骨盆挤压（ - ）、Gaenslen's test 右侧（ + ）、双下肢等长、骨盆无侧倾侧旋、躺下瞬间及翻身转移过程均出现右侧骶髂关节处疼痛 VAS 5 分、用力咳嗽可诱发右骶髂关节处疼痛 VAS 5 分。其余未见异常。

问题 1：该案例的功能诊断是什么？

问题 2：该案例的短期康复目标及长期康复目标是什么？

问题 3：该案例的运动治疗方案如何设定？具体内容有哪些？

二、案例 2

患者，产妇，家庭主妇，35 岁，孕 2 产 2，剖宫产后 1 年半。患者 10 年前怀孕生产后腰骶部出现隐痛，1 年多前怀孕后腰骶部疼痛明显加重，影响日常生活与休息，不能做家务及照顾孩子，不能平卧，因其怀孕只在当地补钙治疗，症状没有改善。分娩后病情加重，在福建当地住院治疗，检查结果显示：①彩超示"宫颈多发潴留囊肿、盆腔积液"；②腰椎 + 骶髂关节磁共振平扫示"L4 - 5 椎间盘膨出、L5 - S1 椎间盘向后突出、L4 - 5 L5 - S1 髓核变性"。以当地药物及理疗治疗后症状稍有改善。患者平躺不能超过 2 min，弯腰乏力，腰骶部有持续的酸痛感，为求进一步康复治疗来我院就诊。患者精神可，对答流畅，无胸闷气促，无恶心呕吐，无发热，睡眠可，二便可，饮食正常，体重无明显改变。

主诉：腰骶部酸痛 10 年余，加重 1 年余。

客观检查：①体温：36.8℃；血压：112/82 mmHg；脉搏：80 次/分；呼吸：19 次/分；BMI：48/1.582 = 19.2。②腹部微隆，胃部区域按压胀感明显，耻骨联合上缘有一横向术后疤痕约 12 cm、色红、高于皮肤。③体格检查：弯腰试验（ - ）但弯腰至末端有牵扯感、往后弯会感到舒服，侧弯试验（ - ）、单腿站立双侧（ + ）、单腿站立下蹲双侧（ + ）、患者自感右下肢较左下肢无力、SLR（ - ）、4 字试验（ - ）、骨盆分离（ + ）表现耻骨联合区域疼痛、骨盆挤压（ - ）、Gaenslen's test（ - ）、双下肢等长、右下肢外旋肌张力稍高，骨盆无侧倾侧旋，由坐位到站位过程缓慢、需扶物协助起立、上下阶梯无力不稳状态、平地行走松垮外八步态。④触诊：耻骨联合区域（左右耻骨支）压痛明显 VAS 6 分，右侧腰大肌压痛 VAS 4 分、右侧髂肌 VAS 2 分，左侧腰大肌压痛 VAS 6 分、左侧髂肌 VAS 4 分，左右梨状肌压痛 VAS 5 分，左右臀中肌压痛 VAS 2 分，右髂胫束压痛 VAS 5 分，其余未见异常。⑤盆底肌力评估：静息阶段 10.7/（2 ~ 4）

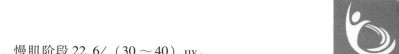

uv，快肌阶段 26.4/（35～45）uv，慢肌阶段 22.6/（30～40）uv。

  问题1：该案例的功能诊断是什么？

  问题2：该案例的短期康复目标及长期康复目标是什么？

  问题3：该案例的运动治疗方案如何设定？具体内容有哪些？

参考文献

［1］CAROLYN K，LYNN A C. Therapeutic exercise：foundations and techniques［M］.6th ed. Philadelphia：F. A. Davis，2017.

［2］DAVID J M. Orthopedic physical assessment［M］.5th ed. Saunders：Elsevier Taiwan LLC，2014.

［3］LUIGI S，CARLA S. Fascial manipulation for internal dysfunctions［M］. Padova：Piccin Nuova Libraria S. P. A.，2017

［4］陈佩杰，王人卫，张春华，等.健康体适能评定理论与方法［M］.上海：上海教育出版社，2013.

［5］谢幸，苟文丽.妇产科学［M］.8版.北京：人民卫生出版社，2013.

（郑停停　冯蓓蓓）

第十八章　淋巴水肿的治疗性运动

【实验目的】

（1）熟悉针对淋巴水肿的治疗性运动的组成。

（2）掌握淋巴引流运动的指南。

（3）掌握上下肢淋巴引流的特异性运动训练的临床应用。

【实验意义】

运动是淋巴水肿综合治疗的一个重要部分。其基本原理就是通过运动将淋巴液引流，减少水肿，提高肢体的功能。淋巴引流的运动包含多种治疗性运动，尤其是深呼吸训练、放松训练、柔韧性训练、肌力强化训练、心血管体适能训练，以及一系列的特异性淋巴引流运动。在淋巴功能障碍患者的综合管理和康复中，治疗师必须熟练掌握针对淋巴水肿的治疗性运动的应用指南和具体实操。

【实验原理】

治疗性运动对淋巴回流作用的原理如下：

（1）肌肉的收缩产生"泵"的作用，通过直接施压于收集淋巴液的淋巴管道来促进回流。

（2）运动减少了软组织和关节的制动或活动不足，从而减少了制动导致的静态体位的保持带来的淋巴液体的潴留。

（3）运动可强化肌肉力量，预防肌肉萎缩，从而提升淋巴回流的肌肉"泵"的效率。

（4）运动可加快心跳和动脉搏出血量，从而促进了淋巴的回流。

（5）淋巴引流的运动应该先清除中央淋巴池，再清除外周的区域。

（6）运动时佩戴压力衣或压力绷带，可加强淋巴液回流和蛋白质的吸收效率。

【实验对象】

（1）能够配合实训操作的淋巴水肿的患者。
（2）由学生扮演的水肿标准化患者。

【实验用具】

卷尺、治疗床、马克笔、纱布、绷带、压力衣、医用手套、凡士林等。

【学时】

2 学时。

【实验内容与方法】

具体见下述。

第一节　针对淋巴水肿的运动

本节内容针对淋巴水肿的运动将阐述淋巴水肿运动的组成、淋巴引流运动的指南以及特异性的淋巴引流运动训练。

一、淋巴水肿运动的组成

淋巴引流的运动包含多种治疗性运动，尤其是深呼吸训练、放松训练、柔韧性训练、肌力强化训练、心血管体适能训练，以及一系列的特异性淋巴引流运动。

（一）深呼吸和放松训练

深呼吸训练贯穿于整个运动过程中。腹式呼吸有助于淋巴液的移动，因为深吸气时，膈肌下降，而有控制地最大呼气时，腹部收缩。腹内压和胸内压的变化会产生一种轻柔的、持续的增压泵的作用，使液体在中央淋巴管中流动，随后回流至颈部的静脉系统。

（二）柔韧性训练

轻柔的自我牵伸运动，尤其是对于身体的近端区域的牵伸，可减少软组织和关节的活动受限，从而减少静态姿势和淋巴液的潴留。

（三）肌力和肌耐力训练

通过自我抗阻、弹性阻力、重量或器械负重等进行等长或者动态的运动训练。一开始应使用较小的阻力，随后慢慢增加阻力和次数。无论淋巴水肿是否继续发展，测量围度和触诊皮肤质地对于确定运动的强度是否合适非常重要。力量训练的重点在于增加躯干、四肢的肌力和肌耐力，有利于维持直立的姿势以及减少肌肉的疲劳，从而提高淋巴泵机制的做功效率。

（四）心血管体适能训练

上肢功率自行车运动、游泳，骑自行车和步行等运动能够促进循环和刺激淋巴流动。30 min 的有氧耐力运动能够促进淋巴流动。低强度的（40% ～ 50% 的靶心率）运动适合第一阶段的水肿患者，第二阶段的水肿患者可以采取高强度的运动（80% 靶心率）。

（五）淋巴引流运动

淋巴引流运动通常被称为泵运动，使淋巴液沿着淋巴管道流动。每个部分都包括主动重复的关节活动。这些运动按照特定的顺序来展开，以促使淋巴液从潴留的区域引流开来。淋巴引流运动跟徒手淋巴引流的手法有着相似的顺序。一般来说，运动首先集中在身体的近端肢体，以清除中央淋巴管的淋巴液，然后再处理远端的肢体，从而将周围的淋巴液往中心回流。在运动过程中，受影响的上肢或者下肢必须处于上举的位置。同时，避免静态的姿势。自我按摩应该穿插于运动过程中，进一步提高引流的效果。同时运动也增加了肢体的活动度。

二、淋巴引流运动的指南

患者在进行一系列淋巴引流运动时应遵循以下指南。本指南适用于上肢或下肢淋巴水肿的治疗，总结了该领域多位专家和作者的综合意见。

（一）淋巴引流运动的准备

（1）每个运动模块安排 20 ～ 30 min 的时间。

（2）每天 2 次。

（3）手头准备好一些必需的设备，比如泡沫轴、楔形木或者运动棒。

（二）淋巴引流运动过程中

（1）如果患者已经有淋巴水肿，请佩戴压力绷带或者定制的压力衣。

（2）在做淋巴运动之前，先进行膈式呼吸训练。

（3）按照指定的运动顺序。

（4）缓慢进行重复的主动运动，每次重复 1～2 s。

（5）在做远端泵运动时，将患侧肢体抬高至超过心脏水平。

（6）将深呼吸运动与头部、颈部、躯干和肢体的主动运动结合起来。

（7）在运动初期，先开始较少的运动次数，然后逐步增加，避免过度疲劳。

（8）当水肿肢体疼痛时，停止运动。

（9）结合自我按摩来提高淋巴引流的效果。

（10）运动中保持良好的姿势。

（11）当开始加入抗阻运动时，使用较轻的阻力以避免肌肉过度疲劳。

（三）淋巴引流运动后

（1）每周进行几次低强度的有氧运动，例如，步行或者骑自行车 30 min。

（2）仔细检查水肿的肢体是否出现发红、肿胀增加、疼痛或者抽动。其中，任何一种情况可能提示运动水平过量。

三、特异性的淋巴引流运动训练（上肢及下肢运动）

针对淋巴水肿的特异性引流运动的选择和次序的安排将在以下内容具体阐述。其中，颈部 ROM 活动的训练、部分肩带或上肢的运动等也会在淋巴引流中运动，但之前的脊柱章节的运动已覆盖，本节不再赘述，而是着重于特异性运动或有修订的运动方案或之前本书未提及的运动部分。

（一）淋巴引流运动的顺序

（1）在淋巴引流运动之前先进行膈式呼吸。

（2）淋巴引流运动应遵循一定的顺序，以促进淋巴引流。中心和近端的淋巴管，比如腹部、腹股沟区和颈部淋巴结，必须先通过躯干、骨盆、髋部和颈部运动来清除。然后，大部分运动向远端进展，从肩部到手指，从髋部到脚趾。若淋巴结已被手术切除（例如，乳腺癌患者的单侧腋窝淋巴结切除，或腹部或盆腔器官癌症患者的双侧腹股沟淋巴结切除），则淋巴液必须往残存的其他淋巴结处引流。

（二）上下肢水肿引流的共同运动组成

上肢或下肢淋巴水肿引流运动方案的启动运动方案如下：

1. 膈式呼吸（图 18 – 1）

（1）让患者处于舒适的仰卧位，开始深呼吸。

（2）把手轻放在腹部上方。

（3）用鼻子深吸气，感觉腹部隆起，顶着腹部上方的手。用嘴巴呼气，像对吸管吹气一样呼气。

（4）整个运动过程和白天均定期保持膈式呼吸，避免憋气和瓦式动作。

2. 骨盆后倾和部分卷腹（图 18 – 2）

在仰卧位，屈髋屈膝下进行骨盆后倾和部分卷腹的动作。

3. 单侧抱膝靠胸运动（图 18 – 3）

这个动作针对腹股沟淋巴结的引流，对上肢的淋巴水肿也同样重要。

（1）仰卧位，屈曲一侧髋部和膝部，并用手抱住大腿，将膝盖拉向胸部，轻轻加压，使大腿靠近腹部和胸部，重复 15 次。

（2）对侧再进行同样的运动。

（3）如果只有一侧下肢出现淋巴水肿，则从未受影响的下肢开始进行运动。

4. 颈部 ROM 运动（图 18 – 4）

每次 5 个，重复 5 次。

（1）颈部旋转运动。

（2）颈部侧屈运动。

5. 肩胛活动（图 18 – 5）

每次 5 个，重复 5 次。

（1）主动上提下压肩膀（耸肩）。

（2）肩部主动环转。

（3）主动的肩胛后缩和前伸。前臂在体侧，肘部屈曲，双侧肩胛骨向后回缩，使肘关节向后向内，然后再前伸肩胛骨。

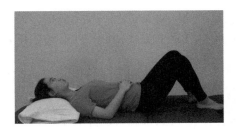

图 18 – 1 膈式呼吸

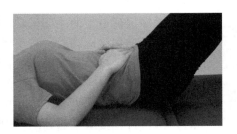

图 18 – 2 骨盆后倾和部分卷腹

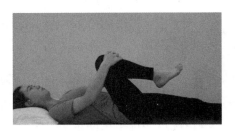

图 18 – 3 单侧抱膝靠胸运动

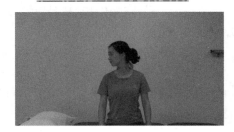

图 18 – 4 颈部 ROM 运动

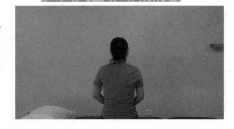

图 18 – 5 肩胛活动

（三）针对上肢淋巴引流的运动

1. 主动手臂画圈运动（图 18 - 6）

仰卧位下，手臂屈曲 90°，使其指向天花板。然后，顺时针环转和逆时针环绕各 5 次，画圈的直径为 15～30 cm。

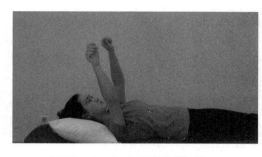

图 18 - 6 主动手臂画圈运动

2. 泡沫轴运动（图 18 - 7）

仰卧躺在泡沫轴（直径约 15 cm）上，进行肩关节水平外展和内收，以及肩前屈、后伸运动。这些运动针对堵塞的腋窝淋巴结，应双侧进行。家居运动时，若没有特殊的器材，比泡沫轴（foam roller），则可让患者在泳池泡沫棒上进行运动。虽然直径比较小，可用毛巾或折叠单巾包绕泡沫棒来增加棒轴的直径。

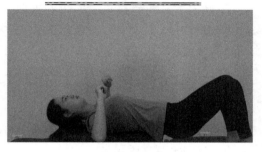

图 18 - 7 泡沫轴运动

3. 双手挤压运动

手臂抬高到肩部水平或者超过肩部，肘关节屈曲，将手掌放在胸前或头前，两个手掌互相重叠并挤压。（胸大肌的等长收缩）然后呼吸 5 次，放松，重复 5 次。

4. 棍棒运动、门口或角落的牵伸，毛巾牵伸

整合上述运动来增加肩膀的活动度，减少淋巴液潴留，促进上肢淋巴的回流。每次牵伸保持牵伸姿势数秒。具体运动在第八章阐述。

5. 手臂抬高的单侧上肢运动

以下动作患者可以采取坐位，手臂放在桌上或者柜子上，平肩关节水平或者仰卧位，手臂放在楔形垫上或手臂抬高超过头部。

（1）肘关节伸直，进行肩部的旋转运动。旋转肩部，将手掌向上，再向下，而不仅仅是前臂旋前旋后。

（2）肘关节的屈伸运动。

（3）腕部的回旋运动。

（4）手掌的打开和握拳。

6. 双侧肩关节水平外展和内收运动

站立位或坐位，双手抱头，做肩部的水平外展内收。

7. 双手过头压墙运动

面对墙壁，单手或双手贴墙，手置于肩关节水平之上。轻微用手掌往墙上加压数秒，保持身体不动。放松，重复 5 次。

8. 手腕和手指运动（图 18 - 8）

如果腕和手出现水肿，应该进行手臂上抬时的重复性手指的主动运动。

（1）在上述第 7 条的过头压墙动作的基础上，保持掌跟不离开墙面，交替移动手指做贴墙、离墙的动作，来回重复数次。

（2）在（1）的姿势下，保持掌跟不离开墙面，每个手指交替进行压墙动作，类似弹钢琴的动作。

（3）双手掌心相向，手伸过头或至少伸直至高于肩膀水平。每次一个手指，两手手指相对挤压，然后分离。

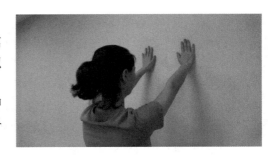

图 18 –8　手腕和手指运动

9. 部分卷腹

上肢引流运动的最后，双手在股骨上滑动，完成部分（不完全）卷腹动作，重复 5 次。

10. 休息

在完成上述运动后，以仰卧姿势休息，将水肿的上肢放在枕头上休息 30 min。

（三）针对下肢的淋巴引流运动

1. 单侧抱膝靠胸运动

抱单侧膝盖靠近胸廓的运动（同前述），额外重复 15 次。如果只有一侧下肢水肿，该运动应从非水肿侧肢体开始，然后再到水肿侧。

2. 双侧抱膝靠胸运动

仰卧位，双侧屈髋屈膝，双手抱膝，使双膝尽量靠近胸腹部，重复 10 ～ 15 次。

3. 臀肌力量训练和骨盆后倾运动

着重进行臀肌的力量训练和骨盆后倾的动作（同前述）重复 5 次，每次收缩维持数秒，然后缓慢放松。

4. 髋外旋运动 （图 18 –9）

仰卧位，双腿抬高，架在墙上或放在楔形垫上，外旋髋关节，两足外翻位，双侧臀肌相互挤压靠近，维持外旋姿势。重复数次。

5. 主动踝关节运动

双下肢上举，架在墙上或者把水肿侧下肢架在门框上，健侧肢体放在地面。双脚或水肿侧脚主动地交替做背屈（跷脚背）和跖屈（踩地）的动作，尽可能重复最多的次数。然后，用双脚顺时针和逆时针交替做画圈的动作。

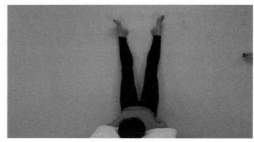

图 18 –9　髋外旋运动

6. 外旋位的滑墙运动 （图 18 –10）

双下肢上举，双脚掌心相对，架在墙上，双腿沿着墙向下滑动，屈膝、屈髋活动到末端再伸直，向上滑动至原位。来回重复数次。

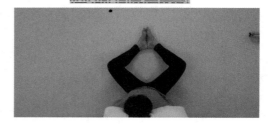

图 18 –10　外旋位的滑墙运动

7. 下肢空中运动（图18-11）

双侧髋关节屈曲，平躺使背部平贴地面，双脚指向天花板，交替活动双下肢，模拟进行骑车、步行和剪刀腿的动作。视乎患者个体的疲劳和耐受程度，重复数次。

8. 跨中线的髋内收运动（图18-12）

仰卧位，非水肿侧下肢保持伸直，水肿侧肢体屈髋屈膝，用对侧手抱住膝盖外侧，拉动患侧膝盖进行重复地跨越身体中线做类似滚动的动作。重复5次。

9. 双侧抱膝靠胸运动

重复前述双侧轻柔地抱膝靠胸运动。可重复5次。

10. 部分卷腹运动

下肢引流运动的最后，完成部分卷腹动作，重复5次。

11. 休息

在完成上述运动后，双脚抬高，双腿架

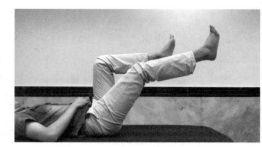

图18-11　下肢空中运动

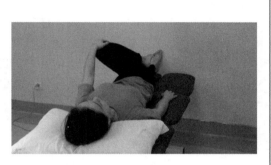

图18-12　中线的髋内收运动

于墙上，保持该姿势休息数分钟。然后，双腿置于楔形垫上，保持该姿势继续休息30 min。

第二节　实验案例

一、案例1

患者，女，56岁，3个月前诊断为乳腺癌，随后行右侧乳房切除术和右侧腋窝淋巴结清扫术。手术清扫后，患者被转介到物理治疗部。不久后，患者将开始接受一系列的化疗和放疗。患者在被诊断为乳腺癌前是业余运动的活跃分子，她喜欢的运动包括游泳、网球、户外露营、徒步等活动。患者表示担心接下来的化疗和放疗的副作用，比如，肢体出现淋巴水肿，会影响她功能的恢复和日常生活活动的独立。患者希望术后能尽快回归到以前的生活状态，重拾运动的爱好。

问题1：请问患者是否会出现淋巴水肿？考虑如何降低患者出现淋巴水肿的风险？

问题2：当患者出现什么体征和症状时，考虑出现淋巴水肿？

问题3：请为患者设计一套术后运动方案，特别是针对可能出现的肢体淋巴水肿的引流运动计划，并注意考虑其即将接受的化疗和放疗的生理状况。

二、案例 2

患者，女，50 岁，3 个月前因恶性肿瘤宫颈癌行腹腔镜下子宫切除和盆腔淋巴结清扫术，手术后进行了一系列的放射治疗。2 周前，患者发现自己的双下肢出现肿胀，尤其是足部和脚踝处。长时间站立、步行或者负重状态下的运动均可加重下肢的肿胀和坠重感，且负重或活动后较容易出现疲劳。她患病前非常热爱运动和旅游，包括游泳、羽毛球和爬山等活动。患者为此非常苦恼，希望尽快能够减轻双下肢的肿胀，因此她非常希望能够尽快恢复并能继续运动和旅游。

问题 1：请列出你对患者的评估思路和程序。

问题 2：如果患者的淋巴水肿为 Ⅱ 期，请问她的临床表现是什么？

问题 3：请为患者制订合适的针对淋巴水肿的治疗性运动计划。

问题 4：请结合患者的运动习惯和旅游爱好，对患者进行健康宣教指导。

参考文献

［1］KISNER C，COLBY L A. Therapeutic exercise：foundations and techniques ［M］. 7th ed. Philadelphia：F. A. Davis，2018.

［2］FOLDI M，FOLDI E，KUBIK S. Textbook of lymphology：for physicians and lymphoedema therapists ［M］. 3rd ed. New York：Urban and Fischer，2012.

［3］刘宁飞. 淋巴水肿 – 诊断与治疗 ［M］. 北京：科学出版社，2014.

（冯蓓蓓　薛晶晶）

第十九章　结直肠癌手术相关功能障碍的治疗性运动

【实验目的】

（1）熟悉结直肠癌手术相关的功能障碍。

（2）熟悉加速康复外科理念和结直肠癌术后早期运动的原则及注意事项。

（3）掌握结直肠癌术后的综合性治疗运动方案的应用。

【实验意义】

随着经济快速发展，生活水平的提高及膳食结构等生活方式的改变，结直肠癌（俗称"大肠癌"）的发病率逐步上升，已成为世界上第三常见的恶性肿瘤、中国第五最常见的肿瘤。手术是结直肠癌的主要治疗手段，随着加速康复外科理念的逐渐普及，术后早期运动的实施对预防或降低术后并发症、加快术后功能恢复、提升癌症术后患者生存质量等具有非常重要的意义。

【实验原理】

治疗性运动对结直肠癌术后功能恢复作用的原理如下。

一、中高强度运动训练（有氧运动）

（1）中等强度至高强度的运动训练与结肠癌幸存者的生存质量以及心理健康参数呈正相关。

（2）高强度体力活动（每周运动量≥360MET-min，如有氧操运动）是Ⅱ期结肠癌患者高生存质量的显著预测因素；增加结肠癌症患者的体力活动量可以提高其生存质量。

（3）为期12周的中等强度居家运动计划干预，能够提高结直肠癌患者健康相关生活质量。

（4）有氧运动对于抑制肿瘤细胞生长有积极作用，并能帮助癌症患者减少癌症不适症状和并发症，维持和提高其生理功能。

（5）有氧运动可改善癌症患者体脂、体重指数和机能代谢，增强机体免疫功能，从而使癌症患者改善心理状态，恢复职业和社交活动能力，提高生存概率和生存质量。

（6）实施早期的6个月的居家运动干预，可有效缓解结直肠癌症患者术后的癌因性疲乏症状，其主要原因可能是有氧运动对患者体能、活动耐力、机体新陈代谢率及肌肉紧张和精神抑郁等方面的共同作用。

二、抗阻训练

（1）抗阻训练可以提高癌症幸存者的整体躯体功能水平和活动能力。

（2）抗阻训练可增加癌症幸存者的肌肉力量。

（3）抗阻训练可改善体脂比，减少脂肪比例，提升肌肉的质量。

（4）抗阻训练可能对肿瘤复发标记物有抑制的作用。

（5）肢体功能训练（抗阻或非抗阻）可促进术后患者整体的机能恢复，包括心肺功能、胃肠蠕动功能等。

三、胸肺物理治疗

（1）早期术后胸肺物理治疗可提高呼吸道分泌物的廓清能力，降低术后肺部感染、肺不张等并发症的发生率。

（2）呼吸训练可促进早期肺容量的恢复，肺复张，降低呼吸功，提升呼吸效能。

四、盆底运动训练

（1）盆底运动训练可维持盆底肌的肌力和肌耐力，预防术后的盆底组织松弛，减少盆底功能障碍的发生率。

（2）盆底功能训练对早期肛门括约肌和肛提肌的功能恢复有促进作用，可能有利于早期恢复正常经肛门排便功能。

（3）盆底功能训练对术后尿潴留和尿失禁的功能康复有促进作用。

（4）盆底功能训练对改善结直肠癌术后幸存者的短期和长期生存质量有正向的作用。

【实验对象】

（1）能够配合实训操作的结直肠癌术后的患者。

（2）由学生扮演的结直肠癌术后标准化患者。

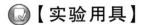【实验用具】

治疗床、医用手套、口罩、棉签、医用酒精、听诊器、血压计、秒表、血氧饱和度测量仪、纱布、绷带、呼吸训练器、弹力带、沙袋、软重力球、助行器、功率自行车等。

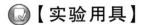【学时】

2 学时。

【实验内容与方法】

具体见下述。

第一节　结直肠癌手术相关的功能障碍运动

一、结直肠癌术后功能障碍

随着经济快速发展，生活水平的提高及膳食结构等生活方式的改变，结直肠癌发病率逐步上升，已成为世界上第三常见的恶性肿瘤，是影响居民健康的重要公共卫生问题。结直肠癌是一种发生于大肠内壁的恶性增生，在中国，结直肠癌是第五大最常见的肿瘤，同时也是第五大导致死亡的肿瘤。

常见结直肠癌的治疗方法包括外科手术、放射治疗、化学药物治疗、靶向治疗以及内窥镜黏膜下剥离术。通常以手术治疗为首要选择。外科手术的种类包括腹腔镜下切除术和传统开腹手术。

（一）胃肠外科术后功能障碍

胃肠外科术后患者经常出现以下一系列的功能问题：
（1）术后伤口疼痛。
（2）呼吸系统：咳痰能力下降，肺活量及功能性残气量下降，潮气量、每分钟通气量及最大呼吸能力下降。
（3）术后胃肠功能减退（蠕动缓慢、肠梗阻或粘连性肠梗阻、蠕动过度活跃）。
（4）术后尿潴留（排尿困难）或尿失禁。
（5）排便困难或大便失禁。
（6）心血管系统：体位性低血压、心功能减退、每搏输出量、每分输出量减少，致静息时心率增加，血液凝固性增加易致深静脉血栓。

（7）术后体能下降等。

这些改变均对预后不利，康复治疗的及早干预可减少并发症，改善功能预后，提高独立生活能力。

（二）结直肠癌术后康复

考虑患者术后可能出现的问题，结直肠癌术后的康复内涵主要包括以下几个方面：①术后的疼痛控制；②术后呼吸效能的提高；③术后气道分泌物的廓清；④术后胃肠蠕动功能的恢复；⑤术后盆底功能障碍的康复；⑥术后体能的恢复。

应针对以上功能问题的康复，逐一进行特异性的运动治疗方案的设定，以达到提升结直肠癌术后幸存者的生存质量的目标。

二、结直肠癌术后早期运动原则和注意事项

（一）加速康复外科的理念

加速康复外科（enhanced recovery after surgery，ERAS）概念，最初是由丹麦外科医生 Henrik Kehlet 在十多年前年首先提出，并引入结直肠手术。ERAS 主要是根据现有的循证医学证据，采用多模式策略，优化围手术期处理措施，减少手术患者围术期的生理及心理创伤应激，最终达到改善外科患者术后恢复情况并缩短住院时间的目的。

ERAS 的实践要素主要包括：①术前宣教；②肠道准备不作为术前常规，而是有选择性地运用于需要进行结直肠手术的患者；③缩短禁食水时间，优化麻醉方案；④积极采用外科微创技术；⑤避免常规应用鼻胃管；⑥避免术中低体温；⑦限制性液体输注；⑧积极处理术后疼痛和恶心呕吐；⑨鼓励患者术后尽早下床活动；⑩鼓励患者尽早经肠道进食等。

目前研究显示，跟外科的常规围术期策略相比，ERAS 的这些措施加速了结直肠手术患者术后的器官功能恢复（包括肠麻痹的时间缩短、心肺功能、肌肉力量和体力状态等都有所改善），明显缩短了住院时间，降低了住院费用。此外，和常规治疗措施相比，围术期并发症发生率和再住院率并无明显不同。在 EARS 的理念支持下，结直肠癌术后的康复计划可有针对性地有序开展，特别地，术后早期开展的运动训练介入尤为重要。

（二）注意事项

结直肠癌特别是直肠癌的手术方式会对术后早期运动的体位和姿势有不同的要求。例如，低位直肠癌（保肛）术后，考虑直立位对直肠吻合口的张力的影响，为了降低术后可能出现的吻合口相关的外科并发症，外科医生可能建议延后术后站立和离床的时间。因此，早期的物理治疗介入前必须仔细熟悉和评估患者的情况，并与主刀的外科医

生进行充分的沟通，才能安全而有效地开启术后早期运动计划。

结直肠癌症术后运动要根据个体的耐受程度及体力恢复程度来确定合适的强度。体能表现的评估可通过不同的标准化测试得出基线结果，根据次极量、最大耗氧量或者症状限制的耗氧量来判断。

此外，对于术后保留造瘘口的患者进行抗阻训练或者有氧耐力训练时要避免对腹部形成过高的压力，导致造口局部压力过大或者引起疝的发生危险。

三、结直肠癌术后的运动计划

结直肠癌患者手术后应该尽早启动早期运动治疗计划，包括术后疼痛控制、胸肺部物理治疗、术后肢体活动、盆底功能训练以及体适能恢复训练等。

（一）术后疼痛康复（pain control）

伤口的疼痛控制可根据患者的具体症状的严重程度（例如，疼痛的视觉模拟或数字化评分估计），进行呼吸训练（图 19 - 1）及放松运动训练，减轻疼痛。在止痛泵撤除后，可考虑在伤口周围使用经皮神经电刺激（transcutaneous electrical nerve stimulation, TENS）辅助疼痛控制。

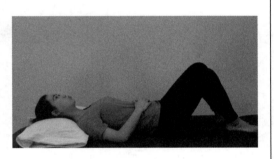

图 19 - 1　腹式呼吸训练

教导患者用双手保护好伤口，或者用枕头保护好伤口，用鼻子吸气，吸气时腹部凸起；用嘴巴呼气，呼气时腹部下沉。每个循环重复 3 ～ 5 次，视乎患者的耐受程度，每天 2 ～ 3 个循环。

（二）术后胸肺物理治疗（chest physiotherapy）

1. 气道廓清技术

可应用于气道廓清能力下降的患者，包括传统的气道廓清技术，如拍背、叩击、振动、体位引流，以及新型的气道廓清技术，如自主呼吸训练技术（active cycle of breathing technique，ACBT）、充气振动背心等。需要注意的是，术后患者腹部伤口存在疼痛的状态下，应采用教导患者在保护伤口的姿势下进行咳嗽、咳痰等气道廓清练习。可借助腹围或枕头等辅助保护伤口。

ACBT 包括呼吸控制（图 19 - 2）、胸廓扩张训练（图 19 - 3）和用力呼气（图 19 - 4）3 个组成部分，根据患者的耐受程度和廓清能力，可以将三部分进行组合形成促进气道廓清，诱发有效咳嗽的循环训练。注意：在保护伤口的情况下，每次 3 ～ 5 个循环。

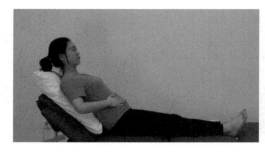

图 19-2　ACBT-呼吸控制

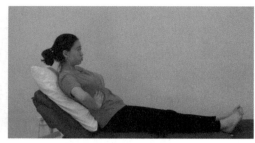

图 19-3　ACBT-胸廓扩张训练

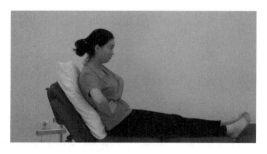

图 19-4　ACBT-用力呼气

2. 呼吸训练

　　根据术后患者的呼吸效能的情况选择胸式和腹式呼吸；胸式呼吸（图 19-5），要点为吸气时需要打开胸廓，增加吸气时的胸廓活动度，增加潮气量，呼气可采用腹式呼吸的呼气方法进行；腹式呼吸，要点是在吸气时腹部隆起，让膈肌尽量下降；呼气时腹部收缩，把肺内的气体尽量排出。呼气与吸气之间要均匀连贯，呼吸频率可较缓慢，但是

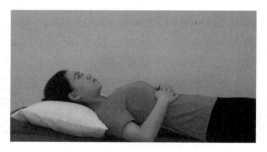

图 19-5　胸式呼吸训练

不可憋气。腹部手术后的患者进行呼吸训练时同样应该注意保护伤口，以不引起伤口的过度牵拉而引起疼痛为宜。进行呼吸训练时，应根据患者的总体情况，每次 3～5 个循环。

3. 呼吸肌力量训练（图 19-6）

　　根据术后患者的呼吸肌功能的情况选择不同的呼吸肌的力量强化训练。可借助吸气和呼气阻力训练器辅助呼吸肌的力量训练。腹部手术后的患者进行呼吸肌力训练时同样应该注意保护伤口，以不引起伤口的过度牵拉引起疼痛为宜。

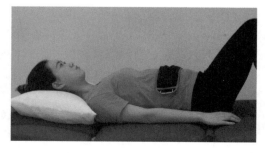

图 19-6　抗阻呼吸训练

（三）术后肢体运动（mobilization）

1. 踝泵运动（图 19 - 7）

术后第一天，即开始检测患者双下肢情况确定是否有出现水肿。结合既往基础病史及服药史（如抗凝药），排除下肢深静脉血栓的可能。指导患者术后尽早进行踝关节的主动踝泵运动，预防血液回流不畅、血栓形成、末端水肿。

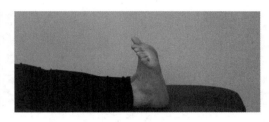

图 19 - 7　踝泵运动

2. 床上活动（图 19 - 8）

康复训练一般从床上的肢体活动开始，并配合呼吸训练。肢体活动一般从远端肢体的小关节开始，且从不抗重力的活动开始。强调活动时呼吸自然、平稳，没有任何憋气和用力的现象。待运动训练的安全性确立后，可以逐步开始轻微的抗阻训练。抗阻训练可以采用捏气球、皮球或拉皮筋等方式，一般不需要专用器械。徒手体操十分有效。如果允许，吃饭、洗脸、刷牙、穿衣等日常生活活动可以早期进行。

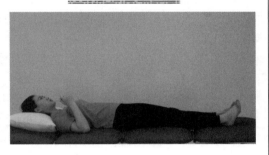

图 19 - 8　床上运动

3. 坐位训练（图 19 - 9）

应该尽早开始，开始坐时可以有依托，例如，把枕头或被子放在背后，或将床头抬高。有依托坐位的能量消耗与卧位相同，但是由于上身直立体位使回心血量减少，同时射血阻力降低，因此心脏负荷实际上低于卧位。在有依托坐位适应之后，患者可以逐步过渡到无依托独立坐位以及床边坐位，或床边椅坐位（即两小腿垂下，以进一步减少回心血量，减轻前负荷）。

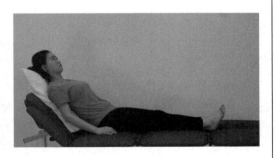

图 19 - 9　坐位训练

4. 步行训练（图 19 - 10）

步行训练由床边站立位过渡进行。首先应克服体位性低血压。站立位无不适后可开始床边步行，以便在疲劳或不适时及时上床休息。

5. 上下楼梯

上楼、下楼是保证患者出院后家庭活动

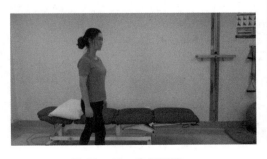

图 19 - 10　步行训练

安全的重要环节。下楼的运动负荷不大，而上楼的运动负荷主要取决于上楼的速度。必须保持缓慢的上楼速度。一般每上一级要休息片刻，以保证呼吸平稳，不产生任何症状。

6. 四肢大肌群的抗阻运动

根据术后患者的个体活动能力的情况，设定个体化的抗阻运动训练计划。包括四肢的大肌肉群如肱二头肌、股四头肌等的抗阻训练。注意：抗阻训练时，不要憋气，同时设定抗阻的阻力要基于患者个体的耐受程度设定，以 6 ~ 10 RM 为宜，循序渐进。

（四）盆底功能训练（pelvic floor exercise）

结直肠癌术后患者可能存在盆底功能障碍的问题，比如肛门括约肌松弛、提肛肌无力等，从而影响术后二便的控制功能，出现术后尿失禁、大便失禁或排便无力的症状。

针对胃肠术后的盆底功能障碍，可进行特异性的盆底肌训练（图 19 - 11）。可采取仰卧位下的会阴收缩、肛门上提的动作训练，并配合软式重力球进行训练。嘱患者吸气时腹部隆起，呼气时腹部塌陷，提肛、会阴收紧，收缩坚持 6 s，然后放松。每次重复 10 下，每天 3 次。如果患者可坚持，收缩时可同时配合臀部上抬，双膝夹紧软重力球。此外，盆底肌的训练还可在四点跪位、站立位进行。

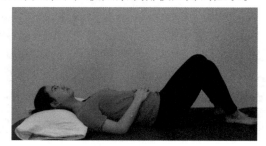

图 19 - 11　盆底肌训练

（五）心肺体适能训练（cardiopulmonary conditioning exercise）

结直肠癌术后幸存者由于手术创伤、肿瘤发生发展的影响，普遍会出现体能下降、运动耐量降低、运动后易疲劳的情形。根据 ERAS 的加速康复外科的理念，为减少术后出现严重耐力下降的状态，可于手术前针对患者的个体情况，设计个体化的耐力训练的运动方案。术前患者的耐力训练可采取中高强度的运动处方，比如 60% ~ 80% 的储备心率。术后早期的在院期间的有氧训练，则采取低运动强度运动；而出院后的居家运动应考虑长期的耐力训练，建议中高强度运动。

第二节　实　验　案　例

一、案例 1

患者，男，65 岁，因"反复解稀烂便半年余"入院，患者于半月前无明显诱因出现解稀烂便，未引起重视，未行进一步处理。一周前到外院就诊，肠镜示：距肛门 5 cm 处至肛门黑便相间改变，横结肠近肝曲可见一肿物，环腔 1 周，肠腔狭窄，无法继续进镜，肿物表面存在坏死。查体：直肠指检：肛周未见外痔、瘘口，肛门括约肌张力正常，未触及直肠肿物，指套退出无血染。发病以来体重减轻约 5 kg。内镜诊断：①结肠癌；②直肠黏膜改变。胸腹盆 CT 提示：结肠肝曲局部肠壁较厚，考虑结肠癌 T3，局部淋巴结转移。患者既往体健，否认冠心病、糖尿病和高血压，此次患病前未诊断过严重心血管等重大基础疾病或手术。患者既往有吸烟史 12 年，已戒烟 1 年。体重指数 BMI =23.5。

患者于昨日在手术室于全麻下行"腹腔镜下右半结肠癌根治术＋腹腔引流术"。术后第一天，心电监护显示，HR：90 次/分，BP：140/80 mmHg，RR：24 次/分，SPO$_2$：96%。体温 37.5 ℃。

主诉：患者自诉伤口疼痛，咳嗽、咳痰时会诱发伤口疼痛而不敢用力。有轻微的气促、气喘的感觉，腹部有胀感。术后一直床上卧位，不敢坐起及下地步行。尚未进食，上厕所需少量帮助。

客观检查：患者精神状态一般，可配合查体，生命体征平稳。呼吸频率稍快，呼气相缩短，胸廓活动度下降，右下肺呼吸音稍减弱，未闻及明显干湿啰音，痰液为透明状。腹部可见 4 个腹腔镜手术切口，伤口有纱布覆盖，比较干洁，无明显渗出。右腹部可见腹腔引流管以及留置尿管，引流管及尿管通畅。触诊腹软，未扣及腹部包块或硬块，无压痛，无反跳痛，诉腹部手术伤口及引流管出口处疼痛，VAS 7 分，目前正在使用止痛泵。听诊暂无闻及肠鸣音。四肢 ROM 未见明显异常，肌力和肌张力未见异常，四肢未见水肿。

问题 1：患者目前存在哪些功能性限制？

问题 2：请阐述患者的短期和长期治疗目标？

问题 3：根据上述的病例信息及功能问题，请设计病例住院期间的运动治疗计划。

问题 4：患者生病前非常喜欢运动，喜欢和老伴一起参加所在社区的广场舞。他希望术后能够早点回归家庭和正常生活状态，请为其设计出院后的运动治疗计划。

二、案例 2

患者，女，55 岁，因"反复便血 1 个月余"入院，1 月余前患者大便时偶尔发现大便带血，未引起重视，未行进一步处理。一周前到我院就诊，大肠镜示直肠肿物，高度怀疑直肠癌。查体：直肠指检可触及直肠肿物，指套退出有血染。发病以来体重减轻约 4 kg。内镜诊断：直肠癌。胸腹盆 CT 提示：考虑直肠癌 T3，局部淋巴结转移。患者既往体健，无高血压、糖尿病。既往无其他肿瘤史、手术史。患者既往无吸烟史、无饮酒史。体重指数 BMI =22.5。患者于 3 天前进行腹腔镜直肠癌根治术。

主诉：术后患者主诉排尿困难，拔除尿管 1 次失败，术后伤口疼痛。已婚已育，2 个子女，健康。诉曾在分娩后出现咳嗽时引起漏尿的情况。

客观检查：患者精神状态可，可配合体查。目前无心电监护，生命体征平稳。HR：

80 次/分，BP：140/80 mmHg，RR：20 次/分，体温 37 ℃。肺部：体查无异常，无闻及干、湿啰音或异常呼吸音。腹部专科情况：下腹部稍隆起，触诊腹软，未扪及腹部包块或硬块，无压痛，无反跳痛。右下腹留置造口，造口一般情况可。下腹膀胱区按压有尿胀感，耻骨上区轻叩有尿意。目前留置尿管，且尿管 24 h 开放，尿管导出尿液时患者膀胱无感觉。手术伤口处仍有疼痛，VAS 7 分。四肢：主动活动无异常。未见肌萎缩。肌肉力量：上肢Ⅳ级，下肢Ⅳ+级。肌张力无异常增高。四肢未见浮肿。

问题 1：请描述患者目前存在哪些功能性限制。请问您还需对患者进行哪些功能性评估？

问题 2：请为患者制定短期和长期治疗目标。

问题 3：根据上述病例信息，请为患者设计其在住院期间的运动治疗计划。

问题 4：患者希望术后能够早点回归家庭生活（目前主要角色是家庭主妇），生病前喜欢饭后在小区楼下散步，平时也喜欢打太极拳。根据上述情况，请为其设计出院后的运动治疗计划。

参考文献

[1] CORMAN. 结直肠外科学［M］.傅传刚，汪建平，王杉，译.上海：上海世纪出版股份有限公司，2016.

[2] LIANE S F, CONOR P D, OLLEL, et al. The SAGES / ERAS? Society manual of enhanced recovery programs for gastrointestinal surgery［J］.Springer，2015.

[3] WATCHIE J. Cardiovascular and pulmonary physical therapy：A clinical manual［M］. 2nd ed. St. Louis, Mo. ：Saunders/Elsevier，2010.

[4] KISNER C, COLBY L A. Therapeutic exercise：foundations and techniques［M］. 7th ed. Philadelphia：F. A. Davis，2018.

[5] KARI B, BARYP B, SIV M, et al. Evidence-based physical therapy for the pelvic floor［M］.2nd ed. Churchill Livingstone：Elsevier，2015.

（冯蓓蓓　薛晶晶）